Jungbauer
Nachtdienst-Einsatz!

Verlag Hans Huber
Programmbereich Medizin

W0012505

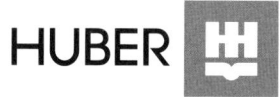

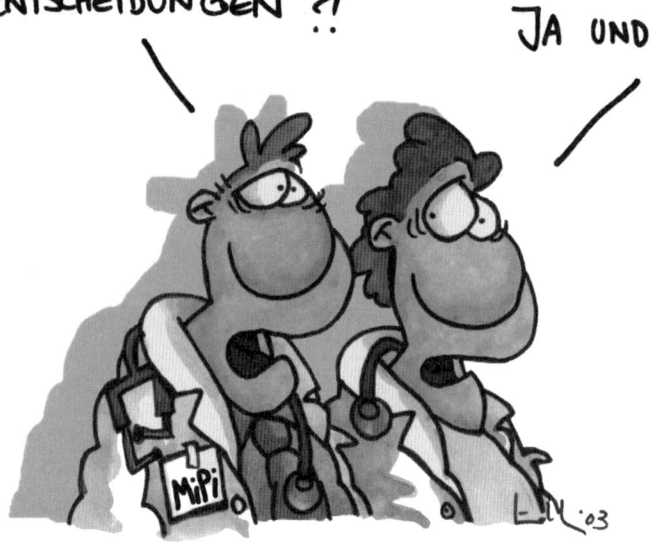

Carsten Jungbauer

Nachtdienst-Einsatz!

Ein Spielebuch für (angehende) Dienstärzte

Verlag Hans Huber

Anschrift des Autors:
Dr. med. Carsten Jungbauer
Simadergasse 3, D-93047 Regensburg

Lektorat: Dr. Klaus Reinhardt
Herstellung: Daniel Berger
Bearbeitung: Ulrike Boos, Freiburg
Umschlaggestaltung: Claude Borer, Basel
Umschlagabbildungen: iStockphoto und Claude Borer, Basel
Cartoon S. 2: MEDI-LEARN.net, Marburg (www.medi-learn.de)
Druckvorstufe: punktgenau gmbh, Bühl
Druck und buchbinderische Verarbeitung: AZ Druck und Datentechnik GmbH, Kempten
Printed in Germany

Bibliografische Information der Deutschen Nationalbibliothek
Die Deutsche Nationalbibliothek verzeichnet diese Publikation in der Deutschen Nationalbibliografie;
detaillierte bibliografische Daten sind im Internet über http://dnb.d-nb.de abrufbar.

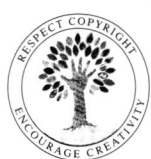

Anregungen und Zuschriften an:
Verlag Hans Huber
Lektorat Medizin
Länggass-Strasse 76
CH-3000 Bern 9
Tel: 0041 (0)31 300 4500
Fax: 0041 (0)31 300 4593
verlag@hanshuber.com
www.verlag-hanshuber.com

1. Auflage 2012
© 2012 by Verlag Hans Huber, Hogrefe AG, Bern
(E-Book-ISBN 978-3-456-95051-8)
ISBN 978-3-456-85051-1

Inhalt

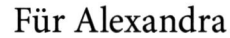

Für Alexandra

Einleitung

Nachtdienst in einer Klinik

Nachtdienst in einer Klinik – das ist fürwahr keine geruhsame Tätigkeit. Viele Ärzte erinnern sich auch nach langen Jahren noch an die medizinischen und menschlichen Herausforderungen, denen sie insbesondere im Rahmen ihrer ersten nächtlichen Einsätze begegnet sind. Zum ersten Mal muss man die alleinige Verantwortung für die Patienten tragen – die damit verbundenen Gefühle und Erlebnisse können Medizinern schlaflose Nächte bereiten. Im Vordergrund der Einsätze in jenen Nächten stehen Entscheidungen – oftmals in einer Tragweite, die Leben oder Tod von Menschen bedeuten können. Die Bandbreite der Entscheidungen während des Nachtdienstes reicht nämlich vom Anruf der Krankenschwester, die sich erkundigt: «Welche Schlaftablette soll ich der Patientin geben?», bis zur Reanimationsentscheidung bei einem krebskranken, bereits voll durchmetastasierten Patienten. Nicht immer sind solche Entscheidungen ad hoc zu treffen; oft sind mehrere durchaus plausible Lösungswege zu durchdenken. Der auf der linken Seite stehende Cartoon gibt das Dilemma, in dem sich Mediziner oft befinden, treffend – wenn auch etwas überspitzt – wieder.

Mit dem vorliegenden Buch eröffnen Sie sich spielerisch den Klinikbetrieb bei Nacht. Vieles läuft wie am Tage ab, aber manche Situationen sind nur im Nachtdienst denkbar. Selbstverständlich sind alle Personennamen und Fallschilderungen frei erfunden und irgendwelche Übereinstimmungen mit realen Vorkommnissen wären rein zufällig. Die Anregung für dieses Buch erhielt ich durch die beiden Spielebücher für (angehende) Notärzte von Daniel Schmitz, dem ich auf diesem Wege herzlich für die Hilfe danken möchte, die mir durch seine beiden Bücher in Bezug auf meine eigene Tätigkeit als Notarzt gegeben wurde.

Im Folgenden erleben Sie zwei komplette Nachtdienste in der internistischen Abteilung einer Klinik. Sie werden in acht großen Fällen internistische Patienten versorgen müssen, dazu kommen aber noch zahlreiche

Telefonanrufe und kleinere Probleme, die es zu lösen gilt. Natürlich wird in dem vorliegenden Buch nicht das ganze Spektrum der Medizin abgebildet werden. Dies ist aber auch nicht der Anspruch des Buches. Es will vielmehr typische Situationen und Probleme, denen Mediziner aller Fachrichtungen immer wieder nachts begegnen, darstellen. Dabei ist es natürlich kein Zufall, dass diese Fragestellungen insbesondere von der Inneren Medizin geprägt sind. Auch Kollegen der Chirurgie, der Dermatologie, der Augenheilkunde oder irgendeiner anderen Fachrichtung werden im Nachtdienst meist mit medizinischen Problemen aus dem Themenkreis der Inneren Medizin konfrontiert.

Sie lesen kein herkömmliches Buch!

Es ist kein herkömmliches Buch. Sie werden nicht auf Seite 1 beginnen und dann chronologisch weiterlesen, um schließlich mit der letzten Seite abzuschließen. Nein, Sie starten zwar auf der ersten Seite bei Nummer 0, werden aber schon nach kurzer Zeit vor die erste Entscheidung gestellt. Nun liegt es ganz in Ihrer Hand, wie Ihr weiteres, ganz persönliches und individuell gestaltetes «Nachtdienst-Abenteuer» verläuft. Denn aufgrund Ihrer Entscheidung eröffnen sich neue Situationen, die Sie ebenfalls meistern müssen. Folgen Sie dem sich daraus ergebenden Entscheidungsweg anhand der Nummern. Machen Sie es sich aber nicht zu leicht! Denn immer wieder werden Sie dazu gezwungen werden, Entscheidungen zu treffen, wie im wirklichen Leben. Sie haben keine Möglichkeit, sich vor Entscheidungen zu drücken, denn dann geht es in dem Buch nicht weiter.

Jeder Fall beginnt mit «Piepspiepspieps»

In einer Klinik wird man als Arzt ständig mit neuen Patienten, aber auch mit plötzlich auftretenden medizinischen und menschlichen Problemen konfrontiert. Welche Rolle in diesem Szenario das aufdringliche «Piepspiepspieps!» spielt, werden Sie schnell erfahren. Und dann geht es schon los: Sollen Sie losrennen oder vielleicht vorher schon den Pflegekräften wichtige Anweisungen geben? Wenn Sie angekommen sind: Sollen Sie sofort den Patienten aufsuchen oder vielleicht doch zuerst einen Blick in die bisherige Krankenakte des Patienten werfen?

Schritt für Schritt, Entscheidung für Entscheidung, werden Sie Patienten kennenlernen, Diagnostik durchführen, Diagnosen stellen und letztendlich Therapien beginnen. Manchmal kreuzen sich auch verschiedene

Wege. Dann sind Sie gerade mit einem bestimmten Patienten beschäftigt, werden aber durch den Piepser zu einem neuen Fall gerufen. Auch solche Probleme müssen gelöst werden.

Im besten Fall können Sie Ihren Patienten helfen. Wenn Sie jedoch falsche Entscheidungen treffen, können Sie Patienten auch schaden. Dann mag für Sie das Buch erstmal vorbei sein, aber nur, um von neuem zu beginnen und es beim nächsten Versuch besser zu machen. Denken Sie aber daran: Diese zweite Chance gibt es leider im richtigen Leben nicht. Deswegen machen Sie nun Ihre Fehler im Rahmen dieses Buches, um Sie bei Ihren Patienten nicht machen zu müssen.

Wie bewältigen Sie die Entscheidungsgabeln?

Um dem Patienten bestmöglich zu helfen, müssen Sie sich vielfach entscheiden. Aber Entscheidung bedeutet: Sie haben plötzlich mehrere Alternativwege, von denen Sie aber nur einen gehen können. Welchen Weg sollen Sie wählen? Ist Medikament A oder B sinnvoller, oder sollte man vielleicht besser eine Blutuntersuchung anfordern, oder wäre vielleicht doch eine Verlegung auf die Intensivstation anzuraten? Diese Wege werden als *Optionen* bezeichnet. Jede Entscheidung an einer solchen Weggabelung ist mit einer Ziffer gekennzeichnet. Machen Sie dann bei dieser Ziffer weiter! Dafür müssen Sie in dem Buch hin- und herblättern, um die weiterführende Ziffer zu finden.

Dies soll der Zweck dieser Methode sein. Sie sammeln auf diesem Weg viele Erfahrungen und gewinnen auch Motivation, wenn der gewählte Weg sich später als der richtige herausstellt. Und wenn der Weg einmal falsch ist? Sie merken das recht schnell und kehren zu Ihrem vorherigen Entscheidungspunkt zurück.

Wenn Sie alles richtig getan haben und der Patient schließlich bestmöglich versorgt auf Station liegt, werden Sie zu einer abschließenden Betrachtung des Falls geleitet. Hier werden wichtige Details nochmals aufgegriffen, wertvolle Hinweise und Erläuterungen gegeben. Vielleicht reizt es Sie dann aber doch noch, an eine der zurückliegenden Entscheidungsgabeln zurückzukehren und herauszubekommen, wohin Sie eine falsche Entscheidung geführt hätte. Machen Sie doch einfach den Versuch, es könnte lohnend sein!

Welche Rolle spielen die Kompetenzpunkte?

Von Beginn an erhalten Sie ein Polster an Kompetenzpunkten, dessen Höhe sich an Ihrem Erfahrungsgrad orientiert:
- für das Greenhorn in Sachen Nachtdienst: 60 Kompetenzpunkte
- für bereits durchlebte erste Nachtdienste: 40 Kompetenzpunkte
- für den erfahrenen Nachtdienstler: 20 Kompetenzpunkte.

Bei «Fehlentscheidungen» verlieren Sie Kompetenzpunkte, bei richtigen Entscheidungen können Sie welche dazu gewinnen. Wenn Sie alle Kompetenzpunkte verloren haben, dann ist dieses «Rennen» für Sie vorbei. Beginnen Sie von vorne und versuchen Sie es in einem erneuten Anlauf. Nun haben Sie die Möglichkeit, mehr Kompetenz zu zeigen und weiter zu kommen.

Lernen Sie nun die Klinik Ihres Nachtdienstes kennen!

Sie durchleben Ihren Nachtdienst an einem Krankenhaus mittlerer Größe in einer mittelgroßen deutschen Stadt. An Ihrem Haus sind alle Fachrichtungen vorhanden, mit jeweils 24-Stunden-Bereitschaftshintergrunddiensten, die telefonisch erreicht werden können. Denken Sie aber daran: Man sollte nicht zu viel telefonieren, insbesondere nachts. Denn komischerweise ist den Kollegen ihre eigene Nachtruhe heilig.

Es gibt insgesamt 90 internistische Betten, die sich auf drei internistischen Stationen verteilen. Auf jeder der drei Stationen ist für die Nacht eine andere Pflegekraft zuständig. Auf Station 1 liegen vornehmlich die kardiologischen und nephrologischen Patienten, unter der Obhut von Schwester Sandra, eine gerade ausgelernte Schwester, die oft noch mit sich selbst zu kämpfen hat. Pfleger Markus ist als altgediente Kraft der Fels in der Brandung, so wurde es jedenfalls von Ihren Kollegen gesagt. Er ist für die gastroenterologischen Patienten auf Station 2 zuständig. Station 3 ist eine hämatoonkologische Station, die von Schwester Katharina betreut wird. Diese ist eine engagierte Jungschwester, auf die man auch bei einem schwierigen und arbeitsaufwändigen Patienten zählen kann. Auf die Erfahrungen des Pflegepersonals kann und sollte man immer wieder zurückgreifen. Aber passen Sie dabei auf: Sie können sich auf den Eindruck und den klinischen Blick einer erfahrenen Schwester natürlich mehr verlassen als auf den einer Schwesterschülerin.

Und wie rechnen sich Ihre eigenen medizinischen Fähigkeiten?

In die Versorgung eines jeden Patienten können und sollen Sie eigene erlernte Fähigkeiten und Fertigkeiten mit einbringen. Dementsprechend gibt's natürlich Kompetenzpunkte, wenn man das EKG richtig herum halten kann oder für den Ultraschall des Abdomens nicht unbedingt den Kollegen nachts um 3.00 Uhr in die Klinik holen muss. Nutzen Sie auch immer die Möglichkeit, so viele Informationen wie möglich über Ihren Patienten zu erhalten. Meist bietet sich die Chance zum Studium von Akte und Kurve. Aber auch hier sollten Sie bedenken: Gehen Sie nicht immer gleich nach einem Schema F vor. Bei einem Notfall werden Sie sich natürlich nur mit einem kurzen Blick in beides begnügen müssen oder sowieso zuerst den Patienten versorgen.

Letztlich gilt:

Bei der einen oder anderen Entscheidung mag Ihr eigenes Vorgehen ein anderes sein als das im Buch beschriebene, ferner mag Ihnen die Vergabe von Kompetenzpunkten an manchen Stellen ungerecht erscheinen. Einerseits ist das der doch manchmal schwierigen schriftlichen Darlegung in einem Buch oder der subjektiven Meinung des Verfassers geschuldet, andererseits sollten Sie während des Lesens daran denken, dass in der Medizin «immer mehrere Wege zum Ziel führen» und das Leben «eben nicht gerecht ist». Das Buch gibt Ihnen einen Weg vor, wobei Ihnen aber bewusst sein sollte, dass bei einer guten Begründung auch eine andere Entscheidung gleichberechtigt sein kann. Behalten Sie immer im Hinterkopf: «Wer heilt, hat recht.»

Sie sollten nun genügend informiert sein, um Ihren ersten Nachtdienst zu beginnen. Da wären wir auch schon beim Thema. Blättern Sie um und seien Sie willkommen in der schrecklichen und zugleich wunderbaren Welt des Nachtdienstes.

Eigentlich hätten Sie noch eine Schonfrist bis zu Ihrem ersten Nachtdienst **0** gehabt. Eigentlich … Aber dann hat sich ein Kollege beim Fahrradfahren dazu entschlossen, die Schnellvariante des Absteigens über den Lenker zu wählen und sich dabei das Schlüsselbein gebrochen. In den vergangenen Tagen wurde nun unter den Kollegen versucht, seine Nachtdienstschichten zu verteilen.

Zwei seiner Nachtdienste sind übrig geblieben, das wissen Sie auch. So können Sie sich bereits denken, weswegen Sie nach der Frühbesprechung von Ihrem Chef abgepasst werden. Er legt Ihnen die Notlage der zwei noch offenen Nachtdienste dar: «Wir finden im Moment keinen anderen als Sie. Sie haben doch sicher am Montag und am Dienstag Zeit?» Kurzfristig überlegen Sie, ob vielleicht die Schultheateraufführung Ihres sechsjährigen Neffen, der als sechster Zwerg in Schneewittchen eine fabelhafte Schauspielkarriere startet, als Ausrede geeignet wäre. Jedoch antworten Sie ehrlich, dass Sie an beiden Tagen Zeit hätten. «Das ist gut», antwortet Ihr Chef und kommt dann zum Wesentlichen: «Ich habe bisher sehr viel Positives über Sie gehört und kann mir vorstellen, dass Sie einen Nachtdienst auch gut machen.» «Da komme ich nicht mehr raus», wird Ihnen klar. Sie merken, dass Ihr Chef auf eine Antwort von Ihrer Seite wartet.

- «Ja, dann mache ich die beiden Dienste.» **(1049)**
- «Nein, ich trau mir das mit den Diensten noch nicht zu. Kann nicht doch jemand anderes die Dienste übernehmen?» **(968)**

Anhand der vorliegenden Werte können Sie nicht die Diagnose einer **1** Hashimoto-Thyreoditis stellen. Ferner spricht noch etwas anderes gegen diese Diagnose. Ziehen Sie sich 2 Kompetenzpunkte ab. Zurück zu den Optionen von **425**.

Sie haben nicht unrecht. Dennoch fragt Pfleger Markus, während er kräf- **2** tig weiterdrückt, nach, weswegen Sie das jetzt interessiert. Natürlich könnten Sie antworten, dass Sie gerne mehr Hände vor Ort hätten, dazu noch einen erfahrenen Kollegen, der die Situation übernimmt. Sie entscheiden sich aber lieber zu schweigen. Ziehen Sie sich 2 Kompetenzpunkte ab und weiter bei den Optionen von **773**.

Von Sr Sandra erfahren Sie, dass der 76-jährige Patient wegen einer Pneu- **3** monie vor einer Woche stationär aufgenommen wurde. Er solle aber bereits morgen, da es ihm wieder gut gehe, entlassen werden. Vor gut einer Viertelstunde habe sich der Patient dann gemeldet und die thorakalen

Beschwerden angegeben. Am Anfang hat sie gar nicht verstanden, was er von ihr will. Zurück zu den Optionen von **1185**.

4 Sicher ist dies eine Option. Geschickter wäre aber gewesen, das Zimmer aufzusuchen, in dem sich Schwester Sandra befindet, insbesondere, da Sie sich sicher zuerst mit ihr absprechen wollen. Ziehen Sie sich 1 Kompetenzpunkt für das Vergessen der Zimmernummer ab. **(437)**

5 Weiter bei **874**.

6 Wenn Sie allein die Akte anschauen, könnten Ihnen relevante Informationen aus der Kurve des Patienten entgehen. Deswegen sollten Sie auch in die Kurve schauen. Zurück zu den Optionen von **65**. Sie verlieren 2 Kompetenzpunkte.

7 Das ist sehr ehrenhaft von Ihnen, hat aber den Nachteil, dass Sie komplett außer Atem sind, wenn Sie auf Station ankommen. Es kostet Sie und damit dem Patienten wertvolle Zeit, bis Sie wieder zu Atem gekommen sind. **(517)**

8 Sie haben einfach von jedem Röhrchen zwei verlangt. Das zeigt, dass Sie sich nicht überlegt haben, was Sie mit welchem Röhrchen abnehmen wollen. Sie haben zwar kein Röhrchen vergessen, dennoch sollten Sie sich angewöhnen, sich auch auf die Schnelle zu überlegen, was Sie bestimmen wollen. Deswegen zum Üben noch mal zurück zu **956**.

9 Nun sollten Sie wählen, wie Sie primär die Frequenzkontrolle erreichen:
- medikamentöse Therapie
- manuelle Therapie
- psychosomatische Grundversorgung
- Kardioversion
- Atemtherapie

Treffen Sie eine Entscheidung und weiter bei **520**.

10 «Oh nein, Herr Blaucher, der Patient mit dem Infarkt war doch Zimmer 4», denken Sie sich und versuchen sich schon mal auf die Situation einzustellen. Sie nützen die Zeit, sich an den Patienten zu erinnern. Weiter bei **990**.

11 «Was machen wir mit den ST-Hebungen im EKG», fragen Sie Ihren Kollegen. Ihr Kollege antwortet: «Die waren im EKG nach der Koronarangiographie nicht mehr vorhanden!» «Dann müssen wir noch mal den kardiologischen Bereitschaftsdienst anrufen. Der Patient sollte noch mal ins Herzkatheterlabor, oder?» «Du hast recht, vermutlich ist der Stent akut verschlossen!», gibt Ihnen der Kollege recht. Sie sehen, dass die Vorbereitungen zur Intubation beendet wurden, und Sie übernehmen deswegen das Telefonat. Der Kollege bedankt sich bei Ihnen, während ihm gerade das Laryngoskop gereicht wird. **(416)**

12

Schwester Sandra lädt daraufhin den Defibrillator mit der von Ihnen angegebenen Joulezahl und setzt die Paddles auf. «Alles weg!» Dann gibt sie auch schon den Schock ab. Wenigstens virtuell, denn es passiert nichts. Sie drückt noch mal, aber es passiert weiter nichts. «Was ist denn?», fragen Sie ungeduldig. «Ich weiß nicht, der Defi geht nicht!» Es vergehen Sekunden, während Sie alle dastehen und auf die Paddles schauen. Dann wird Ihnen bewusst, dass aktuell keine Thoraxkompressionen durchgeführt werden. «Markus, sofort weiterdrücken!» Dann schauen Sie auf die Paddles in Schwester Sandras Händen und fragen: «Haben Sie an beiden Paddles den Knopf gedrückt?» Sandra schaut Sie kurz fragend an, dann versteht sie, was Sie meinen. «O.k., versuchen wir es noch mal». Sie setzt die Paddles auf und sagt erneut: «Alle weg!» Markus hält mit den Kompressionen inne und nimmt seine Hände von dem Patienten. Schwester Sandra gibt nun erfolgreich den Schock ab. «Markus, sofort weitermachen», sagen Sie und unterdrücken erneut den Impuls einer zeitnahen Rhythmuskontrolle. **(789)**

13

Sparen Sie sich das. Sie können es zwar gerne machen, aber es ist ein unnötiger Zeitverlust. Aktuell drückt Schwester Sandra auf seinem Brustkorb herum, ohne dass der Patient reagiert. Er wird mit 100 %iger Sicherheit nicht auf Ihr Ansprechen reagieren. Ziehen Sie sich 2 Kompetenzpunkte ab und zurück zu den Optionen von **511**.

14

Unter Lebenszeichen versteht man Zeichen von Atemanstrengungen, gezielte Bewegungen und erhaltenes Bewusstsein. Wenn ein Patient keine Lebenszeichen zeigt, sollten sofort mit Reanimationsmaßnahmen begonnen werden. Sie bitten Schwester Sandra, kurz mit den Thoraxkompressionen zu stoppen. Sie verwenden alle Ihre Sinne dafür, um zu sehen, ob der Patient selbst atmet: Sie schauen nach Exkursionen des Brustkorbs, sie fühlen nach einem Atemstrom, indem Sie Ihre Wange an den Mund von Hr. Blaucher halten, sie versuche, nach einem Atemgeräusch zu hören. Alles negativ. Wie lange dürfen Sie maximal dafür aufwenden?

- maximal 10 Sekunden **(929)**
- maximal 30 Sekunden **(502)**
- maximal 60 Sekunden **(1030)**

15 Sicher ist die Idee sehr gut, Schwester Katharina ein EKG schreiben zu lassen, bis Sie es auf Station schaffen. Weiter bei **313**.

16 Bei jedem Notfallpatienten sollte man sich an dem «Mnemonic» AMPLE in Bezug auf eine knappe Anamnese orientieren. Dabei steht A für Allergien, M für Medikamente, P für past medical history oder medizinische Vorgeschichte, L für die letzte Mahlzeit und E für events related to injury. Letzteres haben Sie von dem Patienten schon erfragt. Zur medizinischen Vorgeschichte sollten Sie nach der Erstversorgung noch in die Akte und bezüglich der Medikamente in die Kurve schauen. Sie fragen nach Allergien, was von dem Patienten mit einem gestöhnten «Nein!» beantwortet wird. «Wann haben Sie denn das letzte Mal gegessen oder getrunken?» «Gegessen zuletzt das Abendbrot. Getrunken gerade erst!» Zurück zu den Optionen von **723**. Wenn Sie die Punkte richtig erkannt haben, schreiben Sie sich 4 Kompetenzpunkte gut. Für jede zuviel gestellte oder fehlende Frage ziehen Sie sich jeweils 2 Kompetenzpunkte ab.

17 Dieser Röntgen-Thorax ist sicher kein Normalbefund. Gehen Sie zurück zu **503** und schauen Sie sich das Bild nochmals genau an. Vergessen Sie aber nicht, sich noch 2 Punkte für die Fehldiagnose abzuziehen.

18 Damit haben Sie recht. Sie gehen zu Zimmer 4. **(437)**

19 Sie stellen Frau Mantel die Frage, was denn passiert sei. Sie bekommen nur ein Achselzucken als Antwort. Dann fragen Sie, ob sie einen Druck auf der Brust verspüren würde. Frau Mantel schüttelt den Kopf. Gleiches macht sie auf die Frage nach Atemnot. Sie müssen aber feststellen, dass Frau Mantel aktuell nicht in der Lage ist, Ihre Fragen zufriedenstellend zu beantworten. Sie ist zwar wieder bei Bewusstsein, kann Ihnen jedoch keine ausführlichen Antworten auf Ihre Fragen geben, lediglich ein Kopfnicken oder -schütteln. Letztendlich müssen Sie sich auf die Fremdanamnese von Pfleger Markus verlassen. Dieser erzählt Ihnen, dass die Patientin wegen eines schwer einstellbaren Diabetes mellitus stationär aufgenommen wurde. Bis auf immer noch leicht erhöhte Blutzuckerwerte habe sich die Patientin komplett unauffällig verhalten. Vorhin habe er noch bei ihr Blutzucker gemessen, der Wert habe 210 mg/dl betragen. Dann sei er von der Nachbarpatientin gerufen worden. Frau Mantel sei aufgestanden, da sie auf die Toilette musste. Dabei sei sie plötzlich bleich geworden und hätte gesagt, ihr sei schwindelig. Er sei sofort hin zu ihr, habe sie halten wollen, aber sie war zu schwer und ist langsam zu Boden geglitten. Kurz war sie weg gewesen, war aber danach rasch wieder ansprechbar. Er habe sofort den Blutzucker gemessen, der nun 224 mg/dl betrug. Die Patientin sei dann noch mal kurz weggetreten gewesen, deswegen habe er Schwester Sandra geholt und Sie verständigt. Zurück zu den Optionen von **650**.

Weiter bei **1160**.

20

Bei Frau Meierhuber-Heinrichsmeier liegt paroxysmales Vorhofflimmern vor. Dies ist definiert als Vorhofflimmern, das kürzer als sieben Tage andauert bzw. spontan in einen Sinusrhythmus konvertiert. Von persistierendem Vorhofflimmern spricht man, wenn das Vorhofflimmern länger als sieben Tage andauert, aber noch in einen Sinusrhythmus kardiovertiert werden kann. Wenn das Vorhofflimmern akzeptiert und kein Versuch einer Kardioversion unternommen wird, dann spricht man von permanentem Vorhofflimmern. Wenn Sie sich für paroxysmales Vorhofflimmern entschieden haben, schreiben Sie sich 2 Kompetenzpunkte gut und weiter bei **726**.

21

Die direkte Rhythmuskontrolle nach Defibrillation ist im Algorithmus des «Advanced Life Support» nicht vorgesehen. Dies hat zwei Gründe: zum einen hätte ein Kammerflimmern, das Sie sehen würden, keine Konsequenz, denn letztendlich soll nach einer Defibrillation für 2 Minuten weiter reanimiert werden und dann erst eine erneute Rhythmuskontrolle erfolgen. Schließlich kann nach Erlangen eines Sinusrhythmus nicht sofort ein adäquater Kreislauf aufrecht erhalten werden und damit auch keine adäquate Gewebeperfusion gewährleistet werden. Zum anderen sollte man nicht außer Acht lassen, dass in der Zeit der Rhythmuskontrolle keine Thoraxkompression durchgeführt werden kann. Dies widerspricht dem Grundsatz, die Unterbrechungen der Thoraxkompressionen auf ein sinnvolles Minimum zu beschränken. Denken Sie daran, dass bei jeder Unterbrechung die Koronarperfusion sofort relevant abfällt. **(773)**

22

Schwester Sandra gibt folgende Werte weiter: Blutdruck 160/70 mmHg und Herzfrequenz 110 bpm. Sauerstoffsättigung 91 % unter Raumluft. **(1185)**

23

24 Diese Information können Sie aus der Kurve vermuten, da die Patientin ein Salbutamol-Spray in der Bedarfsmedikation stehen hat. Dennoch könnte es auch sein, dass es ihr zur antiobstruktiven Therapie bei einem intermittierend auftretenden Asthma bronchiale verschrieben wurde. Zurück zu den Optionen von **883**.

25 Warten Sie noch ein bisschen, bis Sie die Ehefrau verständigen. Noch haben Sie keine Diagnose und können Sie nur beunruhigen. Wenn Sie jedoch eine Diagnose haben, sollten Sie die Ehefrau verständigen. Zurück zu **567**.

26 Sie wählen die Nummer von Station 3 und kurz darauf meldet sich Schwester Katharina: «Hallo, danke für den Rückruf. Es geht um Frau Schimmel. Der Blutzucker war vorhin bei 324 mg/dl. Was soll ich machen?»
- «Spritz ihr erstmal kein Insulin, sondern mess in einer halben Stunde noch mal nach.» **(352)**
- «Spritz ihr doch 6 Einheiten Alt-Insulin.» **(648)**
- «Spritz ihr doch 10 Einheiten Alt-Insulin.» **(372)**
- etwas anderes **(825)**

27 Schwester Sandra teilt Ihnen mit, dass die Patientin neben einer heute neu begonnenen bradykardisierenden Medikation mit einem Betablocker und einer Therapie mit L-Thyroxin ein Fentanyl-Pflaster kleben habe, mit 75 mcg/h. «Weswegen hat sie das denn?» «Das weiß ich nicht.» «Können Sie sie fragen?» «Ja.» Sie hören am Telefon mit, wie Schwester Sandra über den Gang geht, die Tür öffnet, dann noch einige Schritte geht und sich dann flüsternd mit einer eher verschlafen wirkenden Stimme unterhält. Sie verstehen leider kein Wort. Dann kommt Schwester Sandra wieder zurück und wendet sich an Sie: «Entschuldigung, ich musste Frau Nürnberger gerade aufwecken. Sie hat das Pflaster, weil sie chronische Schmerzen nach einem Autounfall hat. Sie hat sich damals beide Beine gebrochen.» Sie interessiert aber aktuell mehr der erste Teil des Gesagten: «… ich musste sie gerade aufwecken …» «Für was braucht Sie dann eine Schlaftablette?» fragen Sie. «Dass sie schlafen kann.» «Aber sie hat doch gerade geschlafen.» Sie hören, wie Schwester Sandra nun überlegt. Nachdem sie nicht mehr antwortet, sagen Sie:
- «Wenn sie jetzt schläft, dann versuchen wir es ohne Schlaftablette.» **(1028)**
- «Geben Sie ihr doch noch ein Benzodiazepin.» **(532)**

- «Wenn sie jetzt im Verlauf nicht mehr einschlafen kann, können Sie ihr noch ein Schlafmittel geben. Über die Nacht sollte aber eine Sättigungsüberwachung stattfinden.» **(44)**

28

Sie versuchen, sich an die drei Grundpfeiler der Behandlung von Vorhofflimmern zu erinnern. Es geistern Ihnen folgende Stichworte durch den Kopf:
- Frequenzkontrolle **(282)**
- Erzielen einer Bradyarrhythmia absoluta **(630)**
- Rhythmuskontrolle **(906)**
- Sequenztherapie **(778)**
- Herzinsuffizienztherapie **(255)**
- Antikoagulation **(763)**
- Katecholamintherapie **(753)**
- Auswurfkontrolle **(301)**

Wählen Sie die drei grundlegenden Therapieprinzipien aus! Dann weiter bei **586**.

29

«Hat jemand in Ihrer Familie auch 'nen Infekt?» «Wie meinen Sie das?» «Na ja, gibt's sonst noch jemanden mit Fieber? Der Ehemann? Oder vielleicht die Enkel?» «Nein, ich hab vorhin erst mit meinem Mann telefoniert. Es sind alle wohlauf!» Zurück zu **585**.

30

Ein Schleifen-Diuretikum sollte bei diesem Patienten auf jeden Fall gegeben werden. Dabei ist jedoch die orale Darreichungsform zu schwach, um die geschilderte Akutsituation schnell und effektiv zu behandeln. Zurück zu **976**.

31

Der Patient hat im Moment deutliche Atemnot. Eine Röntgenaufnahme im Stehen, wofür der Patient in die Röntgenabteilung gebracht werden müsste, ist in der derzeitigen klinischen Situation des Patienten nicht möglich. Wenn, dann sollten Sie eine Bettlunge überlegen. Aber aktuell scheint das nicht das vordringliche Problem zu sein, da Sie sich mit anderen diagnostischen Mitteln behelfen können. Zurück zu den Optionen von **1145**.

32

In der Sonographie ergibt sich folgender Befund: Man sieht die vorbekannte Cholecystolithiasis. Im Gegensatz zum Vorbefund zeigt sich nun ein deutlich erweiterter extrahepatischer Gallengang auf 12 mm. Ferner wirkt die Gallengangswand diffus wandverdickt. Im distalen Gallengang ist eine

Schallauslöschung zu sehen, bei einem dort sitzenden Konkrement. Dieser Befund ist vereinbar mit einer akuten Cholangitis, hervorgerufen durch eine Choledocholithiasis. **(374)**

33 Sie schauen sich das Labor an (s. **Tab. 1**).

Während Sie den Laborzettel begutachten, wird Ihnen klar, dass Sie für sich …
- … keine relevanten Informationen hieraus gewinnen können. **(669)**
- … relevante Informationen ableiten können. **(969)**

34 Es ist schon wieder Schwester Sandra, die sich zunächst für das erneute Anpiepsen entschuldigt und Sie dann um die Anordnung einer Schlaftablette für eine Patientin bittet. Das habe sie gerade leider vergessen. Es handelt sich um Frau Nürnberger, eine 45-jährige Patientin, die wegen erstmaligem Vorhofflimmern heute stationär aufgenommen wurde. Das Herz

Tabelle 1

	Referenzbereich	Montag	Freitag
Natrium mmol/l	[136–145]	137	140
Kalium mmol/l	[3,5–5,1]	4,4	4,2
Kreatinin mg/dl	[0,51–0,95]	0,7	0,6
Harnstoff mg/dl	[15–39]	43	41
Quick/INR	[> 70/0,9–1,15]	100/1,1	100/1,0
PTT sec	[25,9–36,6]	36	34
CRP mg/l	[< 3,0]		< 5,0
GOT U/l	[< 35]		31
GPT U/l	[< 35]		19
alkalische Phosphatase U/l	[50–136]		53
Bilirubin gesamt mg/dl	[0,3–1,0]		0,6
Leukozyten/nl	[3,98–10,0]	5,2	4,5
Hämoglobin g/dl	[11,2–15,7]	12,9	13,0
Thrombozyten/nl	[182–369]	192	211
TSH mIU/ml	[0,7–4,0]		1,9
fT3 ng/l	[3,5–8,0]		3,2
fT4 ng/dl	[0,8–1,8]		1,4

schlage so unregelmäßig, so jedenfalls die Patientin, dass sie es nicht mehr aushalte. Sie bräuchte etwas zur Beruhigung. Sie antworten:

- «Dann gib ihr doch eine Baldrian-Tablette.» **(186)**
- «Sie braucht ein Barbiturat.» **(1156)**
- «Geben Sie Ihr doch ein Benzodiazepin.» **(192)**
- «Nimmt denn die Patientin regelmäßig Medikamente ein? Welche denn?» **(338)**
- «Dann soll sie eine Entspannungstechnik lernen.» **(644)**
- «Wie wäre es mit Zopiclon?» **(134)**
- «Frau Nürnberger hat als Frau sicher eine Depression. Geben wir ihr ein Antidepressivum.» **(222)**
- «Melperon wäre doch eine Alternative.» **(398)**

«Ich bin gleich wieder da. Ich melde nur schnell ein CT Abdomen an!», **35** sagen Sie. Jedoch gibt Pfleger Markus zu bedenken, ob Sie nicht zuvor die Patientin stabilisieren sollten, bevor sie zum CT gebracht wird. Ihnen wird bewusst, dass Pfleger Markus recht hat. Außerdem fällt Ihnen momentan auch keine adäquate Fragestellung an das CT ein. Sie überlegen neu bei den Optionen von **1178**.

Sie schauen auf die Uhr und überlegen sich, ob es sich noch lohnt, schlafen **36** zu gehen. Obwohl Sie todmüde sind, entscheiden Sie sich dagegen. Es würde sich nicht mehr lohnen, außerdem sind Sie im Moment zu aufgekratzt. Das war mal wieder alles andere als eine ruhige Nacht. Sie beschließen kehrt zu machen, um einen Rundgang über Ihre Stationen zu unternehmen und sich nach den Patienten, die Sie die letzten Stunden beschäftigt haben, zu erkundigen. Station 1 liegt am nächsten, weswegen Sie als Erstes bei Schwester Sandra vorbeischauen. Diese sitzt gerade über den Kurven und schaut Sie erstaunt an. Sie murmeln etwas von «nicht schlafen können» und fragen Sie, ob alle Patienten ruhig sind. «Alle sind brav», antwortet sie. «Wie geht es denn Frau Spalter?» «Nichts Besonderes. Sie schläft.» «Die Sättigung?» «Stabil bei 95 %!» Sie unterhalten sich noch kurz mit Schwester Sandra und verabschieden sich dann. Ihr nächster Weg führt Sie auf Station 2. Sie finden Pfleger Markus im unreinen Pflegearbeitsraum, während er gerade Aufräumtätigkeiten ausführt. Auch dieser reagiert verwundert, Sie zu sehen. «Ich wollte nur mal vorbeischauen und fragen, ob alle Patienten stabil sind?» «Ja, alle schlafen gerade.» «Wie geht's denn Frau Meierhuber-Heinrichsmeier?» «Die raubt mir den letzten Nerv. Sie schläft zwar die meiste Zeit. Dann wacht sie aber immer wieder auf und hat dann garantiert einen Extrawunsch.» Sie lächeln ihn verständnisvoll an. Er nickt und lächelt ebenfalls. «Wenn du einen Kaffee willst, ich habe gerade eine frische Kanne aufgesetzt.» Sie unterdrücken ein Gähnen. Genau das, was Sie jetzt gebrauchen können. Sie gehen in das Schwesternzimmer und nehmen sich eine Tasse, die Sie bis obenhin füllen. Dann setzen Sie sich an den Tisch, während sich Pfleger Markus ebenfalls eine Tasse einschenkt. Sie unterhalten sich über Belanglosigkeiten, schauen dabei aus dem Fenster und merken erst jetzt, dass die Dämmerung eingesetzt hat. Dann stellen Sie die Tasse in die Geschirrspülmaschine, bedanken sich bei Pfleger Markus und begeben sich auf den Weg zu Schwester Katharina. Da das grüne Licht über der Zimmertür von Herrn Mann leuchtet, gehen Sie davon aus, dass sich Schwester Katharina dort befindet. Sie klopfen an und treten ein. Schwester Katharina befindet sich wirklich im Zimmer und hält gerade eine Urinflasche in die Höhe, die fast randvoll gefüllt ist. Da scheint gerade die Harnproduktion auf Hochtouren zu laufen. Sie hören zwar immer noch von der Tür aus ein beunruhigendes Brodeln, aber Herr Mann kann inzwischen wieder im Bett mit erhöhtem Oberkörper liegen. Außerdem wirkt er auf Sie sehr ruhig, kein Vergleich zu vorhin. «Ist es besser?», fragen Sie. Schwester Katharina schaut Herrn Mann an, ohne zu antworten. Stattdessen nickt Herr Mann in Ihre Richtung. Manchmal erzählen Gesten mehr als viele Worte. Die Sauerstoffsättigung am Monitor beträgt 96 %. Sie verlassen mit Schwester Katharina den Raum. Da aber ein anderer Patient klingelt, leert diese schnell die Urinflasche aus und ist dann schon verschwunden. Sie begeben sich nun zur Intensivstation. Der Kollege scheint mal wieder ziemlich im Stress zu sein. Dennoch fragen Sie kurz nach Herrn Baucher, den reanimierten Patienten mit dem Myokardinfarkt vom Vortag, und nach Frau Mantel, der Patientin mit der oberen GI-Blutung. Der Kollege antwortet: «Beide stabil. Herr Baucher reagiert erfreulicherweise auf Ansprache, ist aber immer noch intubiert. Vielleicht kann er morgen aber schon extubiert werden. Frau Mantel schläft. Nach der Gastroskopie war der Hämoglobinwert stabil.» Sie bedanken sich für die Informationen und stören nicht länger. Sie schauen aus dem Fenster: Inzwischen ist die Sonne aufgegangen und Ihr zweiter Nachtdienst neigt sich dem Ende entgegen. (305)

37 «Sandra, was ist denn passiert?» «Ich weiß auch nicht. Er kam vorhin von der Intensivstation zurück, und es war zunächst alles in Ordnung. «Dann gab es gerade einen roten Monitoralarm, und das EKG sah wüst aus. Man hat mir gesagt, ich soll in so einem Fall immer zum Patienten schauen. Er lag so da, er hat sich nicht bewegt …» Sie schluchzt dabei, drückt aber weiter. Offensichtlich ist Schwester Sandra – wie Sie selbst auch – von der aktuellen Situation überfordert. Deshalb reden Sie beruhigend auf Schwester Sandra ein: «Sehr gut reagiert, sehr gut.» Schwester Sandra schaut kurz auf und lächelt trotz der Anspannung etwas. Das Lob war richtig platziert. Zurück zu den Optionen von **990**.

38

Mit einem ST-Hebungsinfarkt wird er Patient postinterventionell sicher auf Intensivstation überwacht werden. Ein diesbezügliches Bett können Sie jetzt schon organisieren. Zurück zu den Optionen von **262**.

39

«Den können wir zum Ausschluss von freier Luft bzw. einer Koprostase machen, müssen wir aber nicht», sagt der chirurgische Kollege. Sie entscheiden sich …
- … zur Durchführung. **(248)**
- … gegen die Durchführung. **(663)**

40

Weiter bei **424**.

41

Sie wissen aus der Übergabe, dass der Patient aktuell marcumarisiert wird. Sie fragen Pfleger Markus, wie hoch denn die INR heute Morgen war. Er schaut im Computersystem nach, was eine gewisse Zeit in Anspruch nimmt. Letztendlich wird er doch fündig: «Die INR wurde mit 1,8 bestimmt.» Dann ist es absolut unwahrscheinlich, dass der Patient nun übermarcumarisiert ist und dadurch die PTT bei über 120 s liegt. Zurück zu den Optionen von **344**.

42

Sicher ist ein EKG keine schlechte Idee. Dennoch sollten Sie aktuell zeitökonomisch arbeiten. Bis das EKG besorgt, angelegt und geschrieben ist, vergeht kostbare Zeit. Dies kann auf der Intensivstation zeitgleich mit den Vorbereitungen der Intubation stattfinden und somit geht keine Zeit verloren. Es würde aber auch nichts dagegen sprechen, dies noch auf Normalstation zu machen. Die Entscheidung sollte individuell und in Abhängigkeit von den noch zu treffenden Vorbereitungen und der Verfügbarkeit des EKG-Gerätes getroffen werden. Zurück zu den Optionen von **490**.

43

Schwester Sandra hat inzwischen auf Ihre Aufforderung hin weitere Hilfe besorgt, und mit vereinten Kräften gelingt es, Herrn Bauer möglichst schonend in sein Bett zu heben, wozu Sie ihm zuvor jedoch noch ein weiteres

Mal Piritramid applizieren. Das verletzte Bein wird auf einem Kissen gelagert. Zurück zu den Optionen von 447.

44 Es ist gut, dass Sie an die Sättigungsüberwachung gedacht haben. Diese sollte insbesondere bei der Anordnung von einem Benzodiazepin oder einem Z-Medikament erfolgen, wenn die Patienten gleichzeitig unter einer Therapie mit zentral wirksamen Medikamenten stehen. Da die Patientin aber gerade geschlafen hat, sollten Sie erst versuchen, ob sie nicht erneut spontan einschläft. Wenn nicht, können Sie dann eine Schlaftablette anordnen. Weiter bei 780.

45 Nein, das sollte nicht begonnen werden. Ziehen Sie sich 2 Kompetenzpunkte ab. Zurück zu den Optionen von 720.

46 Auch wenn es mehr als mühsam ist, sollten Sie noch einige wenige Fragen mehr stellen. Deswegen ziehen Sie sich 2 Kompetenzpunkte ab und weiter bei 601.

47 «Ich kenne die Patientin noch vom letzten Mal, da mussten wir immer nachspritzen.»
- Wenn Sie bereits den Grund des aktuellen stationären Aufenthaltes erfragt haben, weiter bei 662.
- Wenn nicht, machen Sie dies unter 528, dann geht's weiter bei 662.

48 «Welches Antibiotikum soll ich denn der Patientin geben?» «Äh …» Allmählich wird Ihnen bewusst, dass Sie nichts über diese Patientin wissen. Dementsprechend können Sie sich aktuell für kein Antibiotikum entscheiden. Kurz überlegen Sie, der Patientin einfach ein Breitspektrum-Antibiotikum zu geben, doch dann entscheiden Sie sich dagegen. Stattdessen erwägen Sie nun, sich die Patientin genauer anzusehen. Davor sollten Sie sich aber für Ihre Unentschlossenheit 2 Kompetenzpunkte abziehen. (875)

49 Diese Aussage ist falsch. Der CRP-Wert wurde nicht bestimmt, aber die Leukozyten sind normwertig. Schreiben Sie sich 1 Kompetenzpunkt gut, wenn Sie dies erkannt haben. Zurück zu 797.

50 Die wichtigen Fragen an die transthorakale Echokardiographie wären neben der nach der Ejektionsfraktion und regionalen Wandbewegungsstörungen als Ausdruck einer möglichen ischämischen Genese auch die

Fragen nach relevanten Vitien und einer damit einhergehenden Größen-zunahme der Vorhöfe. Hierbei sind insbesondere Mitralklappenvitien von Interesse. Wenn das Ihre Fragestellungen wären, dann schreiben Sie sich 2 Kompetenzpunkte gut. Falls Sie von transthorakal einen Thrombus im linken Vorhofohr suchen wollten, dann ziehen Sie sich 2 Kompetenzpunk-te ab, genauso wie für die Bestimmung der Größe des Vorhofohres. Ist die transthorakale Echokardiographie wirklich nachts bei dieser Patientin notwendig?

- ja **(1209)**
- nein **(785)**

Sie überlegen weiter und entscheiden sich für folgende Vorgehensweisen: **51**
- Metocloparamid intravenös **(725)**
- Erythromycin intravenös **(59)**
- Heparin und Acetylsalicylsäure intravenös **(209)**
- Pantoprazol intravenös **(590)**
- Vitamin K intravenös **(660)**
- Intensivbett organisieren. **(250)**
- Den gastroenterologischen Hintergrunddienst anrufen zur endoskopi-schen Diagnostik. **(894)**

Dann geht's zurück zu den Optionen von **1178**.

Genau, die Patientin wird mit L-Thyroxin therapiert. Zurück zu den Op- **52**
tionen von **883**.

Was sehen Sie am Monitor? (s. **Abb. 1**) **53**
- Kammerflimmern **(953)**
- Kammerflattern **(232)**
- Sinusrhythmus **(636)**
- Vorhofflimmern **(288)**
- Vorhofflattern **(872)**

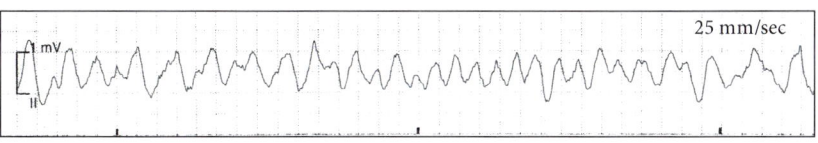

Abbildung 1

54 Komisch, wie nah doch die Freude über ein gerettetes Menschenleben und dann wieder der Ärger über eigentliche Nichtigkeiten beieinander liegen. Sie sind todmüde und schleppen sich zu der großen Übergabe. Was Ihnen jetzt erst auffällt ist, wie inzwischen das Klinikum wieder zu Leben erwacht ist. Die nachts so leeren Gänge sind jetzt von Menschen bevölkert. Ein Kollege kommt auf Sie zu und fragt, ob es denn wirklich so schlimm war. Er fährt fort, dass Sie ja sehr gezeichnet aussehen würden. Diesem Eindruck müssen Sie recht geben, als Sie kurz darauf vor einem Spiegel stehen. Tiefe Augenringe zeugen von der letzten Nacht. Sie spritzen sich Wasser ins Gesicht, um sich wenigstens ein bisschen zu erfrischen. Bei der großen Übergabe werden die Aufnahmen des letzten Tages gemeldet, und der Nachtdienst berichtet über relevante Vorkommnisse. Normalerweise beschränkt sich das auf ein: «Die Aufnahmen waren stabil. Ansonsten nichts Besonderes.» Anders bei Ihnen. Letztendlich haben Sie von jeder Station etwas zu berichten: Einmal Herzkatheter bei ST-Hebungsinfarkt, der später noch reanimiert wurde, dann eine Schenkelhalsfraktur, die noch in den Op ging und eine Cholangitis, die bei hämodynamischer Verschlechterung noch nachts notfallmäßig eine ERC erhalten hat. Keine schlechte Bilanz für die erste Nacht … Sie übergeben noch die Patienten im Einzelnen an die betreffenden Kollegen, dann machen Sie sich auf den Weg zum Umziehen. Eigentlich wollen Sie nichts anderes, als möglichst schnell in Ihr Bett zu kommen.

Es regnet und ist bitterkalt, als Sie die Klinik sehr müde, aber auch zufrieden verlassen. Sie haben das Gefühl, dass Sie sich gut geschlagen haben. Als Sie Ihre Wohnungstür aufsperren, ist dieses Gefühl aber wie verflogen: Sie laufen wie gegen eine eiskalte Wand; Sie hatten am Vortag vergessen Ihre Fenster zu schließen …

(Ende der ersten Nacht, weiter bei **707**)

55 Was wollen Sie denn mehr? Mit 154 mg/dl haben Sie einen Blutzuckerwert erreicht, mit dem Sie zufrieden sein sollten. Sie sollten den Blutzucker jetzt nicht mittels Insulin weiter senken. Auch gibt es keinen Grund, den Blutzucker anzuheben – weder enteral noch parenteral. Falls Sie sich primär zum «Nichtsmachen» entschlossen haben, haben Sie es richtig gemacht und können sich 2 Kompetenzpunkte gutschreiben. «Weniger ist einfach manchmal mehr!» **(653)**

56 Sie entschließen sich, eine komplette internistische Untersuchung durchzuführen. Während Sie zunächst die Hirnnerven getestet und die Schilddrüse untersucht haben, beginnen Sie nun damit, die Lymphknotenstationen am Hals abzutasten. Dabei wird Ihnen die Unwichtigkeit Ihres Vorgehens zum aktuellen Zeitpunkt bewusst. Sie ziehen sich deshalb freiwillig 3 Kompetenzpunkte ab. Zurück zu den Optionen von **1185**.

57 «Was soll ich machen?», fragt Pfleger Markus entgeistert und fährt fort: «Hat das der Chirurg angeordnet?» «Äh, nein. Ich dachte nur zur Stabilisierung …», antworten Sie zurückhaltend. «Der Patient geht demnächst in den Op. Da soll ich ihn jetzt wirklich gipsen? Was das für Schmerzen verursacht …» Sie geben Pfleger Markus recht und entschließen sich dagegen. Ziehen Sie sich noch 5 Kompetenzpunkte für diese Idee ab. Zurück zu den Optionen von **449**.

58 Das sollten Sie sich noch einmal genau überlegen. Dieser Ansicht scheint auch Pfleger Markus zu sein, der zögerlich nachfragt, ob Sie wirklich bei einer PTT von über 120 s den Heparin-Perfusor noch weiter erhöhen wollen. Der Patient sei doch bereits überheparinisiert. Nun verstehen Sie selbst Ihre vorherige Anordnung nicht mehr, mit der Sie Ihren Patienten potenziell gefährdet hätten. Ziehen Sie sich deswegen 10 Kompetenzpunkte ab. Zurück zu den Optionen von **1103**.

59 Sie schreiben sich 3 Kompetenzpunkte gut und freuen sich, dass Sie sich daran erinnert haben, dass bei dem V. a. eine obere gastrointestinale Blutung Erythromycin aufgrund seiner prokinetischen Wirkung zeitnah vor der Ösophagogastroduodenoskopie gegeben werden sollte, da es die «Clearance» des Magens verbessert und damit die Sicht in der Endoskopie zu optimieren vermag.
- «Sandra, zieh bitte 250 mg Erythromycin als Kurzinfusion auf.» **(896)**
- «Sandra, zieh bitte 500 mg Erythromycin als Kurzinfusion auf.» **(233)**
- Sie machen zuerst etwas anderes. **(1097)**

60 «Was soll die Chemotherapie enthalten?» «Enthält sie beispielsweise Cyclophosphamid oder Chlorambucil?» «Ja, das Erstere steht hier.»
- Diese Information hilft Ihnen weiter. **(1016)**
- Diese Information ist interessant, hilft Ihnen jedoch nicht weiter. **(811)**

61 Sie haben gerade aufgelegt. Da wird Ihnen bewusst, dass Sie hier eine Patientin im hämorrhagischen Schock mit einer aktiven gastrointestinalen Blutung haben, die notfallmäßig endoskopiert werden muss. Deswegen ziehen Sie sich 2 Kompetenzpunkte ab, beißen die Zähne zusammen und lassen sich erneut mit Ihrer Kollegin verbinden. Sie setzen mit ruhigem Ton erneut an, die klinische Situation der Patientin zu beschreiben. **(89)**

62 Schwester Katharina antwortet: «Er hat ein Bronchial-Karzinom und bekommt Chemo! Ich habe ihm seine antiemetische Bedarfsmedikation gegeben und jetzt ist alles gut.» Weiter bei **1091**.

63 «Weswegen sind Sie denn heute ins Krankenhaus gekommen?» «Na ja, mein Hausarzt meint, ich soll ins Krankenhaus.» «Und weswegen?» «Das weiß ich auch nicht.» «Hat er nichts gesagt?» «Nicht so richtig. Ihm gefällt nicht, dass ich öfters mal so 'nen Druck auf der Brust habe.» Zurück zu **585**.

64 Aufgrund des grenzwertig niedrigen Serumkaliums und des wegen der deutlich erhöhten Furosemiddosis zu erwartenden weiteren Abfalls des Serumkaliums, entschließen Sie sich zur Kaliumsubstitution. Sie wissen, dass eine Kalinor- Brausetablette 40 mval Kaliumhydrogencarbonat und Kaliumcitrat enthält. Die Menge an Brausetabletten richtet sich nach dem Bedarf des Patienten. Deswegen können Sie ihm primär 2 Kalinor BT geben, dann sollte jedoch im Verlauf eine Kaliumkontrolle stattfinden und entsprechend dem Wert die weitere Therapie angepasst werden. Bei der Kaliumsubstitution sollte man immer die renale Situation des Patienten mit der aktuellen Ausscheidungskapazität seiner Nieren im Hinterkopf haben, sodass man beispielsweise den anuren Patienten nicht überdosiert. Zurück zu den Optionen von **592**.

65 Während das EKG geschrieben wird, nehmen Sie die Akte und Kurve in die Hand. Sie entschließen sich, …
- … die Kurve zu lesen und die Akte eingehend durchzuarbeiten. **(853)**
- … sich allein die Kurve anzuschauen. **(505)**
- … allein die Akte zu begutachten. **(6)**
- … Akte und Kurve nach relevanten Informationen zu durchsuchen. **(547)**

66 «Welches Antibiotikum soll ich denn der Patientin geben?» «Äh …» Allmählich wird Ihnen bewusst, dass Sie nichts über diese Patientin wissen. Dementsprechend können Sie die Fragen nach der Art des Antibiotikums nicht beantworten. Kurz überlegen Sie, der Patientin einfach ein Breitspektrum-Antibiotikum zu geben, doch dann entscheiden Sie sich dagegen. Sie machen sich auf den Weg zu der Patientin, um sich diese doch noch genauer anzusehen. Davor sollten Sie sich aber für Ihre Unentschlossenheit 5 Kompetenzpunkte abziehen. **(875)**

67 Weiter bei **424**.

68 Da Sie nicht mehr wissen, in welchem Zimmer der Patient liegt, müssen Sie …

- … den Umweg über den Stationsstützpunkt machen, um auf der Tafel nachzuschauen, wo Herr Blaucher liegt. **(4)**
- … auf Verdacht zu Zimmer 4 gehen. Sie können sich jedenfalls sicher sein, dort Schwester Sandra anzutreffen. **(1200)**

69 «Zwei Hub Nitro, o.k., lass ich geben!» **(1136)**

70 Sicher ist eine Echokardiographie keine schlechte Idee. Dennoch sollten Sie aktuell zeitökonomisch arbeiten. Bis das Echogerät besorgt und hochgefahren ist und letztendlich der Schall gemacht ist, vergeht kostbare Zeit. Dies kann auf der Intensivstation zeitgleich mit den Vorbereitungen der Intubation stattfinden und somit geht keine Zeit verloren. Anders würde die Situation bei einem hämodynamisch instabilen Patienten unter weiterer Reanimation aussehen. Hier müsste eine zeitnahe Echokardiographie durchgeführt werden: Zum einen mit der Fragestellung nach einem Perikarderguss, eventuell aufgrund einer Ventrikelruptur, zum anderen nach der Pumpfunktion des Herzens oder nach einer akuten Mitralklappeninsuffizienz. Zurück zu den Optionen von **490**.

71 Weiter bei **313**.

72 Sie beginnen eine ausführliche körperliche Untersuchung. Sie testen Hirnnerven, tasten auf die Schilddrüse, wollen nun das Herz auskultieren, wobei der Patient sie davon abhält. Er stöhnt vor Schmerzen: «Herr Doktor, ich habe so Schmerzen. Können Sie nicht etwas gegen die Schmerzen machen?» Sie brechen nun den Versuch einer vollständigen körperlichen Untersuchung ab und entschließen sich zu einer kurzen orientierenden Untersuchung. Weiter bei **206**. Ziehen Sie sich noch 3 Kompetenzpunkte ab.

73 Als Sie in die Notaufnahme kommen, erfahren Sie, dass der chirurgische Kollege immer noch im Op feststeht. Deswegen müssen Sie wohl allein essen. Sie schieben die Pizza in die Mikrowelle und drücken den Start-knopf. Kurze Zeit später hören Sie das Zeichen, dass sie fertig ist. Sie neh-men Sie heraus und innerhalb kürzester Zeit ist die Pizza Vergangenheit. Ihnen war gar nicht so bewusst, wie hungrig Sie waren. Sie legen das Besteck beiseite und sitzen einfach nur da. Sie wollen gerade nichts hö-ren, nichts sehen, nichts machen, nur dasitzen und die Ruhe genießen. **(965)**

74 Wenn das Ihre Gedächtnisstütze sein sollte, dann sollten Sie sie sofort wieder vergessen. Damit kommen Sie während einer Reanimation nicht weiter. Ziehen Sie sich 2 Kompetenzpunkte ab und zurück zu den Optionen von **434**.

75 «Er nimmt folgende Blutdruck-Medikamente», sagt die chirurgische Nachtschwester, deren Namen Sie am Telefon nicht verstanden haben. Sie merken, wie sie angestrengt die Kurve studiert und versucht, die Blut-drucktabletten herauszufiltern: «Bisoprolol 2,5 mg 1-0-0, Ramipril 2,5 mg 2-0-0, Hydrochlorothiazid 12,5 mg 1-0-0.»
Wie gehen Sie nun vor?
- Die Ramipril-Dosis erhöhen. **(183)**
- Die Hydrochlorothiazid-Dosis erhöhen. **(519)**
- Die Bisoprolol-Dosis erhöhen. **(766)**
- Neu einen Kalziumantagonisten vom Dihydropyridin-Typ ansetzen, beispielsweise Amlodipin. **(550)**
- etwas anderes **(480)**

76 Diese Frage hilft Ihnen nicht weiter, da erhöhte Kreatinin-Werte nicht die PTT verändern und deswegen nicht die Ursache von einer PTT von über 120 s sind. Zurück zu den Optionen von **344**. Ziehen Sie sich noch 1 Kom-petenzpunkt ab.

77 «Der Patient hat aber Kammerflimmern …,» gibt Markus unverhohlen zu bedenken. Erst jetzt wird Ihnen Ihr gewaltiger Fehler bewusst. Schließlich hat während einer Reanimation die Defibrillation eine Schlüsselposition inne. Es ist eine der wenigen Maßnahmen, die erwiesenermaßen das Über-leben eines Patienten mit einem schockbaren Herzrhythmus verbessert. Peinlich berührt ziehen Sie sich 4 Kompetenzpunkte ab. Sie sagen: «Mar-kus, schnell, Gel auf die Paddels, Defi hochladen und schocken.» Weiter bei **626**.

Nachdem Sie die Beatmungsmaske positioniert haben, sagen Sie zu Pfleger **78**
Markus: «O. k., ab jetzt …

- … 30-mal drücken, 2-mal beatmen.» **(211)**
- … 30-mal drücken, 3-mal beatmen.» **(1160)**
- … 15-mal drücken, 2-mal beatmen.» **(20)**
- … 15-mal drücken, 1-mal beatmen.» **(139)**

Falls Ihnen zusätzlich sowohl Diabetes, Hypertonus, Adipositas, Hyper- **79**
cholesterinämie als auch eine positive Familienanamnese eingefallen sind,
ist das sehr gut und wird mit 2 Kompetenzpunkten belohnt. Für jeden
nicht genannten oder falsch genannten Risikofaktor ziehen Sie sich je
1 Kompetenzpunkt ab. Zurück zu den Optionen von **1185**.

Sie sehen eine leichte respiratorische Alkalose, die am ehesten im Rah- **80**
men der Hyperventilation zu werten ist. Eine venöse BGA gibt Ihnen nur
beschränkt Information bezüglich des aktuellen Oxygenierungsgrades
Ihres Patienten, im Gegensatz zur arteriellen BGA. Deswegen wäre die
Durchführung einer arteriellen BGA die bessere Alternative gewesen, die
aber nicht angegeben war. Schreiben Sie sich 2 Kompetenzpunkte gut.
(875)

Dann sollten Sie sich die Kurve bei **736** nochmals genau anschauen. Da **81**
Ihnen die in der Kurve enthaltenen Informationen anscheinend entgangen
sind bzw. Sie sie als nicht wichtig erachtet haben, ziehen Sie sich 2 Kompetenzpunkte ab.

Sie haben den Patienten bisher noch nicht optimal versorgt. Ziehen Sie sich **82**
3 Kompetenzpunkte ab.

- Falls Sie noch keine medikamentöse Therapie begonnen haben, dann
  weiter bei **976**.
- Falls Sie noch keine nicht-medikamentöse Therapie begonnen haben,
  dann weiter bei **816**.

Zusammenfassend hat der Patient ein chronisches, normofrequentes Vor- **83**
hofflattern, das adäquat antikoaguliert und frequenzkontrolliert ist. Wenn
Sie sich zu keinerlei therapeutischen Maßnahmen entschieden haben, schreiben Sie sich 4 Kompetenzpunkte gut. Für jede Anordnung, die Sie getroffen haben oder treffen wollten, sollten Sie sich je 2 Kompetenzpunkte
abziehen. Bei pathologischen EKG-Veränderungen macht es immer Sinn,

einen Blick auf das Vor-EKG zu werfen. Denken Sie daran, nicht eine EKG-Pathologie ist an sich zu behandeln, sondern diese ist immer in Zusammenschau mit dem Patienten, dessen Klinik und eventueller Vortherapie zu beurteilen. **(1036)**

84 «Herr Blaucher, was fehlt Ihnen denn?» «Häh?», antwortet der Patient. «Was Ihnen fehlt?», wobei Sie Ihre Stimme etwas in der Lautstärke anheben. «Häh?» «Was fehlt Ihnen?» «Häh?» Aufgrund der Schwerhörigkeit stellt sich die Anamnese als etwas schwierig heraus. Deswegen beschränken Sie sich auf kurze knappe Fragen und erhalten zusammenfassend als Antwort: Seit ungefähr 20 Minuten verspüre der Patient ein deutliches thorakales Druckgefühl. Sowas habe er zuvor noch nie verspürt. Die Beschwerden strahlen in den linken Arm aus. Genügen Ihnen diese Antworten?

- Wenn nein, weiter bei **46**.
- Wenn ja, geht's zu **601**.

85 CRB-65 ist ein Akronym der Anfangsbuchstaben der englischen Bezeichnungen für die folgenden klinischen Variablen: Verwirrtheit (= confusion), Atemfrequenz ≥ 30/min (= respiratory rate), systolischer Blutdruck < 90 mmHg (= blood pressure) und Alter des Patienten > 65 Jahre. Bei Frau Spalter lässt sich ein CRB-65-Score von 1 Punkt aufgrund ihres Alters von 70 Jahren erheben. Schreiben Sie sich sowohl für die Parameter des CRB-65-Scores als auch für den Score-Wert des Patienten je 2 Kompetenzpunkte gut. Für jeden falsch gewählten Parameter ziehen Sie sich jeweils 2 Kompetenzpunkte ab. Weiter bei **991**.

86 «Ich habe mich für Moxifloxacin entschieden.» «Soll ich es als Infusion aufziehen?»

- «Nein, wir geben es oral.» **(1064)**
- «Ja, ich ordne es als Infusion an.» **(561)**

87 Entscheiden Sie, welche der folgenden Informationen Sie anhand der Kurve in Erfahrung bringen können. Blättern Sie dabei nicht zurück.

- Die Patientin ist nun schon seit zwei Wochen stationär. **(621)**
- Es besteht eine Makrolid-Allergie. **(855)**
- Die Patientin hat eine kardiale Standardmedikation. **(1121)**
- Am morgigen Tag ist eine Koronarangiographie geplant. **(540)**
- Die Patientin wird wegen der Koronarangiographie hydriert. **(755)**

- ASS und Clopidogrel hätten vor der Koronarangiographie nicht angeordnet werden dürfen. **(196)**
- Die Patientin hat seit Aufnahme Fieber. **(583)**

Treffen Sie eine Auswahl, dann weiter bei **114**.

88 Sie haben die Kurve von Hr. Bauer im Chaos des Stationsstützpunktes gesucht. Sie nehmen sich vor, Markus darauf hinzuweisen, nicht alle Kurven in einem bunt gemischten Haufen auf dem Arbeitstisch zu verteilen, sondern Sie doch nach der Reihenfolge der Zimmer in einer Klatte einzuordnen. Welche Information, die Sie aus der Kurve ziehen, ist für Sie die relevanteste (s. **Abb. 2**)? Weiter bei **602**.

89 Von Ihrer Gesprächspartnerin werden Sie zwar ständig unterbrochen, aber dennoch versuchen Sie, der Kollegin die relevanten Informationen zukommen zu lassen. Letztendlich entscheidet sie sich doch dazu, dass die Patientin notfallmäßig endoskopiert werden muss. Sie denken sich nur, dass diese Entscheidung mit ein bisschen mehr Ruhe einige Zeit eher hätte getroffen werden können. Zurück zu den Optionen von **51**.

90 So einfach wird es Ihnen leider nicht gemacht. Nur weil nirgendwo die Diagnose steht, kann die Patientin dennoch einen Diabetes mellitus haben. Deswegen weiter bei **973**, nachdem Sie sich 1 Kompetenzpunkt abgezogen haben.

91 Die Entscheidung ist sicher richtig. Nur leider haben Sie übersehen, an Schwester Sandra schon einmal vorbereitende Anordnungen zu geben. Aktuell steht Schwester Sandra neben dem Patienten und unterhält sich beruhigend mit ihm. Insgesamt verlieren Sie aber Ihre Wegstrecke an Zeit. Gehen Sie weiter zu **484**, nachdem Sie sich 3 Kompetenzpunkte abgezogen haben.

92 Sie werden von dem Kardiologen angefahren, dass sie doch genau hinschauen sollten. Das machen Sie auch nochmals unter **1158**. Sie ziehen sich noch 2 Kompetenzpunkte ab.

93 Was machen Sie aber nun mit dem Vorhofflattern, das Sie im EKG gesehen haben?
- Den Patienten mit einem unfraktionierten Heparin antikoagulieren. **(1029)**

Besonderheiten			Kontrastmittelallergie							Blatt 1
RR	Puls	Temp.	Freitag	Samstag	Sonntag	Montag	Dienstag	Mittwoch	Donnerstag	
							nüchtern Broncho			
250	140	40°								
200	120	39°								
150	100	38°								
100	80	37°								
50	60	36°								
0	40	35°								
Gewicht			85,7 kg							
ASS 100 mg			0	0	0	0	0			
Pantoprazol 40 mg			1-0-0	1-0-0	1-0-0	1-0-0	1-0-0			
Bisoprolol 2,5 mg			1-0-1	1-0-1	1-0-1	1-0-1	1-0-1			
Enalapril 10 mg			1-0-0	1-0-0	1-0-0	1-0-0	1-0-0			
Spironolacton 25 mg			1-0-0	1-0-0	1-0-0	1-0-0	1-0-0			
Simvastatin 20 mg			0-0-0-1	0-0-0-1	0-0-0-1	0-0-0-1	0-0-0-1			
Tiotropiumbromid 18 mcg inh.			1-0-0	1-0-0	1-0-0	1-0-0	1-0-0			
Enoxaparin 0,2 ml s.c.			0-0-1	0-0-1	0-0-1	0-0-0				

Abbildung 2

- eine frequenzkontrollierende Therapie mit einem Betablocker **(358)**
- eine rhythmuskontrollierende Therapie mit Amiodaron **(719)**
- etwas anderes **(919)**

Treffen Sie eine Auswahl, dann weiter bei **83**.

94

Da das Blutungsrisiko für Patienten unter einer Antikoagulationstherapie mit Marcumar deutlich höher ist als unter Acetylsalicylsäure oder keiner Antikoagulation, sollte die Wahl der Antikoagulation nach dem Risiko für ein thrombembolisches Ereignis getroffen werden. Eine Entscheidungshilfe zur Antikoagulation bietet der CHA_2DS_2-VASc-Score, der folgende Faktoren mit in die Entscheidung einbezieht, mit unterschiedlicher Wertigkeit (s. **Tab. 2**).

Für jeden Patienten wird individuell eine Punktzahl berechnet. Grundlage für die Erstellung des CHA_2DS_2-VASc-Scores war die Erkenntnis, dass mit zunehmender Anzahl der oben genannten Faktoren sich bei Vorhofflimmerpatienten das Risiko für ein thrombembolisches Ereignis und dabei insbesondere für den Schlaganfall deutlich erhöht, wobei dies unabhängig sowohl bei paroxysmalen, persistierenden und permanenten Vorhofflimmern gilt. Falls Sie unter **281** die Faktoren des CHA_2DS_2-VASc-Scores richtig gewählt haben, schreiben Sie sich 5 Kompetenzpunkte gut. Für jeden falsch gewählten Faktor ziehen Sie sich jeweils 1 Kompetenzpunkt ab. **(843)**

Tabelle 2

	Klinischer Befund	Punkte
C (congestive heart failure)	strukturelle Herzerkrankung, die Herzinsuffizienz verursacht	1 Punkt
H (hypertension)	arterielle Hypertonie (auch behandelt)	1 Punkt
A (age)	Alter > 75 Jahre	2 Punkte
D (diabetes)	Diabetes mellitus	1 Punkt
S (stroke)	durchgemachter Schlaganfall oder transitorische ischämische Attacke	2 Punkte
V (vascular disease)	Gefäßkrankheit (Myokardinfarkt, PAVK oder aortale Plaques)	1 Punkt
A (age)	Alter zwischen 65 und 74 Jahren	1 Punkt
Sc (Sex category)	weibliches Geschlecht	1 Punkt

95 Es gibt keine Rationale dafür, dass Sie bei einem Patienten mit einem ST-Hebungsinfarkt eine Vorhofflimmerprophylaxe durchführen sollten. Außerdem ist Flecainid beim akuten Koronarsyndrom kontraindiziert. Ziehen Sie sich 2 Kompetenzpunkte ab und zurück zu den Optionen von **247**.

96 Die Erhöhung der Sauerstoffgabe hat dem Patienten nur beschränkt gut getan. Die Sauerstoffsättigung beträgt nun 87 % unter 10 Litern Sauerstoff pro Minute. Wie gehen Sie nun weiter vor?
- Therapie einstellen. **(1128)**
- medikamentöse Therapie **(976)**
- etwas anderes **(816)**

Treffen Sie eine Auswahl, dann weiter bei **947**.

97 Während Sie auf dem Gang sind, überlegen Sie kurz, was Sie noch über Tachykardien wissen. Der erste Punkt ist zu überprüfen, ob der Patient hämodynamisch stabil ist. Das haben Sie bereits gemacht. Doch dann: Wenn sich eine Tachykardie als hämodynamisch stabil herausstellt, was sollte man als Nächstes veranlassen?
- ausgiebige Anamnese **(610)**
- Monitor-Ausdruck anfertigen. **(531)**
- gründliche körperliche Untersuchung **(225)**
- Labor abnehmen, insbesondere myokardiale Marker Troponin und CK. **(355)**
- 12-Kanal-EKG schreiben. **(620)**
- Echokardiographie veranlassen. **(724)**
- Langzeit-EKG anhängen. **(165)**
- CT Thorax mit Kontrastmittel anmelden. **(200)**

98 Was sehen Sie in dem EKG (s. **Abb. 3**)? Versuchen Sie zusätzlich eine Befundung des EKGs!
- Sinusrhythmus, mit St. nach Vorderwandinfarkt **(988)**
- Sinusrhythmus, mit St. nach Hinterwandinfarkt **(879)**
- ST-Hebungsinfarkt **(1140)**
- Vorhofflattern **(589)**
- etwas anderes **(860)**

99 Natürlich schwitzt Schwester Sandra. Sie ackert aber auch ganz schön. Im Gegensatz zu Ihnen. Abtupfen ist nett gemeint, aber aktuell nicht situa-

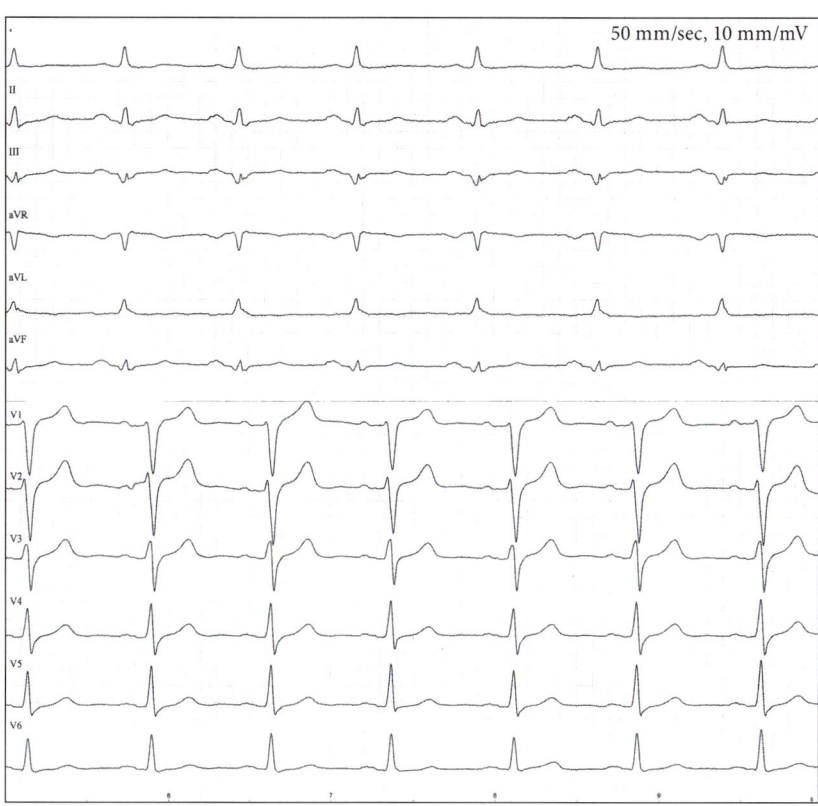

Abbildung 3

tionsgerecht. Werden Sie sich Ihrer Position als Arzt bewusst und handeln Sie dementsprechend. Gehen Sie zurück zu den Optionen von **542** und überlegen sich dabei, etwas Sinnvolles zu tun. Ziehen Sie sich aber noch 2 Kompetenzpunkte ab.

Ziehen Sie sich 2 Kompetenzpunkte ab und weiter bei **647**.

100

Gut nur, dass Sie gerade weitestmöglich von Station 2 entfernt waren und nun durch das halbe Klinikum laufen dürfen, denken Sie nicht ganz ohne Ironie. Sie versuchen zwar ein schnelles Tempo zu halten, sind sich aber dennoch bewusst, dass Sie gleich noch klar werden denken müssen. Während Sie um die Ecke rennen und in den Gang mit den Patientenzimmern einbiegen, sehen Sie niemanden. Doch ein wenig außer Puste rufen Sie: «Hallo?», dann noch: «Wohin?» «Zimmer 7», hören Sie von hinten. Pfleger Markus überholt Sie mit einem Monitor in der Hand und läuft schnell in

101

Richtung Zimmer 7. «Was ist denn passiert?», fragen Sie, während Sie ihm ebenso rasch folgen.

«Frau Mantel ist synkopiert. Sie musste auf Toilette. Dann ist ihr plötzlich schwarz vor Augen geworden. Jetzt ist sie aber wieder ansprechbar.» Mit diesen Worten betreten Sie gemeinsam das Zimmer. Vor Ihnen liegt eine ältere, etwas dickliche Frau. Schwester Sandra steht gebückt vor der Patientin und hält deren Beine nach oben. Das Hautkolorit der Patientin ist aschfahl. Die Augen sind weit aufgerissen, mit einem Blick, als ob die Patientin die Situation nicht verstehen kann. Das geht Ihnen aktuell genauso. **(650)**

102 Eine Blutentnahme scheint zum aktuellen Zeitpunkt nicht unbedingt notwendig. Da es aber immer eine gewisse Zeit benötigt, bis die Laborwerte analysiert werden, könnten Sie bereits jetzt das Labor abnehmen. Dabei klicken Sie auf dem Bogen an:
- Blutbild
- LDH
- Bilirubin
- GOT, GPT
- Troponin
- TSH
- Kreatinin, Harnstoff
- Natrium, Kalium
- Quick, INR
- D-Dimere
- Blutkulturen

Überlegen Sie sich, welche Laborparameter Sie bestimmen wollen und weiter bei **537**.

103 Wie gehen Sie nun weiter vor?
- Blutdrucktherapie erweitern. **(564)**
- Schmerzmedikation verordnen. **(858)**
- Nichts unternehmen. **(390)**

104 Damit verabschieden Sie sich von Schwester Sandra. Später werden Sie erfahren, dass die Patientin letztendlich ohne Schlaftablette schnell eingeschlafen ist und wunderbar geschlafen hat. So viel zu den Wundermitteln der modernen Medizin. Gut nur, dass Sie sich nun insgesamt gute zehn Minuten darüber Gedanken gemacht haben.

Sie legen den Hörer auf und sehen, dass Pfleger Markus neben Ihnen sitzt. «Alles o. k. bei Herrn Bauer?», fragen Sie. «Ja, er liegt ruhig im Bett. Schmerzen hat er keine. Er wartet auf die Op. Er ist nur ein wenig beunruhigt.» «Soll ich nochmal zu ihm?» «Das wäre nicht schlecht.» Sie schauen noch einmal bei Herrn Bauer vorbei und versuchen ihn zu beruhigen. Als Sie sich von ihm verabschieden, merken Sie, dass ihm das Gespräch sichtlich gut getan hat. Sie wünschen ihm alles Gute für die Op und verlassen die Station. **(962)**

105
Sie sollten nochmals einen kurzen Blick auf das Labor bei **845** werfen. Da Sie Informationen wohl in der Eile übersehen haben, ziehen Sie sich 3 Kompetenzpunkte ab.

106
So, jetzt sind Sie mal nicht derjenige, der angepiepst wird, sondern der Anpiepsende. Der Kollege der Chirurgie meldet sich rasch. Sie kennen ihn von Ihrer Arbeit auf Station und trauen ihm gute Entscheidungen zu. Sie machen eine kurze Übergabe. Er sei gerade in der Notaufnahme und hätte Zeit. Sie könnten gleich den Patienten dorthin bringen lassen. Dann würde er sich den Patienten sofort anschauen und außerdem könnte man von hier aus gleich ein Röntgenbild anfertigen lassen. «Melde doch bitte schon mal eine ‹rechte Hüfte› und eine ‹Beckenübersicht tief› an», bittet er Sie noch. Weiter bei den Optionen von **447**.

107
Sie klopfen an die Tür und treten in das Zimmer. Es handelt sich um ein Einzelzimmer. Schwester Katharina steht mit dem Rücken zu Ihnen. Da Sie gerade Blutdruck misst, hat Sie nicht mitbekommen, dass Sie in den Raum getreten sind. Sie machen sich bemerkbar, indem Sie an das Bett herantreten und sich bei dem Patienten als der für ihn zuständige Dienstarzt vorstellen. Der Patient ist sichtlich von Schmerzen geplagt. Unruhig wälzt er sich im Bett hin und her. Was machen Sie zunächst? Überlegen Sie sich eine sinnvolle Reihenfolge.
- Die Vitalparameter erfragen. **(1024)**
- Bei Schwester Katharina den aktuellen Grund des stationären Aufenthaltes erfragen. **(459)**
- Anamnese erheben. **(127)**
- Die Ehefrau informieren. **(952)**
- Eine körperliche Untersuchung durchführen. **(664)**
- Sich die Kurve ansehen. **(736)**
- Den Chirurgen verständigen. **(754)**

- Die Akte durchblättern. **(229)**
- Eine Analgesie durchführen. **(1205)**
- Auf eine Analgesie verzichten, bis der Chirurg den Bauch gesehen hat. **(569)**

108 Gehen Sie zurück zu **364** und schauen Sie sich das EKG nochmals genau an. Vergessen Sie nicht, sich noch 2 Kompetenzpunkte abzuziehen.

109 Der Patient ist anscheinend im manifesten Lungenödem, und er hat sich augenscheinlich respiratorisch erschöpft. Eine weitere intensivmedizinische Therapie ist Ihnen aufgrund des ausdrücklichen Wunsches des Patienten nicht möglich. Sie können gerne einen Furosemid-Perfusor starten, doch der wird Ihnen vermutlich nicht mehr viel helfen. Zurück zu den Optionen von **402**.

110 Damit haben Sie recht. Der saure pH des Magens sorgt für eine ineffektive Thrombozytenaggregationshemmung. Dadurch kommt es nur bedingt zu einer Stillung der Blutung über eine Koagelbildung. Durch eine fast vollständige Blockade der Säureproduktion durch die intravenöse Protonenpumpenhemmer-Gabe kann man die Gerinnungssituation im Magen entscheidend beeinflussen und optimieren. Zurück zu den Optionen von **51**.

111 «Sinusrhythmus» stellen Sie und Ihr Kollege fast zeitgleich fest. «Hat er einen Druck?», fragt der Kollege. Sie suchen nach der Carotis am rechten Hals und fühlen einen schwachen, aber tastbaren Puls.
- Sie legen nun den Beatmungsbeutel beiseite und überlegen, welche Diagnostik nun ansteht. **(1167)**
- Sie beobachten den Patienten und beatmen ihn weiter, wenn er nicht spontan bzw. nur eingeschränkt selbst atmen sollte. **(910)**
- Sie fordern Schwester Sandra auf, die Intubation vorzubereiten. **(646)**

112 Nein, das sollten Sie nicht machen. Ziehen Sie sich 2 Kompetenzpunkte ab. Zurück zu den Optionen von **1053**.

113 In der Behandlung einer Pneumonie sollte eine adäquate Atemtherapie durchgeführt werden. Zurück zu den Optionen von **1070**.

114 Sie finden neben der Dokumentation des bereits bekannten Fiebers die kardiale Standardmedikation der Patientin, zusätzlich mit den vorbereitenden

Maßnahmen für eine geplante Koronarangiographie am morgigen Tag. Ferner findet sich der Vermerk einer Allergie gegen Makrolidantibiotika. **(875)**

115 Da der Patient aktuell kein Problem beim Wasserlassen angegeben hat, ist in der jetzigen Situation die prophylaktische Anlage eines Dauerkatheters nicht gerechtfertigt. Dies würde nur zusätzlichen Stress verursachen. Denken Sie daran, dass Sie aktuell Stress reduzieren wollen, nicht steigern. Im Hinterkopf sollte man in diesem Zusammenhang behalten, dass Stress den myokardialen Sauerstoffverbrauch steigert. Da Sie das nicht wollen, ziehen Sie sich 2 Kompetenzpunkte ab und gehen zurück zu den Optionen von **262**.

116 Sie bitten Schwester Sandra um das Telefon, um mit dem zuständigen kardiologischen Bereitschaftsdienst zu sprechen.
- Falls Sie heute schon einmal wegen dieses Patienten telefoniert haben, weiter bei **1142**.
- Falls es das erste Telefonat mit dem Kardiologen ist, weiter bei **384**.

117 Wenn Sie aus der Kurve herausgelesen haben, dass der Patient bis einschließlich heute eine antibiotische Therapie mit Ceftriaxon und Clarithromycin erhielt, keine bekannten Allergien hat und bisher hämodynamisch stabil war, dann können Sie sich 4 Kompetenzpunkte gutschreiben. Für jede von Ihnen nicht erkannte richtige Information und für jede weitere, fälschlicherweise als richtig angenommene Vermutung ziehen Sie sich bitte jeweils 2 Kompetenzpunkte ab. **(385)**

118 Die PTT ist im gewünschten Zielbereich. Sie sollten deswegen keine Veränderungen durchführen. Ziehen Sie sich 2 Kompetenzpunkte ab. Weiter bei **691**. Falls Sie wissen wollen, wie Sie eine optimale Einstellung des Heparin-Perfusors bei PTT-Werten außerhalb des Zielbereichs erreichen, dann machen Sie einen Abstecher zu **1139**.

119 Meist erzielt man mit einem der Medikamente keine ausreichende Frequenzkontrolle. Die Aussage ist richtig! Wenn Sie dies gewusst haben, dürfen Sie sich 2 Kompetenzpunkte gutschreiben. Zurück zu den Aussagen bei **786**.

120 Es besteht zwar eine Anordnung für einen Protonenpumpeninhibitor, aber sicher keine Eradikationstherapie für Helicobacter pylori. Je nach gewähltem

Schema müsste hierzu zusätzlich zu Pantoprazol noch eine Therapie mit entweder Amoxicillin und Clarithromycin oder Metronidazol und Clarithromycin erfolgen. Außerdem müsste Pantoprazol zweimal pro Tag verordnet werden. Diese Information ist «falsch». Zurück zu den Optionen von **813**.

121 Natürlich ist eine bekannte Nebenwirkung von Glyceroltrinitrat der Kopfschmerz. Aber diese potenzielle Nebenwirkung sollte Sie in Ihrer Kosten-Nutzen-Rechnung nicht davon abhalten, dieses Medikament zu benützen. Zurück zu den Optionen von **963**.

122 Eine Computertomographie ist bei dem Patienten, der massiv Dyspnoe hat, sicher ohne Intubation nicht durchführbar. Außerdem wiegt der Erkenntnisgewinn der Computertomographie zum aktuellen Zeitpunkt sicher nicht die Gefährdung des Patienten durch die Flachlagerung bei der Untersuchung und den damit verbundenen Stress auf. Ziehen Sie sich 2 Kompetenzpunkte ab und zurück zu den Optionen von **1145**.

123 Nein, das sollten Sie nicht machen. Ziehen Sie sich 2 Kompetenzpunkte ab. Weiter bei **315**.

124 Katharina hat das Zimmer verlassen. Sie beugen sich zu dem Patienten, der aktuell schon etwas besser atmet. Sie reden beruhigend auf ihn ein, erklären ihm aber doch den Ernst der Lage. Sie lassen sich nochmals bestätigen, dass der Patient weder eine invasive Beatmung noch eine intensivmedizinische Betreuung wünscht. Sie versichern ihm, dass Sie alles konservativ Mögliche machen werden, dass er bald keine Atemnot mehr hat. Der Patient drückt Ihnen dankbar die Hand. Dann fragen Sie noch, ob Sie seine Angehörigen verständigen sollen. Der Patient nickt Ihnen zu, immer noch angestrengt atmend. Sie versichern ihm, dass Sie, sobald Sie die Akutbehandlung abgeschlossen haben, seine Angehörigen verständigen. Zurück zu den Optionen von **816**.

125 Gehen Sie zurück zu **1108** und schauen Sie sich das EKG nochmals genau an. Vergessen Sie nicht, sich noch 2 Kompetenzpunkte abzuziehen.

126 Aufgrund Ihrer Maßnahmen hat sich die vorhin äußerst kritische Situation des Patienten etwas entspannt. Der Patient zeigt sich deutlich weniger gestresst. Wenn man neben ihm steht, hört man zwar immer noch ein Rasselgeräusch, aber das Atemmuster hat sich deutlich beruhigt. Die Herzfrequenz beträgt 98 bpm und der Blutdruck 140/90 mmHg, nach insgesamt sechs Hub des Nitro-Sprays, die Sie in angemessenem Abstand gegeben haben. Die Sauerstoffsättigung hat sich auf 91 % unter 10 Litern Sauerstoff pro Minute gebessert. Außerdem berichtet der Patient, dringend auf die Toilette zu müssen. Sie entschließen sich jetzt noch zu Folgendem:

- Das vorhin abgenommene Labor anzuschauen. **(592)**
- Anordnung der Anlage eines Dauerkatheters **(369)**
- Ansetzen einer Bilanzierung des Patienten **(1044)**
- Anruf bei den Angehörigen **(856)**
- Durchführung eines Röntgen-Thorax **(257)**

Treffen Sie eine Auswahl, dann weiter bei **709**.

127 «Herr Esser, ich hätte einige Fragen an Sie.» Gequält schaut Sie der Patient an, während er sich erneut vor Schmerzen krümmt. Überlegen Sie sich die Fragen, die Sie dem Patienten stellen wollen, dann weiter bei **451**.

128 «Herr Flieger, wie geht es Ihnen denn?» «Ach, Herr Doktor, es passt schon alles.» Sicher sollte immer eine offene Frage zu Anfang der Anamnese gestellt werden. Leider erhalten Sie dadurch meistens nicht die Antworten, die Sie eigentlich suchen. Zurück zu den Optionen von **832**.

129 Nun haben Sie den CHA_2DS_2-VASc-Score bestimmt. Inwiefern sollten Sie nun einen Patienten mit Vorhofflimmern dauerhaft antikoagulieren bei einem …

- … CHA_2DS_2-VASc-Score = 0 **(304)**
- … CHA_2DS_2-VASc-Score = 1 **(287)**
- … CHA_2DS_2-VASc-Score >= 2 **(391)**

Treffen Sie jeweils eine Entscheidung, dann geht es weiter bei **1186**.

130 Sie liegen entspannt am Strand, die Sonne brennt auf Ihren Körper. Neben sich haben Sie einen kalten Cocktail stehen, aus dem Sie gerade einen großen Schluck genommen haben. Leise rauscht das Meer, eine leichte Brise weht. Sie stehen auf, laufen Richtung Wasser, fassen den Entschluss, hineinzugehen, als Sie einen leisen Ton hören, zunächst unmerklich, dann lauter. Sie wollen ihn nicht hören, doch Sie können sich nicht wehren. Sie laufen schneller, nicht mehr weit, dann sind Sie im Wasser …, und plötzlich hören Sie es ganz deutlich: «PiepsPiepsPieps!»

Sie schrecken auf. Sie spüren keine Sonnenwärme auf Ihrer Haut, sondern nur die Kälte, die Ihr sowieso schon unfreundliches Dienstzimmer durchdringt. Schlaftrunken suchen Sie nach der kleinen Nachttischlampe und schalten das Licht an. Sie schauen auf die Nummer auf Ihrem Piepser: Es ist Station 3. So viel zu Sonne, Strand und Meer. Schneller als gewollt, hat Sie die Arbeitswelt wieder. Sie denken sich zum x-ten Male, dass Sie doch etwas Richtiges hätten lernen sollen anstatt der Medizin. Sie wählen die Nummer und melden sich verschlafen. Darauf hören Sie: «Hallo, ich bin es wieder, Katharina. Entschuldige bitte, aber mir macht ein Patient ziemliche Probleme!» «Was ist denn los?» «Ich hab hier einen Patienten, Herrn Mann, ich weiß nicht, ob der übergeben wurde.» Sie schauen auf Ihren Zettel und finden als Notiz: Karlheinz Mann, 57 Jahre, Zimmer 4, Kolonkarzinom, metastasiert, palliativ. DNR.» Dabei steht in Klammern: «keine Rea, keine Intensiv, keine Dialyse.» «Er soll nicht mehr reanimiert werden …» «Er gefällt mir gar nicht, er atmet so schwer und hat 'ne Sättigung von 82 % unter 6 l/min Sauerstoff.»

Was machen Sie?

- Der Patient hat ein terminales Tumorleiden. Sie geben ihm 40 mg Furosemid i. v., schlafen weiter und versuchen dabei, doch noch irgendwie ins Meer zu springen. **(174)**
- Sie befragen Schwester Katharina näher. **(715)**

131 «Schon erledigt, hab ich schon in der Hand», sagt Schwester Katharina stolz. Zurück zu den Optionen von **236**.

132 Diese Information können Sie so nicht aus der Kurve ablesen. Bei Patienten mit KHK wird zwar fast regelhaft die vorliegende Kombination aus CSE-Hemmer, ASS und Ramipril angetroffen, meist noch in Kombination mit einem Betablocker, aber CSE-Hemmer und ASS werden auch zur Sekundärprophylaxe bei beispielsweise Karotisstenosen verordnet, zusätzlich mit einem ACE-Hemmer zur Hypertonuseinstellung. Zurück zu den Optionen von **179**.

133 Sinusrhythmus mit einer Herzfrequenz von 64 Schlägen pro Minute. Steiltyp. Regelrechte R-Progression, R/S-Umschlag V3/V4. ST-Hebungen in II, III, aVF, korrespondierende ST-Senkungen in I, aVL und V2-5. **(593)**

134 Zopiclon ist ein sogenanntes Z-Medikament, da es wie Zolpidem und Zaleplon aus der gleichen Wirkstoffgruppe kommt, die alle mit dem Anfangsbuchstaben «Z» beginnen. Diese Medikamente haben eine den Benzodiazepinen ähnliche Wirkung, auch wenn sie in ihrer chemischen

Struktur nicht mit den Benzodiazepinen verwandt sind. Der Vorteil von Zopiclon, im Vergleich zu den Benzodiazepinen, ist eine nur sehr geringe Toleranzentwicklung und ein sehr niedriges Abhängigkeitspotenzial. Deswegen haben Sie sich inzwischen, bei kurzzeitiger Anwendung, als probates Schlafmittel herauskristallisiert. Bei längerer Anwendung sollte man sich aber bewusst sein, dass auch bei den Z-Medikamenten ein Abhängigkeitspotenzial besteht. Zurück zu den Optionen von **34**.

135 Nein, das sollten Sie nicht machen. Ziehen Sie sich 2 Kompetenzpunkte ab. Zurück zu den Optionen von **1053**.

136 Weiter bei **162**.

137 Natürlich sollten Sie die Patientin so gut wie möglich aufklären. Wenn Sie dennoch diese Tablette nicht wünscht, können Sie immer noch eine Baldrian-Tablette anbieten. Ebenfalls wäre jetzt an das Antidepressivum Mirtazapin oder das niedrig-potente Neuroleptikum Melperon zu denken, da diese kein Abhängigkeitspotenzial haben. Ob die Tablette dann genommen wird, liegt aber bei der Patientin. **(104)**

138 Der Begriff der Festlegung der antibiotischen Therapie ist zu weit gefasst. Dennoch hilft der CRB-65-Score, über die Ermittlung der Schwere der Pneumonie die Breite der Abdeckung der antibiotischen Therapie festzulegen. Je höher der CRB-65-Score, umso breiter sollte die antibiotische Therapie gewählt werden. **(991)**

139 Weiter bei **1160**.

140 Die Person, die gerade die Thoraxkompressionen durchführt, sollte nicht mit einer untergeordneten Funktion, hier das Holen der Beatmungsmaske und des Beatmungsbeutels, betreut werden. Ziehen Sie sich 4 Kompetenzpunkte ab und zurück zu den Optionen von **953**.

141 Herrn Esser geht es besser, da die Schmerzen nachgelassen haben. Ihnen fällt aber auf, dass der Blutdruck nun nur noch 95/50 mmHg beträgt, die Herzfrequenz 124 Schläge pro Minute. Die Sauerstoffsättigung ist weiterhin gut mit 96 % bei Raumluft.

Was machen Sie nun? Legen Sie erneut eine Reihenfolge fest, in der Sie vorgehen wollen.

- Den Patienten über das weitere Procedere aufklären. **(966)**
- Den Patient auf Intensivstation verlegen. **(893)**
- Eine Antibiotika-Therapie beginnen. **(911)**
- Den Patienten abführen lassen. **(239)**
- eine Volumensubstitution **(208)**
- Den Patienten nüchtern lassen. **(978)**
- Den ERCP-Hintergrund verständigen. **(1090)**
- Blutkulturen abnehmen. **(596)**
- Der Patient ist schmerzfrei. Deswegen kein unnötiger Aktionismus. **(1202)**
- etwas anderes **(195)**

Treffen Sie eine Auswahl, dann weiter bei **353**.

142 Nicht-steroidale Antirheumatika wie Ibuprofen sollten beim ST-Hebungs-infarkt nicht nur nicht gegeben werden, nein, eine bestehende Therapie sollte sogar beendet werden. Denn Patienten unter dieser Medikation wie auch unter COX2-Inhibitoren haben ein erhöhtes Risiko für Tod, Reinfarkt oder andere Komplikationen. Ziehen Sie sich 2 Kompetenzpunkte ab und zurück zu den Optionen von **247**.

143 «Weil ich ein Blutzuckertagesprofil machen sollte.» Diese Frage war nicht notwendig. Ziehen Sie sich 1 Kompetenzpunkt ab und zurück zu den Optionen von **825**.

144 Weiter bei **424**.

145 «Markus, gib mir mal das Telefon. Ich ruf gleich die Frau an und informiere Sie!»
- Falls der Telefonanruf einer Ihrer ersten Impulse sein sollte, dann weiter bei **699**.
- Falls Sie inzwischen eine adäquate Versorgung des Patienten gewährleistet haben, weiter bei **223**.

146 «Was soll ich aufheben?» «Nein, nicht aufheben, sondern die Vitalparameter erheben. Bitte Blutdruck messen, Puls zählen, eine Sättigung bestimmen, Fieber messen, …» «Ach so, das wollte ich sowieso gleich machen. Ich habe das Blutdruckmessgerät schon in der Hand.» Schwester Sandra legt den Hörer zur Seite und öffnet mit einem lauten «Ratsch» den Klettverschluss der Blutdruckmanschette. Sie hören, wie sie die Armmanschette anlegt und dann aufpumpt. Dabei vernehmen Sie Schwester Sandras Stimme nur ansatzweise: «Ich hoffe, das Aufpumpen schmerzt nicht?» Dann hören Sie die Antwort des Patienten als fernes Murmeln, das Sie jedoch nicht verstehen. Sie haben den für die Erhebung der Vitalparameter nötigen Zeitbedarf nicht bedacht. Es dauert Ihnen zu lange, weswegen Sie den Hörer auflegen. Genervt machen Sie sich auf den Weg zur Station, wobei Sie sich noch 2 Kompetenzpunkte abziehen müssen. **(1161)**

147

Sie lesen immer noch kopfschüttelnd und entsetzt den Artikel im Ärzteblatt, als Sie erneut das laute «PiepsPiepsPieps!» hören. Es ist wieder die Nummer von Station 3, also Schwester Katharina. Diese berichtet Ihnen, dass sich inzwischen die Beschwerden nicht gebessert, sondern eher verstärkt haben, trotz Schmerzmittel. Unabhängig hiervon sollten Sie bedenken, dass Schmerzen immer eine Ursache haben. Natürlich kann die Differentialdiagnose von akuten Bauchschmerzen sehr weit gefasst werden, aber dennoch sollten Sie sich den Patienten, sofern Sie natürlich die Zeit zur Verfügung haben, zeitnah ansehen, um gravierende Ursachen möglichst rechtzeitig zu erkennen. Ziehen Sie sich 10 Kompetenzpunkte für Ihren Zeitverlust und die möglichen unangenehmen Konsequenzen für den Patienten ab.

- Sie sagen nun zu Schwester Katharina, dass Sie schon auf dem Weg sind, legen auf und laufen los. **(1095)**
- Bevor Sie sich auf den Weg zu dem Patienten machen, bitten Sie Schwester Katharina noch etwas zu tun. **(236)**
- Sie denken, dass die Bauchschmerzen am ehesten durch eine Koprostase bedingt sind. Sie verordnen erneut ein Schmerzmittel, zusätzlich ordnen Sie an, den Patienten abzuführen. Schwester Katharina wirft ein, dass der Patient gestern und vorgestern jeweils zweimal Stuhlgang hatte. Für Sie schließt das eine Koprostase nicht aus, weswegen Sie bei Ihrer Anordnung bleiben. **(1084)**

148

Aufgrund der Situation nimmt er sich aber nicht länger Zeit für Sie. Nur als er merkt, dass Sie ihm folgen wollen, faucht er Sie an: «Bleib weg, nun brauchen wir dich auch nicht mehr!» Schuldbewusst stehen Sie da. Langsam wird Ihnen klar, dass Ihr Verhalten unangenehme Konsequenzen haben könnte. Einerseits werden Sie durch den Kollegen nach der Reanimation harsch angegangen. Er habe auf Intensivstation gerade einen Notfall gehabt und deswegen nicht sofort weg gekonnt. Dabei habe er sich darauf verlassen, dass Sie auf Station wären, statt auf der Toilette. Andererseits sollten

Sie – neben dem Verlust aller Kompetenzpunkte – über Ihre Einstellung zu Ihrem eigenen ärztlichen Handeln nachdenken. In dieser Situation haben Sie komplett versagt und dieses Buch ist für Sie zu Ende. Sie dürfen aber von vorne beginnen, da Sie eine zweite Chance erhalten. Denken Sie jedoch daran: Im wirklichen Leben ist dies nicht möglich!

149 «Sandra, könnten Sie bitte ein EKG schreiben?» «Geht das nicht mit dem EKG am Monitor?»

«Ja, Sie haben recht!» **(1013)**

«Nein, ich brauche ein 12-Kanal-EKG.» **(1155)**

150 Sie holen das Ultraschallgerät. Dann geht's weiter bei **32**.

151 Diese Information ist nicht die gesuchte. Zurück zu den Optionen von **969**.

152 Gehen Sie zurück zu **364** und schauen Sie sich das EKG nochmals genau an. Vergessen Sie nicht, sich noch 2 Kompetenzpunkte abzuziehen.

153 Wie transportieren Sie den Patienten und was nehmen Sie auf den Weg mit?

Sie bedenken die verschiedenen Transportarten:
- Der Patient kann selber laufen.
- sitzend im Rollstuhl
- liegend im Bett

Ferner stehen Ihnen für den Transport folgende Gegenstände zur Verfügung:
- Monitor
- Defibrillator
- Stethoskop
- zuvor geschriebenes EKG
- Infusion mit Metoclopramid
- EKG-Gerät
- Infusionsständer

Treffen Sie eine Auswahl und dann weiter bei **308**.

154 Es ist aktuell nicht zu eruieren, ob die PTT von über 120 s durch eine Überheparinisierung oder eine fehlerhafte Abnahme bedingt ist. Deswegen sollten Sie, um eine fehlerhafte Abnahme auszuschließen, die PTT nochmals kontrollieren. Ziehen Sie sich 2 Kompetenzpunkte ab und weiter bei **599**.

Der erste Nachtdienst und der erste Patient, der Probleme hat. Und? Sie **155** ignorieren die Schmerzen des Patienten vollständig. Auch das nächste Schmerzmittel macht die klinische Situation des Patienten nicht besser, er verschlechtert sich noch mehr. Zuletzt werden Sie den Patienten doch noch kennen lernen, nämlich als Ihr Reanimationsfunk anfängt zu piepsen. Als Sie im Zimmer eintreffen, ist der Kollege der Intensivstation schon vor Ort. Er wurde von Schwester Sandra bereits informiert, dass der Patient nun schon über längere Zeit ein starkes thorakales Druckgefühl angegeben hat, das aber vom Dienstarzt ignoriert wurde. Bei primärer Asystolie gelingt es dem Kollegen und Ihnen im Verlauf nicht, einen Spontankreislauf wiederherzustellen. Der Patient wird noch auf die Intensivstation gebracht, wo jedoch im Verlauf die Reanimationsmaßnahmen eingestellt werden. Für Sie ist die erste Nacht durch die Nicht-Behandlung Ihres ersten Patienten schon beendet. Die Kurvennotiz von Schwester Sandra, in der fein säuberlich Ihre Ignoranz der Beschwerden des Patienten dokumentiert ist, wird Ihnen später noch das Genick brechen. Ziehen Sie sich nun alle Kompetenzpunkte ab und verabschieden Sie sich aus diesem Nachtdienst.

Bei einer antidromen Tachykardie beim WPW-Syndrom wird die Kammer **156** über die Bahn erregt. Da das Kammermyokard deutlich langsamer leitet als das spezifische Reizleitungssystem, kommt es zu einer Verbreiterung des QRS-Komplexes. Ferner erscheint der QRS-Komplex auch deformiert durch die atypische Erregung der Kammer. Zurück zu den Optionen von **1134**. Zur weiteren Vertiefung des WPW-Syndroms wäre auch ein kurzer Abstecher bei **292** möglich.

Natürlich interessieren Sie ST-Hebungen bei der Interpretation eines EKGs **157** immer, dies aber unabhängig von der Herzfrequenz. Offiziell wird bei der Beurteilung von Tachykardien nicht zwischen Tachykardien mit oder ohne ST-Hebungen unterschieden. Ziehen Sie sich 2 Kompetenzpunkte ab. Zurück zu den Optionen von **460**.

Noch in der Notaufnahme haben Sie und der chirurgische Kollege den Patienten über die Diagnose aufgeklärt. Natürlich ist dieser über die Diagnose sehr betrübt, insbesondere auch aufgrund der anstehenden operativen Therapie. Sie versuchen beruhigend auf ihn einzuwirken. Zurück zu den Optionen von **449**.

159 Sie versuchen, dem Patienten drei für das akute Abdomen typische Schmerztypen zu beschreiben:
- «kolikartige Schmerzen» **(1074)**
- «entzündliche Schmerzen» **(871)**
- «rheumatische Schmerzen» **(162)**
- «variköse Schmerzen» **(869)**
- «zirrhotische Schmerzen» **(136)**
- «Perforationsschmerzen» **(767)**

Wählen Sie diese drei Typen aus, dann weiter bei **1045**.

160 Vergessen Sie nicht, was Ihre Aufgabe als Dienstarzt ist: Sie sollen der Patientin den entgleisten Blutdruck regulieren, nicht eine dauerhafte Therapie beginnen. Es ehrt Sie, aber wenn Sie bei jedem Patienten eine Dauertherapie auf lange Sicht modifizieren wollen, werden Sie nicht zum Schlafen kommen. Beschränken Sie sich also auf die Anordnung einer Korrektur des Zuckers, eventuell noch die Anordnung eines Nachspritzschemas. Ziehen Sie sich 1 Kompetenzpunkt ab und zurück zu den Optionen von **744**.

161 «Ich bin gleich wieder da. Ich melde nur schnell ein Röntgen in Linksseitenlage an. Bringt sie schon mal in Linksseitenlage!», sagen Sie und wollen gerade gehen, als Sie Pfleger Markus am Kittel gerade noch festhält. «Findest du das wirklich eine so gute Idee? Sie ist nicht die Stabilste. Solltest du Sie nicht zuerst anderweitig versorgen?» Ihnen wird bewusst, dass Pfleger Markus recht hat. Die Frage nach freier Luft im Abdomen scheint Ihnen aktuell doch nicht mehr im Vordergrund zu stehen. Sie überlegen neu bei den Optionen von **1178**.

162 Man sollte gespannt sein, wie Sie einen derartigen Bauchschmerz dem Patienten beschreiben wollen. Es gibt ihn jedenfalls offiziell nicht. Ziehen Sie sich 1 Kompetenzpunkt ab. Zurück zu den Optionen von **159**.

163 Falls Sie Schwester Sandra um ihre Einschätzung gebeten haben und bereits das Erheben der Vitalparameter, die Beschaffung der Unterlagen des Patienten, die Monitorüberwachung und das Herbeibringen des EKG-Gerätes initiiert haben, schreiben Sie sich pro richtiger Anordnung 2 Kompetenzpunkte gut. **(484)**

164 Hat die Unterscheidung zwischen den beiden Diabetes-Typen eine klinische Relevanz in Ihrem weiteren Vorgehen?

- Ja, Sie ziehen eine therapeutische Konsequenz daraus. **(892)**
- Nein, das Wissen über den Diabetes-Typ verändert nicht Ihr therapeutisches Handeln. **(842)**

165 Abgesehen davon, dass Sie nachts vermutlich kein Langzeit-EKG zur Hand haben, das Sie der Patientin anhängen können, sollte Ihnen Folgendes bewusst sein: Das Langzeit-EKG ist zwar ein gutes Hilfsmittel zur Dokumentation und Differenzierung von Tachykardien, aber es ist nicht das Mittel der Wahl zur Dokumentation eines Akutproblems. Denn das Langzeit-EKG benötigt immer eine spezielle Auswerte-Software, die sicher nicht auf einem Computer auf Station vorhanden ist. Bedenken Sie, dass Sie im Langzeit-EKG immer eine Latenz zwischen dem Ereignis und dessen Auswertung haben. Deswegen versuchen Sie gar nicht erst ein Langzeit-EKG zu organisieren. Sie haben eine bessere Möglichkeit zur Dokumentation der Tachykardie. Ziehen Sie sich 2 Kompetenzpunkte ab und zurück zu den Optionen von **97**.

166 «Was soll ich aufheben?» «Nein, nicht aufheben, sondern die Vitalparameter erheben. Bitte Blutdruck messen, Puls zählen, eine Sättigung bestimmen, Fieber messen, …» «Ach so, das wollte ich sowieso gleich machen. Ich habe das Blutdruckmessgerät schon in der Hand. Bis Sie kommen, habe ich gemessen.» Zurück zu den Optionen von **698**.

167 Daran sollten Sie beim nächsten Mal primär denken! Ziehen Sie sich 2 Kompetenzpunkte ab. Dann weiter bei **399**.

168 «Ja, die Chemotherapie enthält Kortison, hier steht «Prednison 40 mg/m^2.» Diese Information hilft Ihnen nicht besonders weiter. Interessanter ist, ob die Patientin heute schon Kortison erhalten hat. Deswegen weiter zu **212**.

169 Sie haben einen Patienten mit stärksten Schmerzen vor sich liegen. Wenn Sie das Bein anfassen, schreit der Patient förmlich vor Schmerz. Wenn Sie zunächst mit einer oralen analgetischen Therapie beginnen möchten, können Sie es gerne machen. Sie werden damit die Schmerzen aber nicht durchbrechen können. In gewisser Weise ist es auch unmenschlich, einen Patienten mit Schmerzen nicht adäquat zu behandeln. Außerdem sollten Sie dem Patienten aufgrund eines potenziellen Blutverlustes Volumen intravenös zukommen lassen. Ziehen Sie sich 10 Kompetenzpunkte ab.

- Wenn Sie bereits eine Nadel gelegt haben, schreiben Sie sich 2 Kompetenzpunkte gut. Inzwischen wurde eine 1000 ml-Flasche Ringer-Lösung angehängt. Zur Analgesie weiter bei **461**.
- Falls Sie noch keine Nadel gelegt haben, sollten Sie zu **1052** gehen und verlieren 2 Kompetenzpunkte.

170 «Was soll die Chemotherapie enthalten?» «Enthält Sie Cyclophosphamid oder Chlorambucil?» «Ja, hier steht einmalig Cyclophosphamid an Tag 1. Sie hat es heute schon erhalten.»
- Diese Information hilft Ihnen weiter. **(1016)**
- Diese Information ist interessant, hilft Ihnen jedoch nicht weiter. **(811)**

171 Das Labor ist relativ unspektakulär. Bedenken Sie aber: Auch eine fehlende Veränderung von Laborwerten kann eine wichtige Information enthalten. So ist in dem vorliegenden Labor auffallend, dass der Patient bis jetzt stabil bezüglich des Hämoglobinwertes ist. Der Hämoglobinabfall kann natürlich hinterherhinken. Aktuell hat sich jedenfalls kein relevanter Abfall gezeigt. Wenn Sie das Labor genauso interpretiert haben, schreiben Sie sich 1 Kompetenzpunkt gut, dann weiter bei **449**. Für jede Fehlinterpretation ziehen Sie sich noch jeweils 2 Kompetenzpunkte ab.

172 «Bei der Rhythmusstörung hat es sich um ein Artefakt gehandelt. Vielleicht haben Sie sich ja im Schlaf gekratzt oder eine der Elektroden hat sich gelöst.» Schwester Katharina inspiziert daraufhin selbstständig die Elektroden und stellt fest, dass sich eine gelöst hat. **(603)**

173 Sie erinnern sich an den CRB-65-Score, wobei Sie nicht mehr ganz sicher sind, was alles zu ihm gehört.
- Alter > 65 Jahre
- Atemfrequenz > 30/min
- Cardiac Index < 2,6 l/min/m^2
- pCO_2 < 30 mmHg in der BGA
- pCO_2 > 65 mmHg in der BGA
- pO_2 < 65 mmHg in der BGA
- Befundverschlechterung binnen 2 Stunden
- Blutdruck systolisch < 90 mmHg
- Raumluftsättigung < 90 %
- Ruhepuls > 110/min
- Verwirrtheit

Sie entscheiden sich für vier klinische Variablen und überlegen sich dann, wie viele Punkte Frau Spalter in dem Score hat. Weiter bei **85**.

174

«Dann gib ihm doch 40 mg Furosemid i. v.!» «Aber willst du ihn nicht selber anschauen? Außerdem hat er die schon bekommen.» «Aber er wünscht doch keine weiterführenden Maßnahmen mehr! Gib ihm noch mal 40 mg Furosemid nach. Melde dich, wenn das Furosemid nichts hilft.» **(402)**

175

Das weitere Vorgehen richtet sich nach Ihren zuvor getroffenen Entscheidungen:
- Falls Sie Schwester Katharina nicht nach dem aktuellen Grund des stationären Aufenthaltes befragt haben, dann zurück zu **365** und ziehen Sie sich 1 Kompetenzpunkt ab.
- Falls Sie sich das EKG noch nicht betrachtet haben, dann zurück zu **364** und ziehen Sie sich 2 Kompetenzpunkte ab.
- Falls Sie sowohl Schwester Katharina befragt als auch das EKG begutachtet haben, dann gehen Sie in das Zimmer und treten an das Bett des Patienten. **(278)**

176

Gehen Sie zu **265**.

177

Der Patient hat ASS in seiner Dauermedikation, wie Sie aus seiner Kurve wissen. Sie müssen es nicht geben, schon gar nicht oral. Außer Sie sind sich unsicher, ob der Patient es wirklich eingenommen hat. Dann sollten Sie es aber intravenös applizieren. Zurück zu den Optionen von **1051**.

178

Ketamin und Midazolam werden im präklinischen Bereich im Notarztdienst gerne zur Analgosedierung verwendet. Aber abgesehen davon, dass es innerhospital auf Station so gut wie nie verwendet wird, scheint es aktuell nicht die optimale Wahl zu sein. Denn Pfleger Markus misst gerade noch mal den Blutdruck mit «190/100 mmHg». Auch aufgrund der blutdrucksteigernden Wirkung von Ketamin sollten Sie darauf aktuell verzichten. Zurück zu **461**.

179

Welche Informationen konnten Sie der Kurve entnehmen? Blättern Sie nicht zurück.
- Der Patient war zuvor immer hämodynamisch stabil. **(1198)**
- Der Patient hat keine Allergien bei Aufnahme angegeben. **(422)**
- Der Patient wird mit Schilddrüsenhormon adäquat substituiert. **(458)**

- Der Patient hat einen Diabetes mellitus. **(658)**
- Der Patient muss eine bekannte KHK haben. **(132)**
- Der Patient hat eine COPD. **(527)**
- Der Patient wurde bis zum heutigen Tag antibiotisch wegen seiner Pneumonie behandelt. **(863)**
- Der Patient erhält eine therapeutische Antikoagulation mit einem niedermolekularen Heparin. **(499)**
- etwas anderes **(535)**

Treffen Sie eine Auswahl, dann weiter bei **117**.

180 Während Sie noch überzeugt sind, dass Ihre Verdachtsdiagnose Lungenembolie richtig ist, schauen Sie sich das Röntgenbild nochmals genau an. Dabei fällt Ihnen auf, dass das typische keilförmige Infiltrat einer Lungenembolie nicht zu sehen ist. Die Verschattung ist eher für eine andere Diagnose typisch. Außerdem wird die Lungenembolie normalerweise nicht im Röntgen-Thorax, sondern in der Computertomographie des Thorax mit Kontrastmittel diagnostiziert. Gehen Sie zurück zu **503** und schauen Sie sich das Bild nochmals genau an. Vergessen Sie aber nicht, sich noch 2 Punkte für die Fehldiagnose abzuziehen.

181 Sie haben eine Patientin zu versorgen, die blutige Stühle absetzt. Da ist natürlich interessant, ob die Patientin blutverdünnende Medikamente einnimmt. Somit ist die Information, dass die Patientin mit Marcumar antikoaguliert wird, eine wichtige, wenn nicht sogar die wichtigste Information, die Sie aus der Kurve herauslesen können. Schreiben Sie sich bei dieser Wahl 3 Kompetenzpunkte gut und zurück zu den Optionen von **772**.

182 Die Patientin hat aktuell eine symptomatische Hypoglykämie. Diese sollte zunächst akut behandelt werden. Natürlich sollte die Patientin dann noch langsam wirkende Kohlenhydrate, z. B. in Form eines Vollkornbrotes, erhalten. Weiter bei **566**. Ziehen Sie sich 1 Kompetenzpunkt ab.

183 Natürlich können Sie die aktuell bestehende Blutdruckmedikation erhöhen. Aber damit haben Sie den Patienten nicht optimal versorgt. Sie sollten, insbesondere da Sie gerade etwas Zeit zur Verfügung haben, auf die chirurgische Station gehen und sich den Patienten näher anschauen. Ziehen Sie sich zwei Kompetenzpunkte ab und weiter bei **231**.

«Das ist gut! Was nimmst du denn ab?» Sie entscheiden sich für: **184**

- Blutbild
- Blutgruppe
- Kreatinin und Harnstoff
- Elektrolyte
- GOT, GPT, Bilirubin, aP
- Lipase
- TSH, fT3, fT4
- Troponin und CK
- Laktat
- CRP
- PTT, Quick und INR
- D-Dimere
- zwei Pärchen Blutkulturen

Treffen Sie eine Auswahl, dann weiter bei **293**.

Nach erfolglosem vorherigem Schock erscheint eine Erhöhung des Energieniveaus sinnvoll. Weiter bei **12**. **185**

Das wäre sicher eine Alternative. Es sollte ihnen jedoch bewusst sein, dass **186** die schlafanstoßende Wirkung von Baldrian, wie bei anderen pflanzlichen Präparaten wie Hopfen oder Melisse, sehr gering ausfällt. Deswegen sollten sie bei leichten Schlafstörungen verwendet werden. Vorteilhaft ist natürlich, dass die pflanzlichen Wirkstoffe weitgehend frei von relevanten Nebenwirkungen sind. Zurück zu den Optionen von **34**.

Dann entscheiden Sie sich für eine andere antibiotische Therapie. Zurück **187** zu den Optionen von **381**.

Nein, das sollten Sie nicht machen. Das wird zu wenig Insulin sein. Ziehen **188** Sie sich 2 Kompetenzpunkte ab. Zurück zu den Optionen von **659**.

Wie gerade erwähnt wurde, sollte, wenn ein schockbarer Rhythmus besteht, **189** eine Defibrillation durchgeführt werden. Diese sollte nicht durch eine Beatmung verzögert werden. Ziehen Sie sich für dieses unnötige Manöver 2 Kompetenzpunkte ab und zurück zu den Optionen von **941**.

Es gibt dafür aktuell keine Indikation für die Gabe von Acetylsalicylsäure. **190** Sie gefährden den Patienten mehr, als dass Sie etwas Positives bewirken.

Außerdem haben Sie eine Ursache für die Schmerzen gefunden, nämlich die am Vortag neu angelegte Thoraxdrainage. Deswegen sollten Sie nicht mit dem Kardiologen telefonieren. Sorgen Sie lieber dafür, dass der Patient eine adäquate Schmerztherapie erhält. Ziehen Sie sich 1 Kompetenzpunkt ab und weiter bei **1058**. Bezüglich einer Antikoagulation aufgrund des Vorhofflatterns sollten Sie sich später noch Gedanken machen.

191 Sie sollten sich im vorliegenden Fall einen kurzen Überblick über den Patienten verschaffen. Hierzu dient zum einen eine knappe Anamnese nach dem AMPLE-Schema und eine körperliche Untersuchung, die einen kurzen Body-Check und dann die Untersuchung der verletzten Extremität beinhaltet. Was sollten Sie noch überprüfen, was bisher in all der Eile übersehen wurde? Notieren Sie sich auch Ihre Verdachtsdiagnose. Weiter bei **945**.

192 Benzodiazepine, die über eine Verstärkung der zentralen Hemmung durch GABA wirken, sind Schlafmittel der ersten Wahl. Dennoch sind Benzodiazepine nicht frei von Nebenwirkungen. Sie können durch eine Nachwirkung im Tagesverlauf Residual- und Hangover-Effekte zeigen, die ihrerseits für eine erhöhte Unfall- und Sturzgefahr verantwortlich sein können. Ferner besitzen Sie nach längerer Anwendung ein Abhängigkeitspotenzial, und im Verlauf kann sich auch eine Toleranzentwicklung zeigen. Sicher stellen sie aber aufgrund ihrer sedierenden und anxiolytischen Wirkung eine therapeutische Alternative für Ihre Patientin dar. Wenn möglich, sollte aber vor der Gabe eine Suchtanamnese ausgeschlossen werden. Zurück zu den Optionen von **34**.

193 «Katharina, mach mal das Kopfteil nach oben und stell das Fußteil nach unten». Während Katharina sich daran macht, das Bett nach Ihrer Anordnung einzustellen, freuen Sie sich, dass Sie an die Herzbettlagerung gedacht haben. Damit soll es zu einem «Versacken» des Blutes im Bereich der unteren Extremitäten kommen und damit zu einer Vorlastsenkung und letztendlich zu einer Entlastung des Herzens. Zurück zu den Optionen von **816**.

194 Die richtige Antwort ist unter den angegebenen zu finden. Deswegen zurück zu den Optionen von **1065**. Ziehen Sie sich 2 Kompetenzpunkte ab.

195 Es gibt nichts Weiteres zu tun. Alle notwendigen Optionen sind genannt. Ziehen Sie sich 3 Kompetenzpunkte ab und zurück zu den Optionen von **141**.

Im Gegenteil. Der Kollege hat vor der geplanten Koronarangiographie **196** adäquat eine «loading dose» von Clopidogrel angeordnet und ASS fortgeführt. Zurück zu den Optionen von **87**.

Abgesehen davon, dass es kein Magnesiumsulfat-Röhrchen gibt, sollten Sie **197** sich nochmals überlegen, was Sie abnehmen wollen und wofür Sie welches Röhrchen brauchen. Sie ziehen sich 1 Kompetenzpunkt ab und zurück zu den Optionen von **956**.

Sie sollten schon auf den erhöhten Blutzuckerwert der Patientin reagieren, **198** denn Sie wollen die Patientin nicht sehenden Auges in das hyperglykämische Koma abdriften lassen. Ziehen Sie sich 2 Kompetenzpunkte ab. Zurück zu den Optionen von **744**.

Sie haben recht. Der Patient nimmt laut Kurve L-Thyroxin ein. Deswegen **199** liegt eine Hyperthyreosis factitia als Ursache für die im Labor dokumentierte latente Hyperthyreose sehr nahe. Sie können anhand der Ihnen zur Verfügung stehenden Unterlagen aber nicht absehen, ob die Schilddrüsenmedikation schon angepasst worden ist. Zurück zu den Optionen von **720**.

Dafür besteht zum aktuellen Zeitpunkt keine Indikation. Um an eine Lun- **200** genembolie zu denken, ist es aktuell noch zu früh. Weiter bei den Optionen von **97**.

Nein, das sollten Sie nicht machen. Ziehen Sie sich 4 Kompetenzpunkte ab. **201** Zurück zu den Optionen von **467**.

Natürlich sollten Sie bei diesem Patienten im Verlauf einen Zugang legen, **202** aber nicht jetzt. Bedenken Sie, dass Sie wichtigere Dinge zuvor erledigen sollten. Während Sie sich 2 Kompetenzpunkte abziehen, fällt Ihnen außerdem auf, dass der Patient noch einen venösen Zugangsweg am linken Unterarm liegen hat. Zurück zu den Optionen von **992**.

Während Sie laufen, überlegen Sie sich die grobe Differentialdiagnose. **203** Dabei wird Ihnen erneut die Fülle der möglichen Ursachen von Bauchschmerzen bewusst. Sie sind schon gespannt, was Sie bei Herrn Esser erwartet.

Sie kommen auf Station, aber Sie sehen niemanden. Schwester Katharina scheint gerade beschäftigt zu sein, wobei Sie auch kein grünes Licht über einer der Zimmertüren als Anhaltspunkt für ihren Aufenthaltsort ausmachen können. Sie warten kurz, dann …

- … rufen Sie laut nach Schwester Katharina. **(702)**
- … gehen Sie in den Stationsstützpunkt an die Tafel und schauen nach, in welchem Zimmer Herr Esser liegt. **(1123)**
- … bleiben Sie stehen und warten. **(977)**
- … gehen Sie unverrichteter Dinge. Wenn Schwester Katharina nicht auf Sie wartet, kann es nicht so dringend sein. **(611)**

204 Diese Information können Sie richtigerweise aus der Kurve ablesen. Zurück zu den Optionen von **1027**.

205 Mit Metamizol allein werden Sie die Schmerzen des Patienten sicher nicht in Griff bekommen. Auch Pfleger Markus scheint dieser Ansicht zu sein, da er keinerlei Anstalten macht, Metamizol zu holen. Falls Sie jedoch erwägen sollten, Metamizol additiv zu einem Opioid zu geben, dürfen Sie sich 2 Kompetenzpunkte gut schreiben. Durch die Kombination kann man an Opioiden sparen. Man sollte sich jedoch der kreislaufkompromittierenden Wirkung von Metamizol bewusst sein. Zurück zu **461**.

206 Das ABC-Schema sollte immer zur Beurteilung und Versorgung verletzter Patienten angewendet werden. Dabei orientiert es sich an dem Merksatz «Treat first, what kills first.» Dementsprechend sollen die Luftwege (A für Airway), die Spontanatmung (B für Breathing) und der Kreislauf (C für Circulation) begutachtet werden. Falls hierbei bei einem Patienten ein Problem auffällig wird, sollte dieses sofort behoben werden. Dementsprechend schauen Sie sich Ihren Patienten an. Dieser liegt vor Ihnen auf dem Boden und jammert vor Schmerzen. Es kann also kein Problem mit den Luftwegen und der Spontanatmung vorliegen. Sie tasten ferner einen starken Radialispuls. Als Nächstes führen Sie einen schnellen Body-Check durch, um neben dem Augenscheinlichen nicht eine weitere Verletzung zu übersehen. Sie fangen am Kopf an und untersuchen dann die HWS, den Brustkorb, das Abdomen und das Becken und letztendlich die betroffene Extremität. «Herr Bauer, ich muss mir kurz das Bein näher anschauen. Bitte entschuldigen Sie, wenn es schmerzen sollte.» Das linke Bein wirkt verkürzt und nach außen rotiert. Sie berühren es, wollen es passiv bewegen, doch der Patient schreit bereits vor Schmerzen. Sie bitten den Patienten, das linke Bein selbst anzuheben. Dies ist dem Patienten aufgrund der Schmerzen nicht möglich. Zurück zu den Optionen von **723**.

«Ich bin gleich wieder da. Ich hole nur schnell das Ultraschallgerät, um mal **207** auf den Bauch zu schallen!», sagen Sie und wollen gerade gehen, als Pfleger Markus fragt, ob Sie das wirklich im Augenblick für wichtig erachten. Er gibt zu bedenken, dass die Patientin aktuell noch relativ instabil ist. Ihnen wird bewusst, dass Pfleger Markus Recht hat. Außerdem haben Sie keinen H. a. eine intraabdominelle Blutung, da der Bauch in der klinischen Untersuchung unauffällig war. Eine Ultraschalluntersuchung des Abdomens gehört ferner nicht zum Goldstandard der Abklärung einer intraluminalen Blutung des Gastrointestinums. Sie überlegen neu bei den Optionen von **1178**.

«Katharina, hängst du mal einen Liter Ringer-Lösung hin und lässt es et- **208** was schneller laufen?» Ihnen macht Sorgen, dass die Druckwerte schlechter und die Herzfrequenz angestiegen sind. Während die Infusion in den Pa- tienten hineintröpfelt, fällt Ihr Blick auf seine Beine, die aufgrund der Öde- me prall sind und glänzen. Da kommt Ihnen wieder eine der Aufnahme- diagnosen in den Kopf: «dekompensierte Herzinsuffizienz», ferner noch die eingeschränkte Pumpfunktion in der Echokardiographie. Sie drehen die Infusion auf eine etwas langsamere Tropfgeschwindigkeit. Zurück zu den Optionen von **141**.

«Sandra, kannst du noch Heparin und Acetylsalicylsäure aufziehen?» «Was **209** willst du geben? Die Patientin blutet doch!», gibt Pfleger Markus fassungs- los zu Bedenken. «Ach ja», geben Sie kleinlaut zu und ziehen sich die Hälf- te aller Kompetenzpunkte ab. Da haben Sie anscheinend überhaupt nicht nachgedacht! Zurück zu den Optionen von **51**.

Natürlich haben alle Laborwerte ihre Berechtigung und eine Wertung ist **210** sicher schwer vorzunehmen. Interessant ist natürlich, ob die Patientin ei- nen Infekt hat, oder ob eine Elektrolytstörung ursächlich ist für das Vor- hofflimmern. Da jedoch die Werte schon über 36 Stunden alt sind, ist ihre Aussagekraft reduziert. Besonders interessant sind die Schilddrüsenwerte, da eine Hyperthyreose ein Risikofaktor für das Auftreten von Vorhofflim- mern ist. Wenn Sie sich nun primär für die «normwertigen Schilddrüsen- werte» entschieden haben, dann sollten Sie sich 2 Kompetenzpunkte gut- schreiben. Zurück zu den Optionen von **921**.

Pfleger Markus macht ein fragendes Gesicht: «Was hast du gesagt, wie oft?» **211** Sie werden unruhig, da Pfleger Markus anscheinend nicht mit Ihrer Anga- be einverstanden ist. Zaghaft wiederholen Sie: «30-mal drücken, zweimal beatmen.» «Ich versteh dich immer noch nicht, wie oft? Bitte ein bisschen lauter!» Erst jetzt wird Ihnen bewusst, dass Sie wohl zu leise gesprochen haben. Sie erinnern sich an einen Kollegen, der gemeint hat: «Bei einer Notfallsituation immer mit fester, lauter Stimme sprechen, sodass jede Anordnung von jedem verstanden wird. Mach das auch, wenn du dich nicht danach fühlst.» Sie nehmen es sich zu Herzen, atmen kurz ein und geben Ihre nächste Anordnung dementsprechend: «30-mal drücken, zweimal beatmen. Zähl immer laut mit. Dann weiß ich, wann ich wieder mit Beatmen dran bin.» «Mach ich: 23, 24, 25, 26, 27, 28, 29, 30.» Sie haben zuvor schon die Maske aufgesetzt und beatmen jetzt zweimal. Beim ersten Mal sitzt die Maske nicht fest, sie passen den Griff an. Beim zweiten Mal merken Sie dann, wie sich der Thorax hebt. Danach beginnt Pfleger Markus sofort mit dem Drücken und zählt weiter: «1, 2, 3, 4, 5, …» **(771)**

212 «Die Chemotherapie enthält Kortison, hier steht «Prednison 40 mg/m² an den Tagen 1 bis 14. Heute hat sie es bereits bekommen.» Nun haben Sie also eine mögliche Ursache für die Blutzuckerentgleisung. Glukokortikoide bringen gerne die Blutzuckerhomöostase des Körpers durcheinander. Zurück zu den Optionen bei **825**.

213 Diese Aussage ist falsch. Schreiben Sie sich 1 Kompetenzpunkt gut, wenn Sie dies erkannt haben. Zurück zu **797**.

214 Das ist nicht die richtige Antwort. Ziehen Sie sich 1 Kompetenzpunkt ab. Zurück zu den Optionen von **590**.

215 Die Anamnese ist auch in diesem Fall der Schlüssel zur wahrscheinlichsten Diagnose, auch wenn Sie die relevanten Informationen aus Ihrem Aktenstudium und der Analyse der Kurve erhalten haben. Bei dem Patienten besteht bei vorbekannter dilatativer Kardiomyopathie mit eingeschränkter linksventrikulärer Funktion und deutlicher Volumengabe durch die Kollegen seit mehreren Tagen mit einer progredienten Gewichtszunahme am ehesten eine kardiale Dekompensation. Diese äußert sich durch die in der klinischen Untersuchung aufgefallenen pulmonalen Rasselgeräusche und Beinödeme. Für die richtige Diagnose dürfen Sie sich 2 Kompetenzpunkte gutschreiben. Dann weiter bei **96**.

216 Sie können sich die Laborentnahme sparen. Sie haben eine Ursache für die Schmerzen gefunden, nämlich die am Vortag neu angelegte Thoraxdrainage. Sorgen Sie lieber dafür, dass der Patient eine adäquate Schmerztherapie erhält. Ziehen Sie sich 1 Kompetenzpunkt ab und weiter bei **1058**.

«Oh nein, Herr Esser, der Patient mit der Cholangitis, war doch Zimmer 4», **217** denken Sie sich und versuchen sich schon mal auf die Situation einzustellen. Während Sie weiter laufen, fällt Ihnen aber ein, dass der Patient eigentlich gerade noch in der ERCP sein müsste. Außerdem lag er nicht auf Zimmer 4 und auch nicht auf Station 1. Weiter bei **990**, nachdem Sie sich 2 Kompetenzpunkte abgezogen haben für das Durcheinanderbringen der Patienten. Damit haben Sie sich gerade unnötige Gedanken über den falschen Patienten gemacht und sich auf die Situation falsch eingestellt.

Vorneweg: Es gibt keine Vorgabe, wie viele EKs man bereitstellen bzw. **218** schicken lassen sollte. Die Patientin hat in der BGA bereits einen Hb-Verlust von 14,8 auf 11,4 mg/dl. Für die aktuelle Situation scheint die Lieferung von zwei EKs und die Bereitstellung von zwei weiteren EKs ein sinnvolles Vorgehen zu sein. Weiter bei **799**.

Sie führen eine zielorientierte klinische Untersuchung durch. Dabei findet **219** sich kardial ein unauffälliger Auskultationsbefund. Pulmonal hören Sie keine Rasselgeräusche und es finden sich keine Beinödeme. Zurück zu den Optionen von **1185**.

Sie können sich gleich schon mal 3 Kompetenzpunkte abziehen, denn es **220** handelt sich tatsächlich um eine ambulant erworbene Pneumonie, da die Symptome binnen 48 Stunden seit Aufnahme im Krankenhaus aufgetreten sind. Von einer nosokomialen Pneumonie spricht man, wenn die Symptome erst 48 Stunden nach Krankenhausaufnahme auftreten. **(1157)**

Ein guter Rat, den Sie unbedingt beherzigen sollten: Vergessen Sie bei **221** dieser Patientin die notfallmäßige nächtliche Koronarangiographie ganz schnell wieder. Aus all den Fakten, die Sie bisher über die Patientin sammeln konnten, gibt es keinen Grund für eine Koronarangiographie zum aktuellen Zeitpunkt. Ziehen Sie sich 3 Kompetenzpunkte ab und zurück zu den Optionen von **921**.

Diese Aussage sollten Sie sich noch einmal ganz genau überlegen und dabei **222** 3 Kompetenzpunkte abziehen, denn diese Behauptung kann so nicht aufgestellt werden. Natürlich können Schlafstörungen durch Depressionen oder depressive Verstimmungen hervorgerufen werden und dann können Antidepressiva auch als eine effektive Alternative zu herkömmlichen Schlafmitteln gesehen werden. Aber eine Diagnose einer Depression nur aufgrund des Geschlechts der Patientin verbietet sich von selbst. Ihre Patientin hat ein neues Vorhofflimmern und ist dazu noch in einer fremden Umgebung. Da sie aktuell verständlicherweise ein leichtes Erregungsgefühl verspürt, kann Sie nicht schlafen und bittet um eine Schlaftablette. Falls Sie sich doch für ein Antidepressivum entscheiden, sollten Sie bei dieser Patientin Mirtazapin aufgrund seiner geringen kardialen Nebenwirkungen einem trizyklischen Antidepressivum vorziehen. Zurück zu den Optionen von **34**.

223 Sie ziehen sich trotz der Versorgung des Patienten 1 Kompetenzpunkt ab. Denn zum aktuellen Zeitpunkt können Sie der Frau nur mitteilen, dass ihr Mann gestürzt ist. Sie haben aber noch keine Diagnose und haben dementsprechend noch keinen Behandlungsplan für den Patienten erstellt. Dies hat aktuell Vorrang. Zurück zu den Optionen von **447**.

224 Sie sehen eine leichte respiratorische Alkalose, die am ehesten im Rahmen der Hyperventilation zu werten ist. Diese Information hätten Sie schon aus der klinischen Untersuchung ableiten können. Eine venöse BGA gibt Ihnen nur beschränkt Information bezüglich des aktuellen Oxygenierungsgrades Ihres Patienten, im Gegensatz zur arteriellen BGA. Deswegen wäre die Durchführung einer arteriellen BGA die bessere Alternative gewesen, die aber nicht angegeben war. **(875)**

225 Sicher interessant, aber aktuell nicht das Vordringlichste. Weiter bei den Optionen von **97**.

226 Der CRB-65-Score ist kein Score nur für immun-inkompetente Patienten. Überlegen Sie noch mal, für welchen klinischen Sachverhalt der CRB-65-Score evaluiert wurde. (bei **991**)

227 Gute Idee. Initial sollte beim ST-Hebungsinfarkt ein Bolus von 100 IE/kg Körpergewicht gegeben werden. Zurück zu den Optionen von **247**.

228 Sie können nicht selbst sonographieren. Deswegen müssen Sie einen Kollegen, der sonographieren kann, anrufen und in die Klinik holen.
- Wenn Sie bereits Blut abgenommen haben, weiter bei **341**.

- Wenn Sie noch kein Blut abgenommen haben, dann holen Sie dies bei **184** nach.

229 Sie blättern die noch relativ dünne Akte durch. Der Patient wurde gestern über die Notaufnahme aufgenommen. Sie finden im Aufnahmebogen als Grund für die Aufnahme «Thrombose linker Vena poplitea und AZ-Verschlechterung», ferner aber noch «dekompensierte Herzinsuffizienz.» Neben den Schmerzen im linken Bein scheint der Patient noch über Nachtschweiß zu klagen; Fieber wurde verneint. Außerdem habe der Patient schon seit längerem eine Belastungsdyspnoe NYHA 3, zuletzt mit einer Gewichtszunahme von 5 kg. An Vorerkrankungen ist ein niedrig-malignes Non-Hodgkin-Lymphom zu erwähnen, das vor vier Jahren mittels Chemotherapie behandelt wurde. Der Patient gilt aktuell als rezidivfrei. Er hat jedoch als Folgeerscheinung der Chemotherapie eine Anthrazyklin-induzierte Kardiomyopathie erlitten. In der Eingangsuntersuchung fielen mäßige Beinödeme auf, aufgrund der Thrombose links mehr als rechts. Zu einer Belastungsdyspnoe passend fanden sich pulmonale Rasselgeräusche. Die weitere Anamnese war unauffällig. Sie stoßen auf einen Befund eines niedergelassenen Kardiologen, der in einer Echokardiographie eine leichtgradig eingeschränkte Pumpfunktion beschreibt. Sie finden als aktuellen Befund einen Röntgen-Thorax, der bis auf eine Kardiomegalie und eine pulmonalvenöse Stauung keinen H. a. eine Raumforderung erbrachte. In einer bereits in der Vorwoche auswärts durchgeführten Abdomensonographie zeigte sich kein H. a. einen Tumor oder auf Metastasen. Nebenbefundlich wird eine Cholecystolithiasis erwähnt. Sie finden keinen Befund über eine Abdomensonographie vom gestrigen oder heutigen Tag. Sie finden keinen Laborbericht in der Akte. Zurück zu den Optionen von **107**.

230 Als normofrequent kann man das Vorhofflimmern nicht bezeichnen. Zurück zu den Optionen von **921**. Ziehen Sie sich aber noch 2 Punkte ab.

231 Als Sie auf die chirurgische Station kommen, finden Sie die zuständige Nachtschwester im Stationsstützpunkt, während Sie anscheinend Kurven für den nächsten Tag vorschreibt. «Hallo, ich bin der Dienstarzt aus der Inneren. Ich komme wegen des Patienten mit dem hohen Blutdruck», stellen Sie sich vor. «Ja, der ist schon seit gestern so hoch», antwortet die Schwester. Darauf Sie: «Kann ich mal einen Blick in die Kurve werfen?» «Natürlich, die habe ich hier schon für Sie vorbereitet!» «Zeigen Sie bitte mal her!» (s. **Abb. 4**)

Besonderheiten

Allergien: keine

Blatt 1

RR	Puls	Temp.	Freitag	Samstag	Sonntag	Montag	Dienstag	Mittwoch	Donnerstag
250	140	40°				nüchtern OP			
200	120	39°							
150	100	38°							
100	80	37°							
50	60	36°							
0	40	35°							

Gewicht			76 kg						
Bisoprolol 2,5 mg			1-0-0	1-0-0	1-0-0	1-0-0	1-0-0	1-0-0	
Duloxetin 30 mg			1-0-0	1-0-0	1-0-0	1-0-0	1-0-0	1-0-0	
Ramipril 2,5 mg			2-0-0	2-0-0	2-0-0	2-0-0	2-0-0	2-0-0	
Tamsulosin 0,4 mg			1-0-0	1-0-0	1-0-0	1-0-0	1-0-0	1-0-0	
Allopurinol 300 mg			1-0-0	1-0-0	1-0-0	1-0-0	1-0-0	1-0-0	
HCT 12,5 mg			1-0-0	1-0-0	1-0-0	1-0-0	1-0-0	1-0-0	
Enoxaparin 0,4 ml s.c.			0-0-1	0-0-1	0-0-1	0-0-1	0-0-1	0-0-1	0-0-1
bei Bedarf: Metamizol 20 gtt						16.00 Uhr, 21.00 Uhr	4.00 Uhr, 10.00 Uhr, 15.00 Uhr, 22.00 Uhr		

Abbildung 4

Sie betrachten die Kurve eingehend. Dabei überlegen Sie sich, dass die Kurve …

- … keine für Sie relevanten Informationen preisgibt. **(808)**
- … für Sie relevante Informationen enthält. **(1080)**

232 Damit haben Sie unrecht. Schauen Sie bei **53** nochmals auf den Monitor und ziehen Sie sich 3 Kompetenzpunkte ab.

233 «Normalerweise geben wir aber 250 mg intravenös», gibt Pfleger Markus zu bedenken. Zunächst wollen Sie auf Ihrer Anordnung bestehen, schauen dann aber doch noch in Ihrem Handbuch nach. Sie merken, dass Pfleger Markus Recht hat und Ihnen mit seinem Einwand helfen wollte. Sie ändern Ihre Anordnung und ziehen sich 2 Kompetenzpunkte ab. Zurück zu den Optionen von **51**.

234 «Waren Sie schon öfters krank?» «Nein, bis jetzt war ich immer kerngesund!» «Waren Sie zuletzt mal im Krankenhaus?» «Vor 'nem halben Jahr, wegen meinem Herzinfarkt.» «Und davor?» «Vor zwei Jahren hatte ich auch 'nen Infarkt. Da hab ich damals Bypässe bekommen.» Sie denken sich nur: «So viel zu ‹kerngesund› …»

«Welche Medikamente nehmen Sie denn?» «Das weiß ich nicht, aber da ist 'ne kleine weiße Tablette, 'ne große rote, 'ne viereckige gelbe, …» Haben Sie noch weitere Fragen?

- ja **(994)**
- nein **(684)**

235 Das sind alles wichtige Fragen, doch Sie müssen bedenken, dass der Patient mit Schmerzen am Boden liegt. Also sollten Sie sich nicht mit allzu langen Detail-Fragen aufhalten. Stattdessen sollten Sie sich auf das Wesentliche beschränken. Dementsprechend sind von den angegebenen Möglichkeiten die Frage nach dem «Wo schmerzt es denn?», «Weswegen ist der Patient denn stationär?» und «In welchem Zimmer liegt der Patient?» zu erwägen. Die anderen Fragen können Sie vor Ort klären.

Pfleger Markus antwortet: «In der linken Hüfte! Das Bein ist auch ganz verdreht. Er liegt in Zimmer 14. Aufgenommen wurde er, warte mal, ähm.» Pfleger Markus macht eine kurze Pause, überlegt: «Ähm, genau, wegen einer Tumorabklärung. Hörst du ihn nicht schreien? Bitte komm gleich!» Das machen Sie auch, Sie sind ja schon auf dem Weg. Für jede weitere Frage, die sie gestellt hätten, ziehen Sie 1 Kompetenzpunkt ab – außer, Sie können eine andere Frage ausreichend begründen. Machen Sie nun weiter bei **447**.

236 Es handelt sich anscheinend nicht um einen Notfall, sodass Sie sofort auf Station laufen müssen. Deswegen sollten Sie sich bereits am Telefon ein Bild von dem Patienten machen. Bevor Sie loslaufen, bitten Sie Schwester Katharina um Folgendes:
- Sie soll die Vitalparameter erheben, bis Sie selbst auf Station sind. **(1017)**
- Sie soll das EKG holen. **(1101)**
- Sie soll Laborröhrchen zur Blutentnahme vorbereiten. **(682)**
- Sie soll Ihnen eine klinische Einschätzung über den Patienten abgeben. **(948)**
- Sie soll bereits Akte und Kurve holen, damit Sie die Unterlagen gleich griffbereit haben. **(131)**

Sie legen nun den Hörer auf und laufen zur Station. **(936)**

237 Wenn Sie sich dazu entschieden haben, vorerst die Schocklage mit Hochlagerung der Beinen beizubehalten und Volumen über die Braunüle zu geben, schreiben Sie sich 4 Kompetenzpunkte gut. Für jede andere oder fehlende Anordnung ziehen Sie sich jeweils 2 Kompetenzpunkte ab. Dieses Vorgehen sollten Sie wählen, da in der aktuellen Situation ein septischer oder hypovolämischer Schock wahrscheinlicher als ein kardiogener Schock ist. Falls Sie jedoch einen Hinweis auf einen kardiogenen Schock hätten, beispielsweise bei Zeichen einer kardialen Dekompensation, bei klinischen Symptomen eines Myokardinfarkts, bei Herzgeräuschen bedingt durch ein Vitium oder bei einer Thrombose mit Verdacht auf eine Lungenembolie, müssten Sie einen Wechsel in die Oberkörperhochlage vornehmen und eventuell eine Vorlastsenkung durchführen. **(760)**

238 Sie schauen sich folgendes EKG an (s. **Abb. 5**). Was sehen Sie? Versuchen Sie zusätzlich eine Befundung des EKGs!
- Sinustachykardie **(1196)**
- ST-Hebungsinfarkt über der Hinterwand **(133)**
- ST-Hebungsinfarkt über der Vorderwand **(1146)**
- Nicht-ST-Hebungsinfarkt **(714)**
- Perikarditis **(867)**

239 Sie wollen gerade den Patienten abführen lassen, da werden Sie doch noch unsicher. Eine ERCP wird letztendlich transgastral durchgeführt. Da

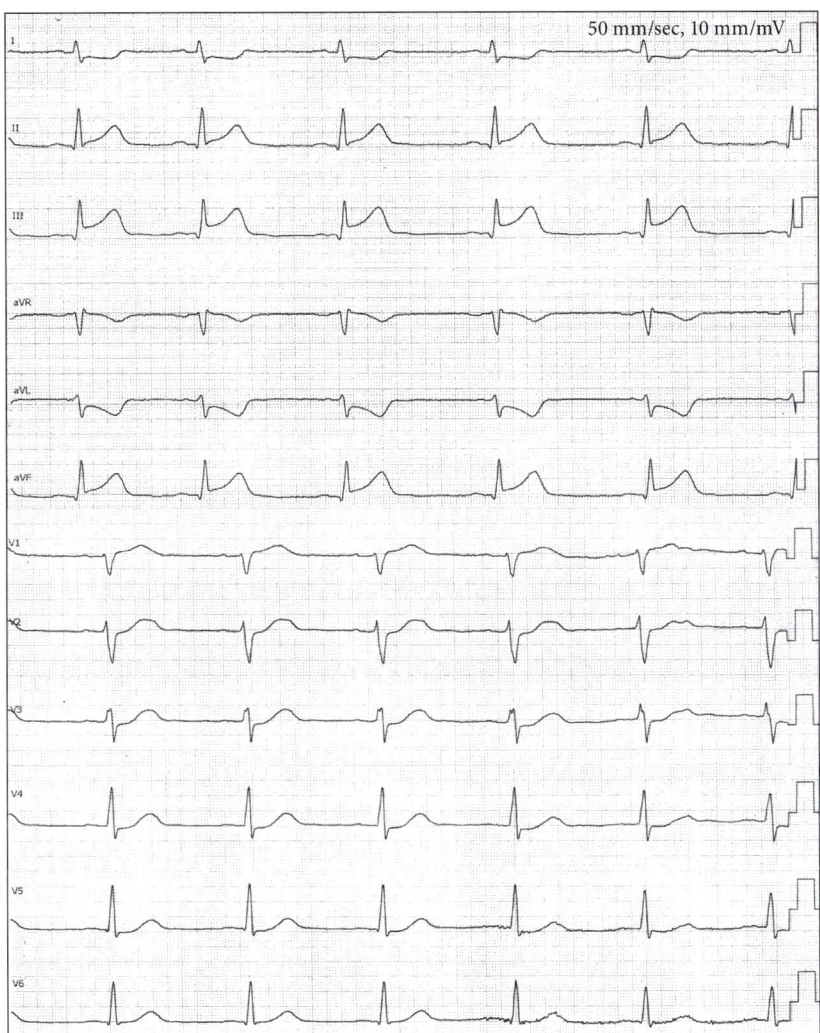

Abbildung 5

bringt Abführen nichts, außer dass es für den Patienten sehr unangenehm ist. Sie entscheiden sich deshalb doch dagegen, ziehen sich aber 2 Kompetenzpunkte ab. Zurück zu den Optionen von **141**.

Sie stehen auf und schlurfen auf Station 1. Eine ältere Schwester, die Sie **240** nicht kennen, steht gerade an einem Pflegewagen und bereitet diesen für ihren Durchgang vor. Sie gehen auf Sie zu und fragen, bei welchem Patienten Sie tätig werden müssen. «Bei Herrn Schwarz, Zimmer 2. Herr Doktor, könnten Sie eventuell gleich das Antibiotikum anhängen, wenn Sie sowieso schon im Zimmer sind?» Bei diesen Worten sind sie hellwach: Antibiotikum? Sie haben doch gar kein Antibiotikum angeordnet. «Antibiotikum?» Sie gehen noch mal zurück zum Stationsstützpunkt und schauen in die Kurve des Patienten. Dabei merken Sie, dass es sich bei «dringend» um eine Ceftriaxon-Gabe bei einem Patienten gehandelt hat, der bereits seit sieben Tagen dieses Antibiotikum bekommt. So viel zu dringend … Diese Antibiotikagabe hätte noch ein wenig warten können. Sie ärgern sich, dass Sie die Schwester nicht gleich gefragt haben, um was es sich bei der «dringenden Braunüle» gehandelt hat. Außerdem sind Sie wütend auf die Schwester, die Sie deswegen vorhin doch wirklich angepiepst hat. Sie gehen zu dem Patienten. Leider sind Sie so erregt, dass Ihr Konzentrationsvermögen nicht das beste ist. Nach dem dritten Versuch liegt der venöse Zugang.

- Wenn Sie nicht nachgefragt haben, weswegen die Braunüle zu legen ist, dürfen Sie sich 2 Kompetenzpunkte abziehen.
- Wenn Sie primär einfach aufgelegt haben, dann dürfen Sie sich insgesamt 4 Kompetenzpunkte für Ihr nicht ganz professionelles Verhalten abziehen.

Weiter bei **54**.

241 Sie sind inzwischen in Ihrem Dienstzimmer und blättern lustlos in einem Buch. Schlafen können Sie nicht mehr, das haben Sie gerade vergebens versucht. Da hören Sie erneut das so bekannte «Piepspiepspieps!» «Nicht schon wieder der Chirurg», denken Sie sich. Dann schauen Sie auf das Display und sehen «00-2». Das ist der hausinterne Notruf, den Sie sofort an der vorausgehenden «Doppel-Null» erkennen. Schnell springen Sie auf und rennen zu Station 2. Zwar keine Reanimation, aber ein Notfall, bei dem die Pflege nicht lange auf einen Rückruf warten will, sondern erwartet, dass Sie sofort kommen. **(101)**

242 Genau das sollten Sie nicht machen! Ziehen Sie sich 2 Kompetenzpunkte ab. Zurück zu den Optionen von **1070**.

243 Es handelt sich um eine Schmal-QRS-Komplex-Tachykardie, richtigerweise um eine Tachyarrhythmia absoluta mit einer Herzfrequenz zwischen 90 und 130 Schlägen pro Minute. Es liegt ein Linkstyp vor. Ferner zeigt sich eine regelrechte R-Progression, mit einem R/S-Umschlag zwischen V3 und V4. Es finden sich keine relevanten Erregungsrückbildungsstörungen, insbesondere keine ST-Hebungen. S-Persistenz in V6, ferner noch rSr´-Konfiguration in V1. **(1102)**

244

Sie sollten immer zuerst die anaerobe und dann die aerobe Flasche be-impfen. Wichtig dabei ist, dass man sich klar macht, dass in der Spritze nach der Blutentnahme meist Luftblasen vorhanden sind. Da diese beim Beimpfen oben in der Spritze zu finden sind, sollte man zuerst die anaerobe Flasche beimpfen, um sicher zu gehen, dass die Luft nicht in diese Flasche gelangt. Sie haben natürlich nicht vergessen, die beiden Flaschen vor dem Beimpfen noch mittels Sprühdesinfektion zu desinfizieren. Ziehen Sie sich 2 Kompetenzpunkte ab und zurück zu den Optionen von **591**.

245

Sie versuchen, Frau Meierhuber-Heinrichsmeier zu anamnestizieren. Das stellt sich als sehr schwierig heraus. Bereits die erste offene Frage wird mit einem Wortschwall voller Belanglosigkeiten beantwortet, sodass Sie sich zu einigen wenigen «Ja/Nein»-Fragen zur kardialen Anamnese entschließen. Auch hier ist die Patientin keine große Hilfe. Wenigstens erfahren Sie, dass sie etwa ein- bis zweimal pro Monat derartige Episoden bemerke, die plötz-lich beginnen und enden, durch einen unregelmäßigen Herzschlag ge-kennzeichnet seien und für maximal fünf Minuten anhalten. Langzeit-EKGs hätten bisher noch nie etwas aufzeichnen können. Sie sei sich «schon als Hypochonder vorgekommen». Eine KHK sei bisher nicht bekannt, eine Koronarangiographie wurde noch nie durchgeführt. Die Patientin verneint explizit Angina pectoris, Dyspnoe und Synkopen. Sie sei bei einem nieder-gelassenen Kardiologen in Behandlung, der regelmäßig Echokardiogra-phien und Belastungs-EKGs mache, immer ohne auffälligen Befund. Zu-letzt sei sie erst vor einem Monat untersucht worden. Das kardiovaskuläre Risikoprofil ist, bis auf einen seit längerem bestehenden und mit Bisoprolol behandelten Hypertonus, unauffällig. Zurück zu den Optionen von **921**.

246

Primär entscheiden Sie sich, …
- … sich davon zu überzeugen, dass der Patient reanimationspflichtig ist. **(511)**
- … die Akte des Patienten einzusehen. **(1059)**
- … den Patienten ausführlich zu untersuchen. **(389)**
- … die Angehörigen des Patienten zu verständigen, um den Willen des Patienten bezüglich einer Reanimation zu erfragen. **(801)**

Treffen Sie auch hier eine Auswahl und dann zurück zu den Optionen von **990**.

247 Sie könnten sich noch folgende Medikamente vorstellen:

- Morphin oder Benzodiazepin intravenös, zur Anxiolyse **(738)**
- Heparin i. v., zur Antikoagulation **(227)**
- Kalziumantagonist p. o., zur Blutdrucksenkung **(881)**
- Flecainid p. o., zur Vorhofflimmerprophylaxe **(95)**
- Ibuprofen 800 mg p. o., zur Analgesie **(142)**

Entscheiden Sie sich und gehen dann zu **705**.

248 Sie melden im Verlauf die Untersuchung an. Durch die Aufnahme können Sie freie Luft im Abdomen ausschließen. Außerdem zeigt sich keine ausgeprägte Koprostase. Zurück zu den Optionen bei **259**.

249 «Es handelt sich um Frau Meierhuber Heinrichsmeier, eine pensionierte Lehrerin, 66 Jahre. Sie wurde vor gut 'ner Woche aufgenommen wegen einer unklaren Übelkeit und Durchfällen. Seitdem besteht sie auf jede Form der Abklärung. Ob sie mit dem Herzen schon mal zu tun hatte, kann ich dir nicht sagen. Auch ob sie schon mal Rhythmusstörungen hatte, weiß ich nicht. Bei uns jedenfalls hatte sie noch keine.» An sich können Sie alle Fragen stellen. Schreiben Sie sich in diesem Fall 3 Kompetenzpunkte gut. **(895)**

250 Sie rufen bei Ihrem Kollegen auf der Intensivstation an und schildern ihm die Patientin. Während Sie telefonieren, schauen Sie auf den Monitor. Der Blutdruck beträgt aktuell 95/50 mmHg bei einer Herzfrequenz von 113 bpm, trotz inzwischen 500 ml Volumengabe. Der Kollege sieht wie Sie die Indikation zur zeitnahen Intensiverlegung. Er habe sowieso ein Bett frei, weswegen Sie die Patientin eigentlich sofort auf die Intensivstation verlegen könnten. Zurück zu den Optionen von **51**.

251 Einer der wichtigsten Punkte bei der Abnahme von Blutkulturen ist die intensive und genügend lange Hautdesinfektion vor der Punktion. Dies ist entscheidend, um die Rate mit Hautkeimen kontaminierter Blutkulturen niedrig zu halten. Wichtig ist dabei, dass eine zweimalige Desinfektion, jeweils mit einem geeigneten Hautdesinfektionsmittel, durchgeführt werden sollte. Die erforderliche Einwirkzeit ist den Herstellerangaben zu entnehmen. Meist wird ein Abwarten bis zur vollständigen Trocknung des Desinfektionsmittels empfohlen. Wenn Sie daran gedacht haben, dürfen Sie sich 2 Kompetenzpunkte gutschreiben. Zurück zu den Optionen von **591**.

Eine Blutentnahme ist zum aktuellen Zeitpunkt nicht unbedingt erforderlich. Wenn sie aber mit der Abnahme der Blutkulturen kombiniert wird, sollte sie durchgeführt werden. Welche Laborwerte interessieren Sie dabei? **(733)**

252

Sie fragen die Patientin, ob sie Allergien gegen Antibiotika hat. Die Patientin schaut Sie an und scheint die Frage nicht zu verstehen. Sie verallgemeinern die Frage. «Haben Sie Allergien?» Die Patientin nickt. Schnell schauen Sie in die Akte und sehen, dass sie eine Allergie gegen Penicillin, aber nicht gegen Makrolide hat. Weiter bei den Optionen von **59** und schreiben Sie sich 2 Kompetenzpunkt gut, wenn Sie nicht vergessen haben, an eine potenzielle Antibiotika-Allergie zu denken.

253

Diese Information ist nicht die gesuchte. Zurück zu den Optionen von **969**.

254

Insbesondere bei Patienten mit tachyarrhythmischem Vorhofflimmern kann es zu einer tachykardieinduzierten Kardiomyopathie kommen. Hierbei sollte neben der adäquaten Frequenzkontrolle auch eine Herzinsuffizienztherapie durchgeführt werden, aber diese gehört nicht zu den drei Grundpfeilern der Vorhofflimmertherapie, die bei jedem Patienten bedacht werden sollten. Zurück zu **28**.

255

«Wir müssen ihm Volumen und etwas gegen die Schmerzen geben!», informieren Sie Ihr Team. Das Nicken von Pfleger Markus gibt Ihnen zu verstehen, dass er genau Ihrer Meinung ist.
- Wenn Sie bereits eine Nadel gelegt haben, schreiben Sie sich 2 Kompetenzpunkte gut. Inzwischen wurde eine 1000 ml-Flasche Ringer-Lösung angehängt. Zur Analgesie weiter bei **461**.
- Falls Sie noch keine Nadel gelegt haben, sollten Sie zu **1052** gehen und verlieren 2 Kompetenzpunkte.
- Falls Sie keine Nadel brauchen, da Sie eine orale Analgesie bevorzugen und kein Volumen geben wollen, dann zu **169**.

256

Nachdem der Patient sich nun einigermaßen stabilisiert hat, entschließen Sie sich zur Durchführung eines Röntgen-Thorax. Aufgrund der noch kritischen Situation melden Sie eine Bettlunge an. Schauen Sie sich das daraufhin angefertigte Röntgenbild an (s. **Abb. 6**). Was sehen Sie?
- Atelektase rechts **(1022)**
- unauffälliger Röntgen-Thorax **(1047)**

257

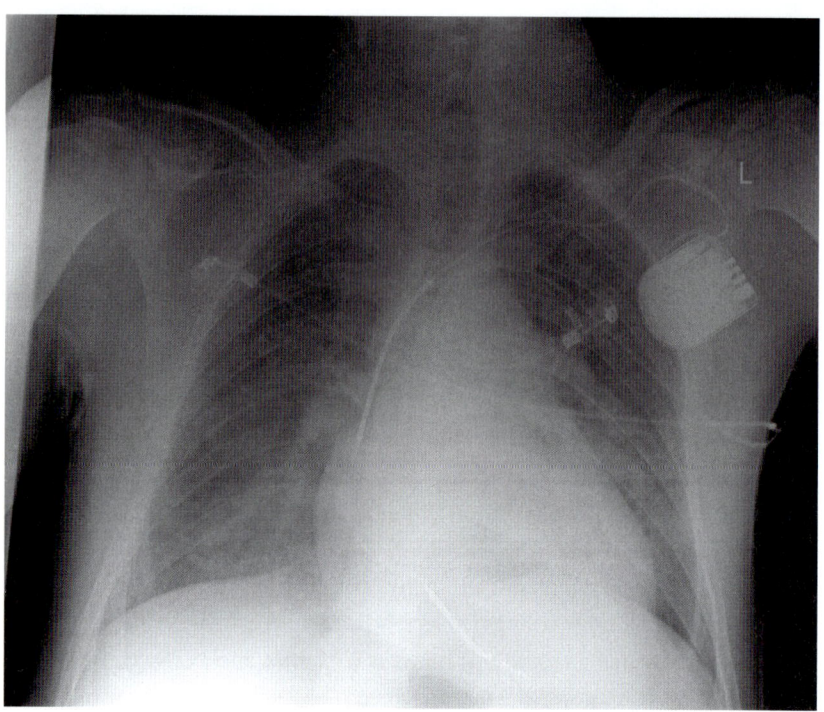

Abbildung 6

- Unterlappenpneumonie rechts **(874)**
- Unterlappenpneumonie links **(295)**
- Lungenembolie rechts **(5)**
- kardiale Dekompensation **(321)**

258 «Weswegen denn eine Computertomographie des Thorax?» Bis auf den Ausschluss einer Lungenembolie bei diagnostizierter Thrombose oder Pneumonie fällt Ihnen aktuell auch keine bessere Indikationsstellung für die Untersuchung ein. Der Patient hat eine eindeutig gastroenterologische Symptomatik, ferner ist er hämodynamisch stabil und zeigt, bis auf das Fieber, keine Symptome, die für eine Lungenembolie oder eine Pneumonie sprechen. Deswegen entscheiden Sie sich gegen diese Untersuchung, nicht ohne sich vorher noch 2 Kompetenzpunkte abzuziehen. Zurück zu den Optionen von **259**.

259 Die Charcot-Trias beinhaltet die Trias aus den Symptomen «Fieber», «Ikterus» und «Schmerzen im rechten Oberbauch». Das gleichzeitige Auftreten von den drei Symptomen ist typisch für eine akute Cholangitis. Jetzt verstehen Sie, weswegen der chirurgische Kollege für sich nicht die Notwendigkeit sieht, sich den Bauch sofort selbst anzusehen. «Was hast du dir denn an weiterer Diagnostik überlegt?», fragt der chirurgische Kollege. «Eigentlich noch gar nichts», denken Sie sich ehrlich. Schnell versuchen Sie, einen diagnostischen Fahrplan für den Patienten zu erstellen, und sagen, dass Sie folgende Untersuchungen durchführen wollten. Überlegen Sie sich dabei auch eine geschickte Reihenfolge des Vorgehens:

- Blutuntersuchung **(184)**
- ein Röntgen des Abdomens im Stehen bzw. in Linksseitenlage, je nach Schmerzlage **(39)**
- ein Röntgen des Thorax **(336)**
- eine Sonographie des Abdomens **(546)**
- eine Koronarangiographie **(631)**
- eine Gastroskopie **(996)**
- eine Koloskopie **(998)**
- eine ERCP **(494)**
- eine Computertomographie des Abdomens **(756)**
- eine Computertomographie des Thorax **(258)**

260 Mit dieser Aussage haben Sie recht. Diese haben Sie sicherlich anhand der antihypertensiven Therapie und den zum Teil dokumentierten hypertensiven Blutdruckwerten abgelesen. Zurück zu den Optionen von **772**.

261 Die Aussage ist falsch! Im Gegenteil konnte bisher noch keine Studie überzeugend einen Überlebensvorteil der Rhythmuskontrolle gegenüber der Frequenzkontrolle zeigen. Wenn Sie die Aussage als «falsch» erkannt haben, dürfen Sie sich 2 Kompetenzpunkte gutschreiben. Zurück zu den Aussagen bei **680**.

262 Es nervt Sie zwar immer noch, dass der Kardiologe Ihre Fähigkeiten, ein EKG zu interpretieren, angezweifelt hat. Dennoch haben Sie nun etwas Zeit, bis der Kardiologe samt Katheterpersonal in der Klinik ist. Zeit genug, noch tätig zu werden:

- Medikamente geben. **(1051)**
- Das EKG nochmal schreiben, evt. mit anderen Ableitungen. **(617)**
- Blut abnehmen. **(903)**
- Sauerstoff geben. **(1077)**
- ausführliche körperliche internistische Untersuchung **(377)**

- Prophylaktisch einen Blasenkatheter legen. **(115)**
- Prophylaktisch ein Intensivbett organisieren. **(38)**

Treffen Sie eine Auswahl, dann weiter bei **1207**.

263 Der Patient hat ASS in seiner Dauermedikation, wie Sie aus seiner Kurve wissen. Sie müssen es nicht geben, außer Sie sind sich unsicher, ob der Patient es wirklich eingenommen hat. Zurück zu den Optionen von **1051**.

264 «Er soll was?», antwortet Pfleger Markus angesichts dieser Idee entgeistert. Sie merken, dass das kein guter Vorschlag war. Ziehen Sie sich 5 Kompetenzpunkte ab. Zurück zu den Optionen von **449**.

265 Da haben Sie sich das EKG wohl nicht genau genug angeschaut. Gehen Sie zurück zu **1117** und beurteilen Sie das EKG nochmals. Vergessen Sie nicht, sich noch 2 Kompetenzpunkte abzuziehen.

266 Sie denken daran, dass eine unerwünschte Nebenwirkung des relativ schlecht steuerbaren Glyceroltrinitrats deutliche und rasche Blutdruckabfälle sein können. Außerdem haben Sie im Hinterkopf, dass man beim Lungenödem bei einem systolischen Blutdruck kleiner 110 mmHg kein Nitrospray anwenden sollte. Deswegen gehen Sie bedacht bei der Gabe von Nitrospray vor. Zurück zu den Optionen von **963**.

267 Es fällt Ihnen auf, dass Schwester Sandra noch kein Reanimationsbrett unter dem Patienten liegen hat. Um eine effektive Thoraxkompression ausführen zu können, brauchen Sie aber eine feste Unterlage. Es besteht dabei die Möglichkeit, den Patienten aus dem Bett zu ziehen und auf den harten Boden zu legen. Oder Sie brauchen ein Reanimationsbrett, das unter den Patienten geschoben werden kann. Da der Reanimationswagen noch nicht zur Stelle ist, nützen Sie die Zeit, um das lose Brett an der Hinterseite des Bettes zu lösen. Mit Schwester Sandras Hilfe schieben Sie das Brett unter den Patienten. Dass hierfür für kurze Zeit die Thoraxkompression unterbrochen werden muss, können Sie leider aktuell nicht ändern. Dennoch können Sie sich 2 Kompetenzpunkte gutschreiben. Zurück zu den Optionen von **400**.

268 Während Sie das monotone Zählen des Intensivpflegers hören und gelegentlich Ihre Beatmungen abgeben, gehen Sie die Differentialdiagnose anhand der «4 H's und HITS» in Ihrem Kopf durch. Falls Sie sich für Hypoxie, Hypovolämie, Hypo- oder Hyperkaliämie und Hypothermie für die «4H's» entschieden haben und für Herzbeuteltamponade, Intoxikation, Thrombose und Spannungspneumothorax für «HITS», dann schreiben Sie sich 5 Kompetenzpunkte gut. Für jede falsche Wahl ziehen Sie sich je 1 Kompetenzpunkt ab. Metabolische Ursachen, z. B. eine Azidose, sollten ebenfalls bedacht werden. Welche Differentialdiagnosen erscheinen Ihnen am wahrscheinlichsten von den genannten? Weiter bei **805**.

269

Das wäre nicht das optimale Vorgehen. Zurück zu den Optionen von **837**.

270

Nein, es liegt keine manifeste, sondern lediglich eine latente Hyperthyreose vor. Ziehen Sie sich 2 Kompetenzpunkte ab. Zurück zu den Optionen von **720**.

271

Die Patientin liegt immer noch blass vor Ihnen. Ihnen ist bewusst, dass die Patientin mit dem systolischen Blutdruck von 80 mmHg und der Herzfrequenz von 116 Schlägen pro Minute einen Schockindex > 1 besitzt, der damit positiv ist. Welche differentialdiagnostischen Überlegungen sollten Sie nun anwenden? Welche Schockformen kennen Sie? Treffen Sie eine Auswahl und weiter bei **718**.

- kardiogener Schock
- renaler Schock
- pulmonaler Schock
- anaphylaktischer Schock
- neurogener Schock
- zirrhotischer Schock
- septischer Schock
- hypovolämischer Schock
- retinaler Schock
- variköser Schock
- hämorrhagischer Schock

272

Der CRB-65-Score spiegelt Symptome des respiratorischen Versagens und einer möglichen Sepsis wider. Ein entscheidender Vorteil ist, dass der CRB-65-Score allein anhand von klinischen Variablen bestimmt wird, im Gegensatz zu anderen Scores, die auch Laborparameter benötigen.

Der CRB-65-Score sollte folgendermaßen interpretiert werden:

- 0 Punkte, mit einem Letalitätsrisiko von 1 %, damit ambulante Behandlung der Pneumonie möglich. Bei ambulanter Behandlung sollte jedoch nach zwei bis drei Tagen die klinische Situation des Patienten reevaluiert werden.
- 1–2 Punkte, mit einem Letalitätsrisiko von 8 %. Hierbei ist eine stationäre Behandlung der Pneumonie indiziert. Falls bei einem Score von nur einem Punkt nur das Alter von > 65 mit in den Score eingegangen ist, kann eventuell auch eine ambulante Behandlung erwogen werden.
- 3–4 Punkte, mit einem Letalitätsrisiko von 30 %. Somit sollte eine intensivmedizinische Behandlung des Patienten erwogen werden.

Je mehr Punkte, umso höher ist das Letalitätsrisiko. Aber auch die Entscheidung über eine ambulante bzw. stationäre und hier insbesondere eine intensivmedizinische Behandlung kann durch den CRB-65-Score erleichtert werden, wenn er auch hierfür nicht primär validiert wurde. Es darf außerdem nicht vergessen werden, dass der CRB-65-Score nicht die klinische Einschätzung des Arztes ersetzen sollte. Letztendlich sagt Ihnen der Punktwert von 1 nur, dass Ihre Patientin ein erhöhtes Letalitätsrisiko aufgrund ihres Alters hat. Festzuhalten ist noch, dass Sie bei der Auswahl der Breite Ihrer antibiotischen Abdeckung die Höhe des CRB-65-Scores berücksichtigen können. Ihr weiteres Vorgehen sollte sich aber auch nach den weiteren Optionen von **473** richten, deswegen zurück zu diesen.

273 Leider dürfen Sie dies nicht machen. Die Gabe eines niedermolekularen Heparins beim niereninsuffizienten Patienten zur therapeutischen Antikoagulation wäre zwar nach Dosisanpassung und unter Faktor Xa-Bestimmung möglich, ist aber mit einem erhöhten Blutungsrisiko verbunden. Deswegen sollten schwer niereninsuffiziente Patienten intravenös mit einem unfraktionierten Heparin antikoaguliert werden. Zurück zu den Optionen von **290**.

274 Nein, mit den vorgegebenen Angaben können Sie die Tachykardie zuordnen. Gehen Sie zurück zu **1108** und schauen Sie sich das EKG nochmals genau an. Vergessen Sie nicht, sich noch 2 Kompetenzpunkte abzuziehen.

275 Sie wenden während der folgenden Beatmungen den C-Griff an, wie Sie es gelernt haben. Dabei wird die Maske mittels Daumen und Zeigefinger umfasst und damit auf dem Gesicht fixiert, wobei die Stellung dieser beiden

Finger zueinander für den Griff namensgebend war. Die restlichen Finger greifen den Unterkiefer und überstrecken den Kopf leicht, um die Atemwege frei zu machen. Schreiben Sie sich 2 Kompetenzpunkte gut, falls die Anwendung des C-Griffs Ihre erste Wahl war. **(78)**

276 «Ich bin mal kurz weg. Ich hol die Akte der Patientin.» Weiter bei **1144**.

277 Während Sie noch überzeugt sind, dass Ihre Verdachtsdiagnose Atelektase richtig ist, schauen Sie sich das Röntgenbild nochmals genau an. Dabei fällt Ihnen ein typisches Bronchopneumogramm auf. Deswegen ist die Verschattung eher für eine andere Diagnose typisch. Gehen Sie zurück zu **503** und schauen Sie sich das Bild nochmals genau an. Vergessen Sie aber nicht, sich noch 1 Punkt für die Fehldiagnose abzuziehen.

278 Sie stellen sich bei Herrn Hammer als der für ihn zuständige internistische Dienstarzt vor. Der Patient ist durch seinen Tumor deutlich gezeichnet und dementsprechend in Bezug auf seinen Habitus kachektisch. Er atmet schwer. «Was haben Sie denn für Beschwerden?» «Oh, ich habe Schmerzen in der Brust.» Als primäre Maßnahme entscheiden Sie sich, …
- … die kardialen Marker abzunehmen. **(1164)**
- … den Patienten noch genauer nach den Brustschmerzen zu befragen. **(378)**
- … den Kardiologen anzurufen: Die Brustschmerzen könnten ischämiebedingt sein. **(677)**
- … eine EKG- und Enzymkontrolle in fünf Stunden durchzuführen. **(329)**

279 «Dann legen wir ihn auf Intensivstation. Der Patient braucht eine nichtinvasive Beatmung», sagen Sie zu Schwester Katharina. Diese nickt Ihnen zu, mit ihr kurz den Raum zu verlassen. Vor der Tür fragt sie erstaunt: «Aber der Patient ist doch in einer palliativen Situation. Es ist festgelegt worden, dass er nicht mehr auf eine Intensivstation soll, was auch sein ausdrücklicher Wunsch war.» «Oh, das habe ich vergessen», geben Sie zu. Gerade erst ist es Ihnen so richtig bewusst geworden, dass Sie diesen Patienten aktuell nur mit konservativen Mitteln behandeln können. Zurück zu den Optionen von **816**.

280 Die Aussage ist richtig! Wenn Sie dies gewusst haben, dürfen Sie sich 2 Kompetenzpunkte gutschreiben. Zurück zu den Aussagen bei **680**.

281 Alle genannten Antikoagulanzien, bis auf Fondaparinux, können bei Patienten mit Vorhofflimmern verwendet werden. Wenn das Ihre Wahl war, dann schreiben Sie sich 3 Kompetenzpunkte gut. Ansonsten ziehen Sie sich jeweils 2 Kompetenzpunkte ab. Der Stellenwert der «neuen» Antikoagulanzien Rivaroxaban und Dabigatran muss sich erst noch herauskristallisieren.

Sie erinnern sich, dass die Entscheidung, wer welcher Antikoagulation bedarf, anhand des sogenannten CHA_2DS_2-VASc-Score festlegt wird. Welche der folgenden Faktoren gehen jedoch in die Bestimmung dieses Scores mit ein?

- bestehende Herzinsuffizienz
- Hypertonus
- Alter > 75 Jahre
- Alter > 65 Jahre
- Alter > 55 Jahre
- Diabetes mellitus
- Hyperlipidämie
- Adipositas
- St. nach Schlaganfall
- vaskuläre Erkrankungen
- weibliches Geschlecht
- männliches Geschlecht

Treffen Sie eine Auswahl und weiter bei **94**.

282 Sie haben recht, die Frequenzkontrolle ist einer der Grundpfeiler der Vorhofflimmertherapie. Was sollten das Ziel oder die Ziele einer Frequenzkontrolle sein?

- in Ruhe zwischen 60 und 80 Schlägen pro Minute
- in Ruhe zwischen 45 und 70 Schlägen pro Minute
- in Ruhe zwischen 80 und 110 Schlägen pro Minute
- unter moderater Belastung zwischen 65 und 95 Schlägen pro Minute
- unter moderater Belastung zwischen 90 und 115 Schlägen pro Minute
- unter moderater Belastung zwischen 110 und 140 Schlägen pro Minute

Treffen Sie eine Auswahl, dann weiter bei **732**.

283 Welche der unter **554** genannten vier Medikamentengruppen würden Sie primär bei einem Patienten

- ohne kardiale Vorerkrankung
- mit manifester Herzinsuffizienz

einsetzen? Treffen Sie für die zwei Varianten jeweils eine Entscheidung, dann geht's weiter bei **572**.

Während Katharina die anderen Maßnahmen ausführt, gehen Sie an die **284**
Infusion und drehen diese ab. Der Patient hat zuletzt genügend Volumen
bekommen, insbesondere unter dem Gesichtspunkt der bei ihm vorbekannten eingeschränkten Pumpfunktion. Sie wissen, dass Ihr aktuelles
Ziel die Negativbilanzierung des Patienten sein sollte. Dabei ist eine Volumengabe aktuell kontraproduktiv. Zurück zu den Optionen von **816**.

Der Patient hat zwar eine Kaliumsubstitution erhalten, aber ob diese ad- **285**
äquat war, können Sie anhand der Kurve ohne Laborwerte nicht ablesen.
Zurück zu den Optionen von **1027**.

Sie haben recht, dass in den Reanimationsleitlinien sehr viel Wert auf die **286**
Frühdefibrillation gelegt wird. Aber dennoch sollten Sie bedenken: Ohne
Defibrillator können auch Sie nicht defibrillieren. Dieser müsste zunächst
geholt werden. Bis dahin sollten Sie aber nicht tatenlos herumstehen und
warten. Ziehen Sie sich 3 Kompetenzpunkte ab und zurück zu den Optionen von **990**.

Bei einem CHA_2DS_2-VASc-Score von 1 sollte bei jedem Patienten eine **287**
individuelle Risikoabwägung erfolgen und in Abhängigkeit von dieser eine
Antikoagulation mit Marcumar bzw. Dabigatran oder Rivaroxaban oder
mit Acetylsalicylsäure erfolgen. Falls dies Ihrer Therapie entsprochen hätte, schreiben Sie sich 2 Kompetenzpunkte gut und zurück zu **129**.

Damit haben Sie unrecht. Schauen Sie bei **53** nochmals auf den Monitor **288**
und ziehen Sie sich 3 Kompetenzpunkte ab.

Es spricht etwas dafür: Primär würden Sie eine Therapie aus Amoxicillin **289**
und Clavulansäure oder Ceftriaxon, jeweils in Kombination mit Clarithromycin, wählen. Bedenken Sie aber: Die Patientin hat eine Allergie gegen
Makrolid-Antibiotika, also damit gegen Clarithromycin. Deswegen sollten
Sie sich primär für eine Antibiotika-Therapie mit einem Fluorchinolon entscheiden. Schreiben Sie sich aufgrund dieser Antwort 10 Kompetenzpunkte gut und weiter bei **86**.

«Hat der Patient denn einen Shunt oder einen Vorhofkatheter?» «Einen **290**
Shunt» antwortet Pfleger Markus. Da am Shunt-Arm kein Blut abgenommen wird und auch keine Braunülen gelegt werden, bleibt hierfür nur
jeweils der andere Arm. Deswegen ist die Abnahme der Gerinnungskont-

rolle während der zeitgleich laufenden Heparingabe eine häufige Ursache einer zu hohen PTT. Um diese Fehlerquelle zu vermeiden, sollten Sie …

- … die Heparingabe wenige Minuten vor der Blutabnahme pausieren. **(1001)**
- … den Patienten mit einem niedermolekularen Heparin antikoagulieren. **(273)**
- … das Blut am Shunt-Arm abnehmen. **(1208)**

291 Nein, dieses Medikament sollten Sie aktuell nicht aufziehen lassen. Zurück zu den Optionen von **1112**.

292 Keine gute Antwort, ziehen Sie sich jetzt schon mal 5 Kompetenzpunkte ab. Das Wolff-Parkinson-White-Syndrom, kurz WPW-Syndrom, ist letztendlich eine Sonderform der AV-Reentry-Tachykardie, kurz AVRT. Es ist durch eine Kurzschlussverbindung, die sogenannte Bahn, zwischen Vorhof und Kammer gekennzeichnet. Bei der AVRT leitet die Bahn nur von der Kammer auf den Vorhof, beim WPW-Syndrom auch vom Vorhof auf die Kammer. Dadurch wird im Sinusrhythmus die Kammer beim WPW-Syndrom dual erregt, also sowohl über den AV-Knoten als auch über die Bahn. Es kommt durch diese speziellen Vorraussetzungen zur sogenannten Präexzitation. Denn die Bahn leitet die Erregung sofort und damit vorzeitig auf die Kammer über, während der AV-Knoten physiologischerweise die Überleitung von Vorhof auf Kammer verzögert. Ausdruck der Präexzitation ist sowohl die berühmte Delta-Welle als auch eine verkürzte PQ-Zeit und Erregungsrückbildungsstörungen, Letztere hervorgerufen durch die gestörte Erregungsausbreitung. Die Erregung über die Bahn wird aber im Verlauf durch die konkurrierend durch den AV-Knoten übertragene Erregungsfront ausgelöscht. Diese ist letztendlich für die Kammerdepolarisation verantwortlich, da diese Erregung über das spezifische Reizleitungssystem geleitet wird und dieses deutlich effektiver als das Kammermyokard arbeitet, das die vorzeitige Erregung durch die Bahn weiterleitet.

Im Gegensatz dazu kommt es unter der Tachykardie zu einer kreisförmigen Erregung zwischen Vorhof, AV-Knoten, Kammer, Bahn, Vorhof usw., was einer orthodromen Tachykardie beim WPW-Syndrom entspricht und durch einen schmalen QRS-Komplex gekennzeichnet ist. Dieser wird durch die Erregungsausbreitung über das spezifische Reiz-Leitungssystem hervorgerufen. Läuft dagegen die Erregung anders herum, also vom Vorhof über die Bahn zur Kammer und über den AV-Knoten zurück auf den Vorhof usw, dann spricht man von einer antidromen Tachykardie. Diese ist, durch die Erregungsausbreitung über das Kammermyokard, durch eine Breit-QRS-Komplex-Tachykardie gekennzeichnet.

Wichtig ist, dass sowohl bei der orthodromen als auch der antidromen Tachykardie eine kreisförmige Erregung zwischen Vorhof und Kammer stattfindet und die Kammer somit nicht dual erregt wird. Deswegen gibt es in beiden Fällen keine vorzeitige Erregung der Kammer und damit auch keine Delta-Welle. Die vorgegebene Antwort ist falsch und zeigt, dass Sie sich noch einmal intensiv mit dem Thema Präexzitation auseinandersetzen sollten. Zurück zu den Optionen von **460**.

293

Beim akuten Abdomen mit völlig unklarer Genese sollten Sie natürlich initial alle unter **184** aufgezählten Blutwerte bestimmen lassen. Da Sie aber die Ursache differentialdiagnostisch bereits deutlich einengen konnten, sollten Sie nicht das gesamte Labor abnehmen. Sinnvoll wäre sicherlich die Bestimmung von Blutbild mit Leukozyten und CRP zur Festlegung der Entzündungsaktivität, ferner Bestimmung der Thrombozytenzahl und des Hämoglobinwertes, Letzteres zum Ausschluss einer Blutung. Ferner sollte eine Gerinnungsdiagnostik mit PTT, Quick und INR erfolgen. Eine entscheidende differentialdiagnostische Bedeutung haben die Leberwerte, hier insbesondere die Cholestaseparameter als auch die Lipase und das Laktat. Aufgrund des Fiebers sollten auch zwei Pärchen Blutkulturen abgenommen werden. Die Bestimmung der weiteren Werte kann fakultativ geschehen. Zurück zu den Optionen bei **259**.

294

«4 H's und HITS, 4 H's und HITS, 4 H's und HITS, …», denken Sie und überlegen, was dazu gehört. Treffen Sie die richtige Auswahl, dann weiter bei **268**.

- Hypoxie
- Hyperthyreose
- Hypothyreose
- Hypovolämie
- Hypervolämie
- Hypo- oder Hyperkaliämie
- Hyperthermie
- Hypothermie
- Herzbeuteltamponade
- Ileus
- Intoxikation
- Tetanie

- Thrombose, z. B. bei Myokardinfarkt, Lungenembolie
- Spannungspneumothorax
- Sturzsenkung

295 Weiter bei **874**.

296 In der Behandlung einer ambulant erworbenen Pneumonie sollte ausdrücklich eine frühzeitige Mobilisation des Patienten durchgeführt werden. Zurück zu den Optionen von **1070**.

297 Sie überlegen sich, dass Sie insbesondere ein Blutbild brauchen, um die Thrombozytenzahl und den Hämoglobinwert bestimmen zu lassen. Letzterer ist bei einem potenziellen Blutverlust interessant. Deswegen sollten Sie auch eine Blutgruppe mitbestimmen lassen, damit nachher rasch Blutkonserven bereitgestellt werden können. Ferner sollten Sie unbedingt eine aktuelle Gerinnungsanalyse durchführen, auch unter dem Gesichtspunkt einer eventuell noch anstehenden Operation. Die weiteren Blutwerte sind teils nicht indiziert, teils fakultativ möglich, aber nicht unbedingt notwendig, insbesondere da sie im Laufe des bisherigen stationären Aufenthaltes sicher mindestens einmal bestimmt wurden. **(613)**

298 Das sollten Sie nicht machen, weswegen Sie sich 2 Kompetenzpunkt abziehen. **(761)**

299 Natürlich kann es dazu kommen, dass Sie demnächst einen Vasopressor zur Kreislaufunterstützung geben müssen. Aber aktuell haben Sie noch andere Möglichkeiten zur Verfügung. Diese sollten Sie zunächst ausschöpfen. Zurück zu den Optionen von **347**.

300 Bei Kammerflimmern und bei einem biphasischen Defibrillator sollte beim ersten Schock mit 150–200 J gearbeitet werden. Grund sind Tierexperimente, in denen myokardiale Schädigungen bei Schockabgaben mit höheren Energiemengen bis 360 J nachgewiesen wurden. Diese Beobachtungen ließen sich beim Menschen nicht bestätigen, dennoch gilt für den ersten Schock die oben angegebene Energievorgabe. **(545)**

301 Eine Auswurfkontrolle gibt es nicht in Bezug auf die Therapie von Vorhofflimmern. Damit gehört sie nicht zu den drei Grundpfeilern der Vorhofflimmertherapie, die bei jedem Patienten bedacht werden sollten. Zurück zu **28**.

Am Folgetag macht eine Kontrolle des CRP-Wertes keinen Sinn, insbeson- **302** dere da der CRP-Wert dem klinischen Verlauf hinterherhinkt. Deswegen sollte er erst nach drei Tagen erneut bestimmt werden. Ein fehlender Abfall kann dann Ausdruck eines Versagens der antibiotischen Therapie oder einer sekundären Komplikation wie beispielsweise eines Pleuraempyems sein. Aber auch hier sollte statt eines übertriebenen Aktionismus immer der Laborwert in Verbindung mit dem klinischen Bild der Patientin be- trachtet werden. Wenn Sie den Effekt Ihrer antibiotischen Therapie abse- hen wollen, können Sie ein Blutbild am nächsten oder übernächsten Tag bestimmen lassen, um die Leukozytenzahl zu kontrollieren. Zurück zu den Optionen von **1006**.

Das ist sicher keine schlechte Idee, wenn Sie angepiepst worden wären. **303** Aber erstaunlicherweise war das nicht der Fall. Und wenn doch, dann hät- ten Sie zuvor noch etwas Wichtigeres zu tun. Überlegen Sie erneut bei den Optionen von **492**.

Bei einem CHA_2DS_2-VASc-Score von 0 ist kein Risikofaktor für einen **304** Schlaganfall vorhanden. Da die negativen Auswirkungen einer Blutung den erwarteten Benefit durch eine Antikoagulation überwiegen, ist in die- sem Fall keine Antikoagulation nötig, kann aber eventuell mit Acetylsali- cylsäure durchgeführt werden. Falls dies Ihrer Therapie entsprochen hätte, schreiben Sie sich 2 Kompetenzpunkte gut und zurück zu **129**.

Sie haben sich an Ihren Schreibtisch gesetzt und einfach nichts gemacht. **305** Erfreulicherweise hat sich der Piepser nicht mehr gemeldet. Bei der großen Übergabe haben Sie dann wieder einiges zu berichten. Nachdem Sie Ihren Piepser abgegeben haben, laufen Sie in Richtung Ihrer Umkleidekabine. Dabei machen Sie noch einen Umweg an Ihrem Briefkasten vorbei. Als Ihnen gerade der halbe Inhalt auf den Boden gefallen ist und Sie mit dem Aufheben der zahlreichen Umschläge beschäftigt sind, schauen Sie nach oben und sehen direkt in das Gesicht Ihres Chefs. «Gut gemacht. Sie haben ein großes Lob bekommen!» «Entschuldigen Sie bitte …?», stammeln Sie verständnislos. «Ich meine Ihre Behandlung von Frau Meierhuber-Hein- richsmeier, dieser unmöglichen Person. Sie spielt mit meiner Frau Tennis und hat sie gleich heute früh anrufen müssen. Dass sie uns dabei aufge- weckt hat, war ihr egal.» «Oh». «Diese Frau ist wirklich unmöglich. Wenn sie meine Frau besucht, habe ich immer einen wichtigen Termin in der Klinik!», dabei zwinkert er Ihnen mit dem rechten Auge zu und geht vorbei. Dann haben Sie dieses Mal wohl alles richtig gemacht. Mit einem leichten Hochgefühl verlassen Sie die Klinik. Doch Sie wissen: Der nächste Nachtdienst kommt bestimmt. **ENDE**

306 Es gibt Unterschiede bezüglich der verschiedenen Hersteller. Dennoch ist es die Regel, dass die aerobe Flasche nicht von Ihnen, sondern vom Labor belüftet wird. Wichtig ist, dass man sich mit dem im jeweiligen Haus verwendeten System vor Anwendung auseinandergesetzt hat. Ziehen Sie sich 2 Kompetenzpunkte ab und zurück zu den Optionen von **591**.

307 Herr Esser krümmt sich gerade erneut vor Schmerzen. Haben Sie vor dem Telefonat daran gedacht, bereits eine Analgesie durchzuführen?
- Wenn nicht, dann noch mal zurück zu **1205**.
- Wenn bereits eine adäquate Analgesie begonnen wurde, dann weiter bei **435**.

308 Sie bedenken, dass der Patient einen ST-Hebungsinfarkt hat. Deswegen sollten Sie ihn wie ein «rohes Ei» behandeln und so wenig Anstrengung wie möglich zukommen lassen. Somit wird der Patient von Schwester Sandra und Ihnen im Bett liegend ins Herzkatheterlabor gefahren. Für die Fahrt sollten Sie zur Rhythmusüberwachung den Monitor mitnehmen, dazu noch den Defibrillator. Ihr Stethoskop haben Sie hoffentlich sowieso mit dabei. Mit den Unterlagen des Patienten nehmen Sie das zuvor geschriebene EKG mit, um den ST-Hebungsinfarkt zu demonstrieren. Wenn Sie sich dafür entschieden haben, dann schreiben Sie sich 5 Kompetenzpunkte gut. Für jede nicht oder zu viel durchgeführte Maßnahme ziehen Sie sich je 2 Kompetenzpunkte ab, wenn Sie Ihr Vorgehen nicht adäquat begründen können. **(1158)**

309 «Was willst du?», fragt Pfleger Markus entsetzt, während er kräftig weiterdrückt. Anscheinend war Ihre Rücksichtnahme Schwester Sandra gegenüber gerade nicht angebracht. Ihnen wird bewusst, dass Sie erst vor wenigen Minuten mit der Reanimation angefangen haben. Aktuell wird jede Hand gebraucht. Für's Ausruhen werden alle später Zeit genug haben. Ziehen Sie sich 2 Kompetenzpunkte ab und weiter bei den Optionen von **773**.

310 «Was meinen Sie?» Die Patientin wird vor Schreck ganz blass. Schwester Katharina schaut ebenso entsetzt. Erst jetzt merken Sie, dass Sie die Patientin mit Ihren Worten sehr erschreckt haben. Ziehen Sie sich 10 Kompetenzpunkte für eine unnötige Verunsicherung der Patientin ab. Sie versuchen die

Patientin zu beruhigen, was Ihnen aber mehr schlecht als recht gelingen will. Sie fragen die Patientin nun, ob sie etwas Auffälliges bemerkt habe. **(983)**

311 Wenn Sie sich dazu entschieden haben, das abgenommene Labor anzuschauen, die Temperatur zu senken und für den nächsten Tag eine Frühmobilisation zu beginnen und an die Durchführung der Atemtherapie gedacht haben, dann schreiben Sie sich 4 Kompetenzpunkte gut. Für jede nicht oder zuviel angeordnete Maßnahme ziehen Sie sich jeweils 2 Kompetenzpunkte ab. **(501)**

312 Genau. Nun überlegen Sie, welche dieser Kriterien Ihr Patient erfüllt, dann weiter bei **708**.

313 Es bleibt dabei: Es ist immer schwer, wenn man plötzlich zwei Patienten mit Beschwerden gleichzeitig versorgen soll, insbesondere wenn eine räumliche Distanz zwischen den Patienten besteht. Hier muss man einfach seinem Gefühl vertrauen und dem Grundsatz folgen, dass der Patient, dem es am Schlechtesten geht, derjenige ist, dem man seine Aufmerksamkeit schenken sollte. Natürlich kann es sich rasch ändern und ein Patient, der zuvor stabil war, kann sich akut verschlechtern. Dennoch wird in dieser Situation die Entscheidung, die Intensivverlegung der Patientin zu begleiten, die bessere Wahl sein. Schreiben Sie sich dennoch 2 Kompetenzpunkte gut, wenn Sie Schwester Katharina inzwischen ein EKG schreiben lassen. **(508)**

314 «Nein, habe ich nicht.» «Auch nicht einmalig, beispielsweise beim Zahnarzt.» «Nein, ich habe kein Antibiotikum genommen.» Zurück zu den Fragen von **994**.

315 Wenn Sie das machen, dann haben Sie zunächst in absehbarer Zeit einen Notfall produziert und auf längere Sicht sicher ein Rechtfertigungsproblem. Der Patient hat eine Hypoglykämie von 65 mg/dl, die auch noch symptomatisch ist. Hier spritzen Sie nicht noch zusätzlich Insulin. Sie ärgern sich, dass der Blutzucker so weit abgefallen ist und versuchen dann den Blutzucker anzuheben. Zurück zu den Optionen von **933**.

316 Sie haben Recht, wenn Sie noch eine andere Information für wichtig erachten. In welchem Wirkstoff findet sich diese?
- Ramipril
- HCT

- Metoprolol
- Marcumar
- Insulin 30/70
- Metformin

Treffen Sie eine Entscheidung, dann weiter bei **181**.

317 Der Versuch einer ausführlichen Anamnese ehrt Sie. Dennoch sollten Sie in der aktuellen Situation zielorientiert vorgehen und dementsprechend Ihre Fragen auswählen. Ziehen Sie sich also für den unnötigen Zeitverlust durch diese Frage 1 Kompetenzpunkt ab. Zurück zu den Optionen von **832**.

318 Die Fragestellung nach einem intrakardialen Thrombus ist vor allem dann interessant, wenn es um die Frage der Kardioversion geht. Hierbei ist es egal, ob es sich um eine medikamentöse oder elektrische Kardioversion handelt. Wenn das Vorhofflimmern dokumentiert weniger als 48 Stunden besteht bzw. der Patient für mindestens drei bis vier Wochen adäquat anti-koaguliert war, ist es auch möglich, ohne vorheriges TEE eine Kardioversion durchzuführen. Ansonsten ist immer ein TEE vor einer Kardioversion notwendig. Die Patientin ist aktuell hämodynamisch stabil und das Vor-hofflimmern besteht bei ihr weniger als 48 Stunden. Zurück zu **921**.

319 An sich ist es in der Situation sehr schwer, zwischen richtigen und falschen Fragen zu unterscheiden. Primär sollte Sie die Ursache des stationären Aufenthaltes interessieren. Dieser kann vielleicht bereits Hinweise auf die Ursache der aktuellen Situation geben. Außerdem sollte die Synkopen-anamnese und Prodromi des aktuellen Ereignisses oder wichtige Begleit-symptome erfragt werden. Die anderen Fragen sollten Sie situationsabhän-gig stellen. Außerdem sollte Ihnen bewusst sein, dass die Patientin nicht den stabilsten Eindruck macht und Sie deswegen nicht allzu viel Zeit für die Anamnese aufwenden sollten. **(19)**

320 Weiter bei **625**.

321 Sie schauen sich das Bild nochmals genau an. Sie sehen eine fast komplett «weiße» Lunge. Die radiologischen Zeichen entsprechen dem Vollbild einer pulmonalen Überwässerung bei einer massiven kardialen Dekompensa-tion. Pneumonische Infiltrate sind aufgrund des ausgeprägten Befundes weder nachzuweisen noch auszuschließen. Außerdem ist noch der AICD mit Sonde zu sehen. Zurück zu **126**.

Sie haben recht. Weiter bei **210**.

322

Im Aufnahme-EKG sehen Sie ebenfalls das Vorhofflattern mit der 4:1-Überleitung. Sie blättern weiter in der Akte und finden einen Arztbrief, in dem von kardiologischer Seite aktuell bei beschwerdefreiem Patienten und normofrequentem Vorhofflattern nicht die Indikation zur Rhythmuskontrolle besteht, auch unter dem Gesichtspunkt der Grunderkrankung. Zurück zu den Optionen von **919**.

323

«Aber der Defi lädt doch nur bis maximal 360 J hoch!» Stimmt, denken Sie sich. Zurück zu den Optionen von **626**. Ziehen Sie sich 2 Kompetenzpunkte ab.

324

Nein, das sollten Sie nicht machen. Ziehen Sie sich 6 Kompetenzpunkte ab. Zurück zu den Optionen von **467**.

325

Die Fragestellung an ein Belastungs-EKG wäre sicherlich: Zeichen der Ischämie, insbesondere in Form von ST-Strecken-Senkungen, oder klinische Hinweise auf eine KHK, wobei hier insbesondere eine Angina-pectoris-Symptomatik unter der Belastung zu erwähnen ist. Doch zu nächtlicher Zeit wird Ihnen niemand die Patientin ergometrieren, nicht einmal Sie selbst werden die Untersuchung durchführen. Dies sollte aber eine der Untersuchungen sein, die Sie für den nächsten Tag schon einmal anmelden können. Zurück zu den Optionen von **921**.

326

Wenn Sie daran gedacht haben, nach Allergien und dem Impfstatus zu fragen, ferner noch die Frage nach einer zurückliegenden Antibiotikaeinnahme gestellt haben, schreiben Sie sich 3 Kompetenzpunkte gut. Für jede nicht oder zu viel eingeholte Information ziehen Sie sich je 2 Kompetenzpunkte ab. Zurück zu den Optionen von **585**.

327

Natürlich könnten Sie 10 g Glucose spritzen, was 25 ml einer 40 %igen Glucoselösung entspricht. Da Ihre Patientin aber noch wach und ansprechbar ist, sollte auch die orale Zufuhr von Kohlenhydraten ausreichend sein. Bei einer schweren Hypoglykämie und nicht ansprechbarem Patienten ist jedoch die intravenöse Gabe von Glucose das Mittel der Wahl. Zurück zu den Optionen von **827**.

328

Bevor Sie eine EKG- und Marker-Kontrolle im Verlauf anordnen, sollten Sie vielleicht doch noch mal die Anamnese intensivieren. Dazu verlieren

329

Sie noch 2 Kompetenzpunkte. Nie ohne Grund einfach Labor abnehmen. Nicht jeder Brustschmerz ist kardial bedingt. Und: Was machen Sie, wenn die Enzyme dann plötzlich positiv sind, die Symptomatik aber nicht einer Angina pectoris entspricht? Beginnen Sie Ihr Vorgehen also primär mit der Anamnese des Patienten unter **378**.

330 «Dann leg ich mal einen Zugang. Sandra, können Sie kurz Braunülen holen, während ich aufstaue.» Schwester Sandra hört mit den Thoraxkompressionen auf und will den Raum verlassen. Da fällt ihr ein: «Aber er hat doch eine Braunüle.» Nun sehen Sie diese auch am anderen Arm. «Soll ich weiterdrücken?», fragt sie. Erst jetzt wird Ihnen bewusst, dass Sie wegen dieser Aktion die Thoraxkompressionen unnötigerweise unterbrochen haben. Das kostet Sie 5 Kompetenzpunkte und den Patienten eventuell sein Kurzzeitgedächtnis. Zurück zu den Optionen von **990**.

331 Sie lassen sich über die Pforte mit dem zuständigen Kollegen verbinden. Nachdem die Verbindung hergestellt wurde, berichten Sie Folgendes: «Herr Baucher, 76-jähriger Patient, hat typische Angina pectoris.» «Wie schaut das EKG aus?» «Na ja, das wird gerade geschrieben?» «Was? Das kann doch nicht wahr sein. Und weswegen werde ich dann jetzt schon kontaktiert?» Da hat der Kollege nicht unrecht. Sie entschuldigen sich bei ihm. Ferner vereinbaren Sie, dass Sie sich bei einem auffälligen EKG nochmal melden werden. Sie verlieren 5 Kompetenzpunkte. Zurück zu den Optionen von **992**.

332 Natürlich kann ein Patient mit einer hypertensiven Entgleisung Atemnot verspüren. Dennoch sollten Sie in der aktuellen Situation zielorientiert vorgehen und dementsprechend Ihre Fragen auswählen. Zurück zu den Optionen von **832**.

333 Die richtige Arbeitsdiagnose ist unter den angegebenen Möglichkeiten aufgeführt. Gehen Sie nochmals zurück zu **875**, um die Befunde zu studieren, und überlegen Sie dann von neuem bei **1180**. Ziehen Sie sich 2 Kompetenzpunkte ab.

334 «Du, ich steh immer noch im Op, leider habe ich die Tabletten nicht im Kopf. Kümmerst du dich drum?»
- «ja» **(429)**
- «nein» **(1076)**

«Der Patient klagt noch über Übelkeit. Ferner hat er Fieber bis 38,6°C. Auffallend ist ein ikterisches Hautkolorit. In einer auswärtigen Sonographie des Abdomens von letzter Woche wurde eine Cholecystolithiasis beschrieben. Stuhlgang hatte der Patient erst heute ausreichend.» Wenn Sie diese fünf Sachverhalte noch erwähnt hätten, dann schreiben Sie sich jeweils 1 Kompetenzpunkt gut. Weiter bei **790**.

335

«Einen Röntgen-Thorax? Können wir machen, aber ist der nötig?» Darüber sind Sie sich jetzt auch nicht mehr so sicher. Sie entscheiden sich …
- … zur Durchführung. **(880)**
- … gegen die Durchführung. **(1040)**

336

Die Aussage ist falsch! Digitalis bewirkt eine gute Frequenzkontrolle in Ruhe, aber nicht unter Belastung. Deswegen sollte insbesondere bei aktiven Patienten neben Digitalis entweder eine Betablocker oder ein Kalziumantagonist vom Non-Dihydropyridin-Typ verwendet werden. Wenn Sie die Aussage als «falsch» erkannt haben, dürfen Sie sich 2 Kompetenzpunkte gutschreiben. Zurück zu den Aussagen bei **786**.

337

Wichtig ist hier, ob es zu potenziellen Interaktionen des Schlafmittels mit zentral wirksamen Medikamenten kommen kann, die von der Patientin regelmäßig eingenommen werden.
Haben Sie diese Aussage als Erstes gewählt?
- Wenn ja, weiter bei **898**.
- Wenn nein, dann weiter bei **167**.

338

Bei einer orthodromen Tachykardie beim WPW-Syndrom wird die Kammer über den AV-Knoten und das spezifische Reizleitungssystem erregt. Deswegen handelt es sich um eine Schmal-QRS-Komplex-Tachykardie. Eine Ausnahme besteht natürlich bei vorbestehendem Schenkelblock. Zurück zu den Optionen von **1134**. Zur weiteren Vertiefung des WPW-Syndroms wäre auch ein kurzer Abstecher bei **292** möglich.

339

«Wirklich nur Temperatur senken?» «Ja, das reicht. Ist doch meist eh' nichts.» «O.k.» Am nächsten Tag werden Sie, noch bevor Sie die Klinik verlassen, von einem Kollegen angepiepst: «Was sollte denn der Mist gestern?» Sie wissen nicht, was er will: «Was denn?» «Na ja, Frau Spalter, die Patientin, die gestern Fieber bekommen hat, das aber von dir nur gesenkt wurde. Die Schwester hat erzählt, dass du sie dir nicht einmal angeschaut

340

hast.» «Ja, aber …» «Kein Aber. Die Patientin liegt septisch im Bett. Der Blutdruck ist so im Keller, dass er nicht gemessen werden kann. Außerdem hat sie nur eine Sättigung von 80 % unter Raumluft. Nicht einmal ein Monitoring wurde angeordnet. Das war unverantwortlich. Ich hab sie sofort auf Intensivstation gelegt.» «Aber …» «Entschuldige bitte, da gibt's kein Aber.» Dass das nicht nur die Meinung Ihres Kollegen ist, merken Sie, als Sie von Ihrem Oberarzt am nächsten Tag nochmals kräftig die Leviten gelesen bekommen. Der Patientin haben Sie mit Ihrem Nichtstun eine Woche Intensivstation mit drei Tagen invasiver Beatmung eingebrockt. Für Ihr Fehlverhalten dürfen Sie sich nun alle Kompetenzpunkte bis auf 10 Punkte abziehen. Weiter bei **370**. Außerdem sollten Sie nun gelernt haben, dass Patienten, die aus heiterem Himmel klinische Zeichen einer Infektion zeigen, ärztlich gesehen werden sollten, sodass man rasch mit einer Fokussuche beginnen kann, gefolgt von einer adäquaten antimikrobiellen Therapie. Zusätzlich sollten Sie sich Ihren Spruch: «Nein, wir wissen ja nicht, ob es ein bakterieller Infekt ist», noch mal genau überlegen.

341 Sie rufen den für diese Nacht für die Sonographien zuständigen Kollegen an. Dieser ist über die nächtliche Störung nicht besonders erfreut. Sie berichten über den Patienten. «Weswegen soll ich jetzt die Untersuchung machen?» Sie versuchen erneut, die Dringlichkeit der Untersuchung dem Kollegen klar zu machen, und sagen: «Wenn der Patient …»
- «… eine Cholangitis hat, dann machen wir noch eine ERCP.»
- «… Hinweise auf eine Perforation der Gallenblase hat, geht er heute noch in den Op.»
- «… Hinweise auf eine Appendizitis hat, dann wird er heute noch operiert.»
- «… freie Flüssigkeit hat, dann wird er später noch operiert werden.»

Wählen sie die bestmögliche Antwort, dann weiter bei **577**.

342 Weiter bei **556**.

343 Sie werfen einen Blick auf den Laborzettel (s. **Tab. 3**).
Während Sie den Laborzettel begutachten, wird Ihnen klar, dass Sie für sich …
- … keine relevanten Informationen hieraus gewinnen können. **(796)**
- … relevante Informationen ableiten können. **(797)**

Tabelle 3

	Referenzbereich	Montag	Freitag	Mittwoch	Montag
Natrium mmol/l	[136–145]	139			144
Kalium mmol/l	[3,5–5,1]	4,4			4,9
Kreatinin mg/dl	[0,51–0,95]	1,4			1,3
Harnstoff mg/dl	[15–39]				75
Quick/INR	[>70/0,9–1,15]	31/2,4	34/2,3	30/2,3	25/2,8
PTT sec	[25,9–36,6]				43
Leukozyten/nl	[3,98–10,0]				8,2
Hämoglobin g/dl	[11,2–15,7]				14,8
Thrombozyten/nl	[182–369]				444
TSH mIU/ml	[03–4,0]				3,4

344

Sie schauen nochmals auf Ihren Zettel und sehen, dass der Patient chronisch niereninsuffizient und dialysepflichtig ist. Deswegen sollten Sie sich vor einer Veränderung der Laufgeschwindigkeit vergewissern, …

- … ob der Patient einen Shunt hat. (290)
- … ob der Heparin-Perfusor vor der Abnahme pausiert wurde. (1001)
- … wie hoch der Kreatinin-Wert des Patienten ist. (76)
- … wie niedrig die Thrombozytenzahl des Patienten ist. (453)
- … ob der Patient marcumarisiert ist. (41)
- … ob das Blut distal der Braunüle abgenommen wurde. (526)
- … ob die PTT zuletzt stabile Werte zeigte. (1190)

Treffen Sie eine Auswahl, dann weiter bei 609.

345

Sie betreten den Raum und Schwester Sandra schaut Sie an. Sie ist so froh, nicht mehr allein zu sein. Reflexartig hört sie nun mit den Thoraxkompressionen auf. Da aber die Thoraxkompressionen neben der Frühdefibrillation als einzige Maßnahme einen erwiesenen Vorteil für das Überleben des Patienten haben, fordern Sie Schwester Sandra sofort auf, diese fortzuführen. Zurück zu den Optionen von 990.

346

Von den angebotenen Kontrollen ist keine für den Folgetag indiziert. Ziehen Sie sich pro unnötigerweise angeordneter Kontrolle 3 Kompetenzpunkte ab und weiter zu den Optionen von 1070.

347 Den neurogenen Schock können Sie aufgrund des nicht vorhandenen Traumas oder der fehlenden Hinweise auf eine Erkrankung von Rückenmark oder Hirnstamm ausschließen. Ferner gibt es aktuell keinen H. a. eine Anaphylaxie. Es gibt keinen Grund dazu, einen Insektenstich anzunehmen. Auch hat die Patientin kein Kontrastmittel erhalten. Allein eine durch eine neues Medikament ausgelöste Anaphylaxie müssten Sie durch einen Blick in die Kurve ausschließen. Bis dahin fragen Sie Pfleger Markus, ob die Patientin ein neues Medikament bekommen hat. Er verneint es. Demzufolge bleiben in der Differentialdiagnose noch der kardiogene, der septische und der hypovolämische bzw. als Sonderform der hämorrhagische Schock. Was machen Sie als Nächstes?

- Schocklage beibehalten. **(488)**
- Oberkörper hoch lagern. **(964)**
- 500 ml Ringer-Lösung über die Braunüle infundieren. **(891)**
- 40 mg Furosemid i. v. spritzen. **(487)**
- 1 Hub Nitro-Spray verabreichen. **(1183)**
- Noradrenalin 0,01 mg i. v. spritzen. **(299)**
- Adrenalin 0,01 mg i. v. spritzen. **(967)**

Treffen Sie eine Auswahl, dann weiter bei **237**.

348 Weiter bei **712**.

349 Aktuell sollten Sie der Medikamentengabe etwas anderes vorziehen. Denken Sie daran: Zeit ist Herzmuskel. Medikamente können Sie immer noch im Verlauf geben. Zurück zu den Optionen von **593**.

350 Wenn die Rhythmuskontrolle am Monitor nicht in unmittelbarem Zusammenhang mit einer potenziellen Defibrillation steht, sollte sie nicht durchgeführt werden. Der Defibrillator ist noch nicht vor Ort, weswegen Sie dem Drang widerstehen, Schwester Sandra zu bitten, für eine Begutachtung des Monitor-EKGs die Thoraxkompressionen zu pausieren. Natürlich können Sie, wenn Schwester Sandra für einen anderen notwendigen Schritt die Thoraxkompression kurz pausiert, den Moment nutzen, um auf den Monitor zu schauen. Dafür sollte aber keine zusätzliche Zeit aufgewendet werden. Zurück zu den Optionen von **511**.

351 Sie haben recht, der Patient hatte zuletzt kein Fieber in der Kurve dokumentiert. Aber Sie müssen bedenken, dass der Patient unter einer Medikation mit Metamizol steht, das einen antipyretischen Effekt hat. Deswegen können Sie die Schlussfolgerung «keine Infektion, da kein Fieber» nicht ziehen. Außerdem erhält der Patient eine antibiotische Therapie mit Ceftriaxon. Die Information ist «falsch». Zurück zu den Optionen von **813**.

352

Es ist schön, dass Sie ein gesundes Vertrauen in die Selbstheilungskräfte des Körpers haben. Aber der Blutzucker wird mit aller Wahrscheinlichkeit in einer halben Stunde nicht niedriger sein. Deswegen sollten Sie es sich nicht so einfach machen. Ziehen Sie sich 2 Kompetenzpunkte ab. **(949)**

353

Wenn Sie den ERCP-Hintergrund verständigt, zuerst Blutkulturen abgenommen und dann mit einer Antibiotika-Therapie begonnen haben, dazu noch Volumen substituiert, den Patienten aufgeklärt und dazu noch nüchtern gelassen haben, dann schreiben Sie sich 6 Kompetenzpunkte gut. Für jede andere ausgeführte Option bzw. nicht durchgeführte Option ziehen sie sich jeweils 2 Kompetenzpunkte ab. **(970)**

354

Sie halten vor der Toilette, da packt Sie das schlechte Gewissen. Sie überlegen noch einmal kurz, was Sie machen sollen und …
- … laufen an der Tür vorbei und zur Station, so schnell Sie können. **(530)**
- … entscheiden sich dazu, doch die Variante des Toilettengangs zu wählen, um etwas später bei der Reanimation dazu zu stoßen. **(622)**

355

Dafür besteht zum aktuellen Zeitpunkt keine Indikation. Weiter bei den Optionen von **97**.

356

Mit dieser Anordnung liegen Sie richtig. **(1206)**

357

Diese Aussage ist falsch. Bei der Patientin besteht bereits eine eingeschränkte Nierenfunktion, die anhand der Anamnese am ehesten im Rahmen einer diabetischen Nephropathie zu werten ist. Schreiben Sie sich 1 Kompetenzpunkt gut, wenn Sie dies erkannt haben. Zurück zu **797**.

358

Bevor Sie die Therapie mit einem Betablocker beginnen, sollten Sie wissen, ob der Patient nicht vielleicht bereits unter einer bradykardisierenden Therapie steht. Ferner ist das Vorhofflattern aktuell mit der 4:1-Überleitung normofrequent. Zurück zu den Optionen von **93**.

359

Sie entscheiden sich doch dagegen, dem chirurgischen Kollegen zu helfen. Dieser denkt sich nur, «was für ein komischer Typ.» Sie machen sich auf dem Weg zu Ihrem Dienstzimmer, um sich zum Schlafen zu legen. Ziehen Sie sich aber noch 15 Kompetenzpunkte für Ihre Unkollegialität ab. **(241)**

360 Pfleger Markus sitzt inzwischen neben der Patientin und versorgt sie mit Blutdruckmanschette, EKG-Elektroden und einem Sättigungs-Clip. Innerhalb kurzer Zeit haben Sie folgende Befunde: RR 80/50 mmHg, Herzfrequenz 116 Schläge pro Minute, Sauerstoffsättigung unter Raumluft 97 %. Die Temperatur beträgt 37,2 °C. Am Monitor sehen Sie einen stabilen, wenn auch schnellen Sinusrhythmus. Der Blutzucker wird mit 224 mg/dl gemessen. Ferner ist die Patientin inzwischen wieder voll bei Bewusstsein, auch wenn sie weiterhin ein wenig mitgenommen wirkt. Zurück zu den Optionen von **650**.

361 Nein, die richtige Diagnose ist unter den Optionen angegeben. Gehen Sie deswegen zurück zu **364** und schauen Sie sich das EKG nochmals genau an. Vergessen Sie nicht, sich noch 2 Kompetenzpunkte abzuziehen.

362 Natürlich sollten Sie vorerst versuchen, die Patientin zu beruhigen, indem Sie sie über die Gutartigkeit des Vorhofflimmerns aufklären. Insbesondere Frau Meierhuber-Heinrichsmeier, deren Herzfrequenzen «nur» zwischen 100 und 130 Schläge pro Minute liegen, können sie beruhigen – auch wenn Ihnen dies bei dieser Patientin viele Worte kosten wird. Denken Sie aber daran: Je empathischer Sie sind, umso mehr Wirkung dürften Ihre Worte haben.

Dann sollten Sie sich primär für eine Frequenzkontrolle oder eine Rhythmuskontrolle bei der Patientin entscheiden. Da Sie nur wissen, dass die Patientin vor gut einer Woche Sinusrhythmus hatte, können Sie sich nicht sicher sein, ob die Dauer des Vorhofflimmerns mit der Symptomdauer der Patientin übereinstimmt. Dies ist zwar suggestiv, auch durch die Pulskurve, aber nicht beweisend, insbesondere da die Patientin erst seit kurzem mittels Monitor überwacht wird. Unter diesem Gesichtspunkt ist – wenn das Vorhofflimmern über 48 Stunden besteht – eine Rhythmuskontrolle ohne vorheriges TEE nicht empfohlen, weswegen Sie sich gegen die Rhythmuskontrolle entscheiden.

Primäre Therapie der Wahl ist somit die Frequenzkontrolle. Hier ist zum einen die Entscheidung zwischen oraler oder intravenöser Therapie zu treffen, zum anderen, ob Sie einen Betablocker, einen Kalziumantagonisten vom Non-Dihydropyridin-Typ, Digitalis oder Amiodaron wählen. Da bei Frau Meierhuber-Heinrichsmeier die Herzfrequenzen zwischen 100 und 130

Schlägen pro Minute liegen, sollte zunächst eine orale Therapie mit einem Betablocker durchgeführt werden, insbesondere bei einer bestehenden Therapie mit Bisoprolol. Man könnte zunächst 2,5 mg Bisoprolol oral anordnen und bei fehlendem Erfolg die gleiche Dosis im Verlauf noch einmal geben. Ein Kalziumantagonist vom Non-Dihydropyridin-Typ sollte bei der bestehenden Betablockertherapie nicht verwendet werden. Falls der Betablocker allein nicht ausreicht, ist eine Digitalisierung der Patientin zu erwägen. Diese sollte nun intravenös erfolgen, um einen rascheren Effekt zu erzielen. Bei einer Patientin mit einer normalen Nierenfunktion ist Digoxin zu bevorzugen. Amiodaron sollte aufgrund der gleichzeitig hohen Potenz zur Rhythmuskontrolle aus oben genannten Gründen nicht verwendet werden.

Ab dem Zeitpunkt der Diagnosestellung sollten Sie die Patientin therapeutisch antikoagulieren. Bei normaler Nierenfunktion wäre Enoxaparin eine sinnvolle Option. Bei einem Körpergewicht von 81 kg sollten Sie 0,8 ml Enoxaparin zweimal pro Tag verordnen. Die die Patientin heute bereits 0,2 ml Enoxaparin erhalten hat, bekommt sie heute zusätzlich noch 0,6 ml. Die dauerhafte Antikoagulation sollte dann im Verlauf, bei einem «CHA_2DS_2-VASc-Score» von 3, mittels Marcumar durchgeführt werden. Da die Einstellung auf Marcumar mehrere Tage Zeit in Anspruch nimmt, ist dies aktuell keine Option.

Außerdem lassen Sie die Patientin für den nächsten Tag nüchtern. Denn vielleicht entscheidet sich Ihr Chef für eine Kardioversion, natürlich nach dem Ausschluss eines intrakardialen Thrombus in der transösophagealen Echokardiographie. (618)

363 Nachdem Sie nun eine Pneumonie im Bereich des rechten Unterlappens diagnostiziert haben, sollten noch folgende diagnostischen Schritte bedacht werden.
- Im Computer nachschauen, ob die Laborwerte inzwischen fertig sind.
- Bronchoskopie
- Antigen-Test auf Legionella pneumophila im Urin
- Antigen-Test auf Streptococcus pneumoniae im Urin
- mikrobiologische Untersuchung von Sputum
- serologische Antikörperdiagnostik gegen Legionella pneumophila, Chlamydia pneumoniae, respiratorische Viren

Treffen Sie eine Auswahl und weiter geht's bei 1109.

364 Was sehen Sie in dem EKG (s. **Abb. 7**)? Versuchen Sie zusätzlich eine Befundung des EKGs!

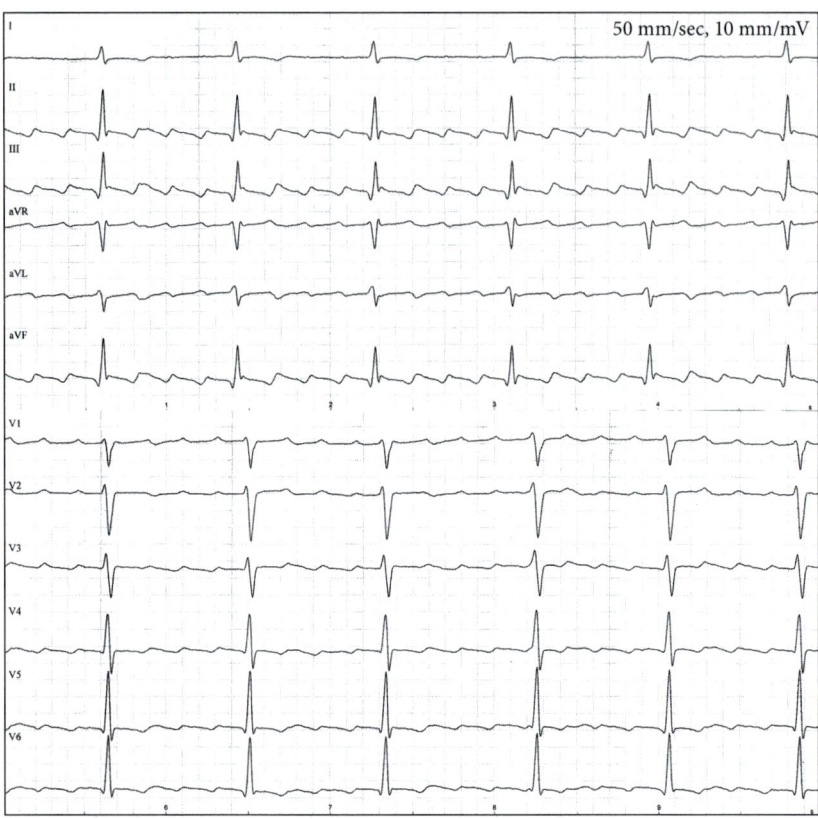

50 mm/sec, 10 mm/mV

Abbildung 7

- Sinusrhythmus. Weiter bei **152**.
- Sinusrhythmus, mit St. nach Hinterwandinfarkt. Weiter bei **108**.
- ST-Hebungsinfarkt. Weiter bei **1210**.
- Vorhofflattern. Weiter bei **641**.
- Etwas anderes. Weiter bei **361**.

365 «Es geht um Herrn Hammer. Er ist 72 Jahre alt und hat ein metastasiertes Bronchial-Karzinom. Es heißt, er ist von oben bis unten durchmetastasiert. Außerdem hat er beidseits Pleuraergüsse. Gestern hat er eine Thoraxdrainage bekommen, um die Dyspnoe zu lindern.» Zurück zu den Optionen von **939**.

366 Der Patient hat aktuell akut Stress, was bereits am klinischen Gesamteindruck, der Sinustachykardie und dem deutlich erhöhten Blutdruck abzulesen ist. Die Sinustachykardie ist aktuell ungünstig, da durch sie eine deutlich verkürzte Diastolendauer mit verminderter Herzökonomie resultiert. Ferner belasten die hypertensiven Blutdruckwerte mit der damit erhöhten Nachlast das Herz zusätzlich. Somit sollten Sie aktuell Morphin aufgrund seiner anxiolytischen und sedierenden Wirkung und der damit verbunden Reduktion des Sympathikotonus verabreichen. Falls die gegebene Dosis nicht den gewünschten Effekt erzielt, sind weitere Morphingaben zu erwägen. Aufgrund der Stresssituation ist eine Atemdepression, insbesondere bei adäquater Titrierung, nicht zu erwarten. Weiter bei **976**.

367

Anhand der von Ihnen durchgeführten Anamnese, klinischen Untersuchung und Diagnostik sollte die Lungenembolie aufgrund der Dyspnoe zwar eine Differentialdiagnose, aber nicht Ihre Arbeitsdiagnose sein. Gehen Sie nochmals zurück zu **875**, um die Befunde zu studieren, und überlegen Sie dann bei **1180** von neuem. Ziehen Sie sich 2 Kompetenzpunkte ab.

368

Frau Mantel wurde gerade ins Bett gelegt. Da sagen Sie: «Der Druck ist immer noch nicht der Beste. Stellt mal das Bettende hoch!» Dies wird prompt von Pfleger Markus und Schwester Sandra erledigt. Zurück zu den Optionen von **1178**.

369

Um einen besseren Überblick über die Bilanz des Patienten zu haben, ist die Anlage eines Dauerkatheters sicher möglich. Da aber die Anlage eines Dauerkatheters für jeden Patienten einen Stressfaktor darstellt, sollten Sie zunächst den Versuch der Bilanzierung mittels Urinflasche unternehmen. Falls in absehbarer Zeit aber keine Diurese einsetzt, sollten Sie sonographisch einen Harnstau ausschließen und sich, in Abhängigkeit des Sonographiebefundes, doch zur Anlage eines Dauerkatheters entschließen. Zurück zu **126**.

370

Inzwischen ist geraume Zeit vergangen. Eben hat Sie Ihr chirurgischer Kollege angepiepst, dass der Pizzabote das Abendessen in der Notaufnahme abgegeben hat. Sie machen sich auf den Weg zur Notaufnahme, wo Sie zwei noch geschlossene Pizzaschachteln sehen. Anscheinend hat sonst keiner mehr mitbestellt. Sie freuen sich schon auf Ihre Lieblingspizza, halten aber Ausschau nach Ihrem Kollegen. Ein leises Murmeln kommt aus der Ecke mit dem Telefon «Und? Was Schlimmes?», fragen Sie, als er sein Gespräch beendet hat. «Sorry, ich muss weg. Ein Patient mit großer Bauch-Op von heute Nachmittag scheint gerade enorm nachzubluten. Der Blutdruck ist echt schlecht, wenn er stimmt. Das muss ich mir schnell anschauen.» «Schade, dann bis später!», sagen Sie mehr zu sich selbst, während er schon auf dem Weg zu dem Patienten ist. «Immer das Gleiche», denken Sie. Die Pizza in der ersten Schachtel gehört Ihrem Kollegen. Deshalb machen Sie sich über die andere Pizza her. Aber schon beim ersten Bissen hören Sie das laute Piepsen. «Wie immer», denken Sie und gehen ans Telefon. Schwester Katharina meldet sich: «Entschuldige bitte die Störung. Ich wollte nur mitteilen, dass sich Herr Sommer gerade übergeben musste. Jetzt ist aber wieder alles in Ordnung.»

Sie überlegen kurz und fragen:

- «Weswegen ist der Patient denn stationär?» **(62)**
- «Soll ich vorbeikommen?» **(1023)**
- «Weswegen hast du mich dann angepiepst?» **(541)**
- Sie sind sprachlos. **(779)**

371 Wenn Sie sich neben der antidromen Tachykardie beim WPW-Syndrom noch für einen vorbestehenden bzw. funktionellen Schenkelblock entschieden haben, schreiben Sie sich 3 Kompetenzpunkte gut. Für jede falsch gewählte Ursache ziehen Sie sich jeweils 2 Kompetenzpunkte ab.

Sie erinnern sich an Ihren EKG-Kurs, den Sie im Studium besucht haben. Wenn auch nicht viel hängen geblieben ist, so erinnern Sie sich doch an einen Satz, der sich Ihnen damals eingeprägt hat: Bis zum Beweis des Gegenteils handelt es sich bei jeder Breit-QRS-Komplex-Tachykardie um eine ventrikuläre Tachykardie und muss auch als solche behandelt werden! Weiter bei **1020**.

372 Dies sollten Sie ohne weitere Informationen nicht einfach so anordnen. Ziehen Sie sich 2 Kompetenzpunkte ab. **(949)**

373 Schwester Sandra kommt bald darauf mit den gewünschten Röhrchen und dem Blutentnahmetablett wieder, auf dem auch die venösen Zugänge aufbewahrt werden. Sie haben inzwischen den Arm der Patientin mit Ihrem Stauschlauch gestaut, eine geeignete Vene zur Punktion gefunden und die Stelle desinfiziert. Sie legen den venösen Zugang und nehmen die Blutröhrchen ab. Während sich die 2 EDTA-, das BGA-, das Zitrat- und das Lithium-Heparin-Röhrchen mit Blut füllen, überlegen Sie sich noch mal, weswegen Sie genau diese Röhrchen abnehmen wollten. **(568)**

Die Sonographie wurde nun durchgeführt. **374**
- Falls Sie noch weitere Untersuchungen durchführen wollten, zurück zu **259**.
- Falls Sie nun genug Diagnostik betrieben haben, weiter bei **685**.

Die bisher genannten Punkte sollten Ihnen in der weiteren Behandlung der **375** Patientin weiterhelfen. Sie brauchen aktuell keine weiteren Fragen stellen. Ziehen Sie sich 2 Kompetenzpunkte ab und zurück zu **585**.

Die zu beimpfende Blutmenge ist von Hersteller zu Hersteller verschieden. **376** Sie schauen auf die Flasche und finden eine Angabe: «6–10 ml Blut zum Beimpfen verwenden.» Ziel ist es, ein Mischungsverhältnis von 1:5 bis 1:10 zwischen Blut und Kulturmedium zu erreichen, um die bakterizide Wirkung des Patientenserums zu neutralisieren. Wenn Sie daran gedacht haben, dürfen Sie sich 2 Kompetenzpunkte gutschreiben. Zurück zu den Optionen von **591**.

Sie haben den Patienten bereits zielorientiert untersucht. Natürlich können **377** Sie jetzt, da Sie Zeit haben, eine komplette internistische Untersuchung anschließen. Aber diese wird Ihr weiteres therapeutisches Vorgehen bei einem Patienten mit ST-Hebungsinfarkt nicht verändern. Falls Sie noch andere, wichtigere Maßnahmen planen, sollten Sie diese vorziehen. Zurück zu den Optionen von **262**.

«Ist es mehr ein Schmerz oder ein Druck?» «Kein Druck, mehr ein **378** Schmerz.» «Wo ist denn der Schmerz. Können Sie hindeuten?» «Ja, er ist genau hier!» Herr Hammer deutet auf die rechte Brustkorbseite und damit auf eine Stelle, an der ein Schlauch unter einem Verband hervortritt. Sie verfolgen den Schlauch mit Ihren Augen und sehen, wie er an einem Thoraxdrainagesystem endet. «Seit wann haben Sie denn die Schmerzen!» «Seit gestern, seit ich den Schlauch bekommen habe. Jetzt ist es nur so schlimm geworden. Ich halte es nicht mehr aus.» **(395)**

Welche medikamentösen Möglichkeiten stehen Ihnen zur Frequenzkont- **379** rolle zur Verfügung?
- Betablocker
- Diuretikum
- Cholesterinsenker
- Acetylsalicylsäure

- Kalziumantagonist vom Non-Dihydropyridin-Typ (Verapamil, Diltiazem)
- Digitalis
- Heparin
- Flecainid
- Amiodaron

Treffen Sie eine Auswahl, dann weiter bei **554**.

380 Eine Computertomographie des Thorax ist bei einem respiratorisch stabilen Patienten aktuell nicht indiziert, auch nicht am Folgetag. Weiter bei den Optionen von **1006**.

381 «Sandra, wir müssen jetzt ein Antibiotikum geben!» «Ja, das stimmt!» «Dann nehmen wir …» Sie stocken kurz, denn Sie sind sich nicht ganz sicher. Sie überlegen und stellen fest, dass folgende Präparate sowohl in Mono- als auch in Kombinationstherapie zwar möglich, aber eventuell nicht sinnvoll wären. Für welche antibiotische Therapie entscheiden Sie sich bei Ihrer Patientin?
- pseudomonasaktives Betalaktamantibiotikum **(784)**
- nicht pseudomonasaktives Betalaktamantibiotikum in Kombination mit Makrolid **(849)**
- nicht pseudomonasaktives Betalaktamantibiotikum in Kombination mit Fluorchinolon **(1019)**
- nicht pseudomonasaktives Betalaktamantibiotikum in Kombination mit Aminoglykosid **(1141)**
- Makrolid in Kombination mit Fluorchinolon **(443)**
- nicht pseudomonasaktives Betalaktamantibiotikum allein **(383)**
- Makrolid allein **(746)**
- Fluorchinolon allein **(902)**
- Aminoglykosid allein **(864)**
- Vancomycin allein **(791)**

382 Dies gehört nicht zu den Untersuchungsschritten, die Sie bei einem reanimationspflichtigen Patienten durchführen sollten. Bedenken Sie, dass effektive Thoraxkompressionen mit das wichtigste Therapieprinzip darstellen und so kurz wie möglich unterbrochen werden sollten. Die Auskultation wäre zu unsicher und würde zu lange dauern. Ziehen Sie sich 2 Kompetenzpunkte ab und zurück zu den Optionen von **511**.

Dies wäre ein mögliches Therapieregime. Vermutlich wird man sich aber meist zur zeitgleichen Abdeckung gegen Chlamydien, Legionellen und Mykoplasmen entscheiden und deswegen zusätzlich ein Makrolid, beispielsweise Clarithromycin, anordnen.

383

- Sie entscheiden sich für die zusätzliche Verordnung von Clarithromycin. Weiter bei **1148**.
- Sie entscheiden sich dagegen. Weiter bei **1213**.

Sie lassen sich mit dem Kollegen über die Pforte verbinden. Sie melden sich und berichten über Ihren Patienten. Dieser habe typische Angina pectoris-Beschwerden, und im EKG würden Sie ST-Hebungen über der Hinterwand sehen. Mehrmals fragt der Kollege nach, ob Sie sich wegen der Hebungen sicher seien. Nachdem Sie es immer wieder aufs Neue bestätigen, entschließt er sich letztendlich, unverzüglich in die Klinik zu kommen, um eine Koronarangiographie durchzuführen. Sie sollten inzwischen den Patienten nach Standard versorgen. Weiter bei **262**.

384

Als Nächstes nehmen Sie die Akte zur Hand. In der Diagnoseliste finden Sie folgende Information: St. nach Hinterwandinfarkt 10/07, mit St. nach PTCA und Implantation eines medikamentenbeschichteten Stents in die rechte Koronararterie. Außerdem hatte der Patient vor Jahren einen Schlaganfall. Die stationäre Aufnahme erfolgte wegen einer Pneumonie. Der Patient selbst war die Tage vor der stationären Aufnahme bereits abgespannt, dann kamen Fieber, Husten und produktiver Auswurf hinzu. Der Patient hat, laut Aufnahmebogen, explizit eine bestehende Angina pectoris verneint. Die weiteren Blätter überblättern Sie, bis Sie beim Labor der letzten Tage ankommen (s. **Tab. 4**).
Während Sie den Laborzettel begutachten, wird Ihnen klar, dass Sie für sich …

385

- … keine relevanten Informationen hieraus gewinnen können. **(1082)**
- … relevante Informationen ableiten können. **(720)**

Sie schauen sich mit ihm den Monitorausdruck bei **654** gemeinsam an. Dabei zeigt er Ihnen, dass in der Phase der «ungeordneten Erregung» immer wieder scharfe Zacken auszumachen sind, die in regelmäßigen Abständen auftreten. Wenn Sie nun vom Beginn oder vom Ende des Streifens die RR-Abstände des Sinusrhythmus in die dokumentierte Rhythmusstörung hineinzirkeln, dann können Sie feststellen, dass der Sinusrhythmus unbeeindruckt von der «Rhythmusstörung» weiterläuft. Dies ist aber bei einer

386

Tabelle 4

	Referenz-bereich	Montag	Freitag	Mittwoch	Montag	Sonntag
Natrium mmol/l	[136–145]	139	139	141	142	144
Kalium mmol/l	[3,5–5,1]	4,2	4,7	4,5	4,6	3,9
Kreatinin mg/dl	[0,51–0,95]	0,9	0,8	0,9	1,0	0,8
Harnstoff mg/dl	[15–39]	47	46	48	51	45
Quick/INR	[>70/0,9–1,15]					100/1,0
PTT sec	[25,9–36,6]					35
CRP mg/l	[<3,0]	18		99		156
GOT U/l	[<35]					28
GPT U/l	[<35]					16
Alkalische Phosphatase U/l	[50–136]					45
Bilirubin gesamt mg/dl	[0,3–1,0]					0,9
Leukozyten/nl	[3,98–10,0]	8,7	9,4	11,3	17,2	15,9
Hämoglobin g/dl	[11,2–15,7]	16,2	15,8	15,6	16,4	16,1
Thrombozyten/nl	[182–369]	212	199	221	231	190
TSH mIU/ml	[0,3–4,0]					0,2
fT3 ng/l	[3,5–8,0]					3,8
fT4 ng/dl	[0,8–1,8]					1,8

bösartigen ventrikulären Rhythmusstörung nicht möglich, da es hierbei keinen Sinusrhythmus mit ventrikulärer Antwort geben kann. Deswegen muss es sich bei dem vorliegenden EKG um ein Artefakt handeln. Sie verabschieden sich von ihm und zerknüllen ärgerlich den Monitor-Streifen. Nachdem Sie Schwester Katharina telefonisch informiert haben, dass alles in Ordnung sei, begeben sich in Ihr Dienstzimmer. Vielleicht haben Sie Glück und können nun endlich ein wenig schlafen. (130)

387 Sie geben damit den Schock nicht in idealer Position ab, was Ihnen hoffentlich bewusst ist! Pfleger Markus sollte den Paddle nicht unter der linken, sondern unter der rechten Clavicula positionieren. Ihnen fällt der Fehler gerade noch rechtzeitig auf, bevor er den Schock abgibt. Für die unnötige Verzögerung des Defibrillationsvorgangs sollten Sie sich dennoch 2 Kompetenzpunkte abziehen. Weiter bei 834.

Bezüglich der medikamentösen Therapie sollten Sie Furosemid und Morphin intravenös anwenden, ferner noch Nitrospray verabreichen. Schreiben Sie sich für ein dementsprechendes Vorgehen 3 Kompetenzpunkte gut. Für jede nicht oder zu viel durchgeführte Maßnahme, die Sie nicht adäquat begründen können, ziehen Sie sich je 2 Kompetenzpunkte ab. Zurück zu den Optionen von **96**.

388

Um es kurz zu machen: Wenn Sie jetzt anfangen, den Patienten ausführlich zu untersuchen, haben Sie etwas grundlegend falsch verstanden. Jetzt ist nicht die Zeit für große Diagnostik. Überlegen Sie sich etwas zu diesem Zeitpunkt Sinnvolles. Die ausführliche körperliche Untersuchung gehört nicht dazu. Ziehen Sie sich 5 Kompetenzpunkte ab und zurück zu den Optionen von **246**.

389

Das sollten Sie nicht machen. Zurück zu den Optionen von **103**. Ziehen Sie sich noch 2 Kompetenzpunkte ab.

390

Bei einem CHA_2DS_2-VASc-Score von größer oder gleich 2 sollte eine Antikoagulation mit Marcumar bzw. mit einem der neuen oralen Antikoagulanzien, wie beispielsweise Dabigatran oder Rivaroxaban, durchgeführt werden. Falls dies Ihrer Therapie entsprochen hätte, schreiben Sie sich 2 Kompetenzpunkte gut und zurück zu **129**.

391

Es sollte nochmals betont werden, dass in der aktuellen Situation mit einem ST-Hebungsinfarkt keiner der Laborwerte eine Änderung Ihres therapeutischen Handelns bedingen wird. Deswegen wird die Koronarangiographie, unabhängig von der Blutentnahme und deren Ergebnissen, durchgeführt werden. Es wird auch nicht auf das Ergebnis der Blutentnahme gewartet werden, um keine Zeitverzögerung zuzulassen. Von den angegebenen Blutwerten sind Kreatinin, TSH-Wert, Gerinnung und Thrombozytenzahl interessant, aber aus dem Vor-Labor des Patienten bereits bekannt. Die kardialen Marker können aufgrund des bei Herrn Blaucher bestehenden knappen Zeitfensters zwischen Beschwerdebeginn und Blutentnahme noch negativ sein. Zurück zu den Optionen von **262**.

392

«Einen Dauerkatheter?» «Ja, der Patient hat erstmal Bettruhe.» Zurück zu den Optionen von **698**.

393

394 Sie überlegen, welche Möglichkeiten bestehen, primär eine Rhythmuskontrolle zu erzielen.

- elektrische Kardioversion
- medikamentöse Kardioversion mit Flecainid oder Propafenon
- medikamentöse Kardioversion mit Amiodaron
- medikamentöse Kardioversion mit einem Betablocker
- medikamentöse Kardioversion mit Digitalis
- medikamentöse Kardioversion mit einem Kalziumantagonisten vom Non-Dihydropyridin-Typ
- medikamentöse Kardioversion mit Vernakalant
- Vorhofflimmerablation

Wählen Sie die richtigen Optionen aus und weiter bei **1099**.

395 «Also, das sind mal Thoraxschmerzen», denken Sie. Deswegen …

- … nehmen Sie die kardialen Marker ab. **(216)**
- … geben Sie dem Patienten Acetylsalicylsäure intravenös und verständigen den Kardiologen. **(190)**
- … verschreiben Sie dem Patienten eine adäquate Schmerztherapie. **(1058)**

396 Sie entschließen sich, zunächst einen Blick auf das EKG zu werfen. Dabei sehen Sie als einzigen Unterschied zu dem Ihnen vorliegenden EKG einen dokumentierten Sinusrhythmus. Sie machen sich dabei nochmals bewusst, dass ein Sinusrhythmus ein regelmäßiger Rhythmus ist, der durch P-Wellen als Ausdruck der Vorhofaktivität gekennzeichnet ist, wobei jeder P-Welle ein QRS-Komplex folgt. Weiter zum Labor bei **33**.

397 Abgesehen davon, dass es kein Magnesiumphosphat-Röhrchen gibt, sollten Sie sich nochmals überlegen, was Sie abnehmen wollen und wofür Sie welches Röhrchen brauchen. Ziehen Sie sich 1 Kompetenzpunkt ab und zurück zu den Optionen von **956**.

398 Melperon gehört zu den niedrig-potenten Neuroleptika, wie Promethazin und Pipamperon. Neben der antipsychotischen Wirkung zeichnen sie sich durch eine dämpfend-beruhigende Wirkung aus. Letztere Wirkung macht man sich bei der Behandlung von Schlafstörungen zunutze. Vorteil von Neuroleptika gegenüber Benzodiazepinen sind ihr fehlendes Abhängigkeitspotenzial und die nicht vorhandene Toleranzentwicklung. Demgegenüber verursachen sie, im Vergleich zu Benzodiazepinen, mehr Nebenwirkungen, beispielsweise Herzrhythmusstörungen, vegetative Symptome und Blutbildveränderungen. Außerdem ist die studiengestützte Evidenz der Verwendung als Schlafmittel noch unzureichend. Bei Kontraindikation von Benzodiazepinen, beispielsweise bei Suchtgefahr des Patienten, sind sie jedoch eine Alternative. Zurück zu den Optionen von **34**.

399 Bei welchen Medikamenten kann es zu einer Interaktion mit einem Schlafmittel kommen?
- Opioide
- Betablocker
- Marcumar
- Antihistaminika
- Insulin
- Furosemid
- Antidepressiva
- Prednisolon
- Allopurinol

Treffen Sie eine Auswahl und weiter bei **632**.

400 «Lass mich kurz das Bett ein bisschen nach vorn schieben!», sagen Sie, um am Kopf des Patienten zu sein. Gesagt, getan. Sie nützen die Zeit, die Effektivität der Thoraxkompressionen von Schwester Sandra zu beobachten. Worauf ist bezüglich der optimalen Thoraxkompression zu achten?
- Drucktiefe mindestens 10 cm
- Drucktiefe mindestens 5 cm
- Drucktiefe mindestens 1/2 cm
- Druckort auf Höhe der linken Mamille
- Druckort Mitte des Sternums
- Druckort auf Höhe der rechten Mamille
- Kompressionsfrequenz mindestens 40/min
- Kompressionsfrequenz mindestens 60/min
- Kompressionsfrequenz mindestens 100/min
- Nach der Kompression auf eine vollständige Entlastung des Brustkorbs achten.
- Vollständige Entlastung des Brustkorbs bewusst nicht beachten.
- Kompressionen, wenn nötig, auch länger unterbrechen.
- Kompressionen, wenn nötig, unterbrechen, aber so kurz wie möglich.
- Effektivität anhand der gebrochenen Rippen abschätzen.
- etwas anderes **(267)**

Treffen Sie eine Auswahl, dann weiter bei **971**.

401 Sie drehen sich zu dem Bettnachbarn, der verschlafen den Aktionismus am Nachbarbett beobachtet hat. Sie überlegen sich, was Sie ihn denn fragen sollen. Es fällt Ihnen keine Frage ein, die Ihnen im Moment weiterhelfen kann. Deswegen ziehen Sie sich 2 Kompetenzpunkte ab und zurück zu den Optionen von **1185**.

402 «PiepsPiepsPieps!» Sie haben es irgendwie geschafft, wieder einzuschlafen, und schrecken durch das erneute Piepsen aus dem Tiefschlaf auf. Sie schauen auf das Display, schon wieder Station 3. Sie wählen erneut die Nummer. «Du, willst du nicht doch vorbeikommen? Er hat auf das Furosemid fast nichts ausgeschieden und brodelt nur so. Es wird immer schlimmer. Inzwischen hat er eine Sättigung von nur noch 75 %». «Bin auf dem Weg». Als Sie ankommen, werden Sie nicht nur von Schwester Katharina kaltherzig empfangen, sondern Sie sehen einen kaltschweißigen, nicht mehr ansprechbaren Patienten vor sich, der sich respiratorisch eindeutig erschöpft hat. Die Sättigung ist inzwischen nur noch bei 60 % bei 8 l O_2 und der Patient atmet nur noch stoßweise, wobei es auffällig «brodelt». Vor dem Mund ist fleischwasserfarbener Schaum auszumachen. Deutliche Ödeme fallen bereits visuell auf. Was machen Sie?
- Nochmal Furosemid i. v. geben, jetzt kontinuierlich über Perfusor. **(109)**
- Morphin i. v. geben, mit 3 mg beginnen. **(507)**
- Eine Antibiose beginnen bei Verdacht auf eine Pneumonie. **(959)**
- Sauerstoffgabe erhöhen. **(987)**
- Sie sagen: «Wir machen nichts mehr.» Dann flüstern Sie noch: «Der Patient wird sterben.» **(483)**

403 Auf Ihre Nachfrage hin erfahren Sie von Pfleger Markus das Körpergewicht des Patienten: Dieses liegt bei 100 kg. Treffen Sie nun Ihre Entscheidung anhand des Schemas bei **862**.
Wenn die PTT zuvor …
- … bei über 120 s lag, weiter bei **1048**.
- … bei 44 s gemessen wurde, weiter bei **605**.

404 «O. k., ganz ruhig, Markus. Was ist denn passiert?» «Der Zimmernachbar hat mich gerade verständigt. Der Patient ist ins Bad, dann hat der Nachbar einen lauten Krach gehört und dann hat Herr Bauer um Hilfe gerufen. Ich hab ihn im Bad vor Schmerzen schreiend vorgefunden.»
Bevor Sie sich auf den Weg zur Station machen, überlegen Sie sich Fragen an Pfleger Markus:

- «Was hat der Patient denn für Vorerkrankungen?»
- «Wie ist denn seine Herzfrequenz und sein Blutdruck?»
- «Was nimmt er für Tabletten?»
- «Wird der Patient noch reanimiert?»
- «Wo schmerzt es denn?»
- «Weswegen ist der Patient denn stationär?»
- «In welchem Zimmer liegt der Patient?»

Treffen Sie eine Auswahl und weiter bei **235**.

405

Eigentlich wollten Sie noch in Ihrem Buch etwas über EKG nachlesen, doch dann geht der Piepser. Er zeigt die Nummer von Station 1, der kardiologischen und nephrologischen Station. Mit einem verzweifelten Blick auf die gerade erst begonnene Seite legen Sie das Buch aus Ihrer Hand und wählen die Telefonnummer. Es meldet sich Schwester Sandra. «Herr Doktor, entschuldigen Sie bitte, ich habe hier Herrn Baucher, 76 Jahre, auf Zimmer 4, liegen.» Dann macht sie eine Pause, und Sie warten, dass sie weiter spricht. Doch es kommt nichts. Sie bedanken sich insgeheim für die Information, dass «Herr Baucher, 76 Jahre, auf Zimmer 4» liegt, fragen dann aber dennoch: «Und?» «Ach so, ja, der gibt Schmerzen im Brustkorbbereich an.» Thorakaler Schmerz? Fieberhaft überlegen Sie, was Sie machen könnten und entscheiden sich für:

- Sie rufen den kardiologischen Bereitschaftdienst an, um die Möglichkeit einer Koronarangiographie zu besprechen. **(1011)**
- Sie ordnen ein Schmerzmittel an und bitten, in 30 Minuten über den Verlauf des Patienten informiert zu werden. In der Zwischenzeit lesen Sie weiter über das EKG in Ihrem Buch, unter dem Oberpunkt «EKG beim akuten Koronarsyndrom». **(1012)**
- Sie sagen, dass Sie gleich kommen, und machen sich auf den Weg. **(91)**
- Sie bleiben zunächst am Telefon und bitten Schwester Sandra, etwas zu tun. **(698)**

406

Markus beginnt sofort nach der Rhythmusanalyse mit den Thoraxkompressionen. Sie sagen zu Schwester Sandra:

- «Sandra, wir müssen noch mal defibrillieren. Laden Sie den Defi mit 200 J.» **(727)**
- «Sandra, wir müssen noch mal defibrillieren. Laden Sie den Defi mit 300 J.» **(559)**
- «Sandra, wir müssen noch mal defibrillieren. Laden Sie den Defi mit 360 J.» **(185)**

407 Ein Opioid ist aktuell sicher das Schmerzmittel der Wahl. Je nach Ihrem klinischen Erfahrungsgrad bzw. nach Verfügbarkeit können Sie sich für Piritramid, Morphin oder Fentanyl entscheiden. Je nach Wirkstoff erhalten sie eine unterschiedlich schnell einsetzende und starke Analgesie. Ferner bedenken Sie, dass Sie den Patienten nur schmerzfrei bekommen wollen, er aber weiter atmen soll. Sie entscheiden sich letztendlich für Piritramid und geben eine halbe Ampulle intravenös, also 7,5 mg. Natürlich sind Sie sich darüber bewusst, dass auch eine Kreislaufkomprimitierung unter Piritramid-i. v.-Gabe eintreten kann. Bald löst sich das verkrampfte Gesicht von Hr. Bauer merklich, und er beschreibt eine deutliche Besserung der Schmerzen. Zurück zu den Optionen von **447**.

408 «O. k., ich bin gleich zurück!» Während Sie auf Schwester Sandra warten, fällt Ihnen ein alter Spruch von Ihrem Mikrobiologie-Professor ein: «Denken Sie daran: für Blutkulturen immer neu stechen. Sonst sind die Bakterien darin nicht der Mühe wert, sie anzuzüchten!» Sie haben noch rechtzeitig daran gedacht, dennoch gibt's 5 Kompetenzpunkte Abzug. Sie rufen Schwester Sandra hinterher, dass sie noch Nadeln zum Blutabnehmen mitbringen soll. Weiter bei **557**.

409 Diese Aussage ist falsch. Zum einen ist der TSH-Wert normwertig, ferner sind die freien Hormone nicht angegeben. Schreiben Sie sich 1 Kompetenzpunkt gut, wenn Sie dies erkannt haben. Zurück zu **797**.

410 Nein, es handelt sich um eine Schmal-QRS-Komplex-Tachykardie, da der QRS-Komplex kürzer als 120 ms ist. Gehen Sie zurück zu **1108** und schauen Sie sich das EKG nochmals genau an. Vergessen Sie nicht, sich noch 2 Kompetenzpunkte abzuziehen.

411 «Dann hoffe ich mal, dass es jetzt mit dem Blutzucker so passt», sagen Sie. «Ich messe einfach später noch mal nach», antwortet Schwester Katharina. «Muss das denn sein?», denken Sie sich nur, während Sie schon ein potenzielles Piepsen im Kopf hören. **(1054)**

412 «Die Patientin braucht erstmal ein Herzecho. Ich hole dann mal schnell das Echogerät.» Weiter bei **1144**.

413 Mit dieser Aussage haben Sie recht. Die Patientin zeigte zum Teil sogar eher hypertensive Blutdruckwerte. Zurück zu den Optionen von **772**.

«Sandra, ich brauche noch Folgendes. Kannst du es holen?» **414**

- 1 Sprühflasche zur Hautdesinfektion
- 1 Set Blutröhrchen
- 1 BGA-Röhrchen

Sie können sich für jeden einzelnen Gegenstand, an den Sie noch gedacht hätten, jeweils 2 Kompetenzpunkte gutschreiben. Zurück zu **557**.

Mit einer einmaligen Gabe von zwei Hub eines Nitro-Sprays können, aber **415** müssen Sie keinen Erfolg haben. Ziehen Sie sich für Ihr zu rasches Aufgeben 2 Kompetenzpunkte ab und gehen Sie zu **1068**.

Der kardiologische Bereitschaftsdienst ist nicht erfreut über diese Ent- **416** wicklung. Dennoch wird alles für einen schnellen Transport ins Herzkatheterlabor vorbereitet. Sie schauen dem Treiben zu, an dem Sie nun nicht mehr beteiligt sind und merken, wie langsam eine Last von Ihnen abfällt. Sie rufen noch die Angehörigen an, um diese über das Vorgefallene zu informieren, und versuchen, die aufgeregte Ehefrau so gut wie möglich zu beruhigen. Dann werfen Sie noch mal einen Blick auf Herrn Blaucher: Dieser ist mit dem Tubus im Mund und der Verbindung zum Beatmungsgerät nicht mehr so recht zu erkennen. Außerdem herrscht gerade hektische Betriebsamkeit durch die Vorbereitungen für den anstehenden Transport.

Sie begeben sich zunächst vor die Tür und lassen sich die kühle Nachtluft um die Nase wehen. Sie genießen kurz die Ruhe und atmen mehrmals tief ein und aus.

«Piepspiepspieps!» Es geht weiter. Nochmals atmen Sie tief ein, dann begeben Sie sich zum nächstgelegenen Telefon. Es ist der gastroenterologische Oberarzt, der das Ergebnis der ERC von Herrn Esser, dem Patienten mit der Cholangitis, übergeben will. Es waren wirklich mehrere Gallenkonkremente gewesen, die den Ductus choledochus verschlossen haben. Es hat sich als äußerst schwierig herausgestellt, bis die Konkremente geborgen worden waren. Letztendlich sind sie gerade erst fertig geworden. Der Patient war die gesamte Zeit auf niedrigem Niveau stabil, weswegen er jetzt auch zurück auf Station gelegt wird. Die bisherige Therapie sollte, wie von Ihnen begonnen, fortgeführt werden. Sie legen auf und Ihr nächster Weg führt Sie noch mal zu Schwester Sandra und Pfleger Markus. (694)

Aktuell bringt Ihnen das Echogerät gar nichts. Noch dazu entfernen Sie **417** sich auf der Suche nach dem Echokardiographiegerät unnötig von Ihrem Patienten. Ziehen Sie sich 2 Kompetenzpunkte ab. Ziehen Sie sich 5 weitere

Kompetenzpunkte ab, wenn Sie selbst gar nicht die Fähigkeit zur Echokardiographie besitzen. Denn wer hätte denn den Schall machen sollen? Zurück zu den Maßnahmen von **1185**.

418 Sie sehen, wie Schwester Sandra gerade den Blutdruck misst. Neben dem Patientenbett steht schon das EKG-Gerät bereit, auf dem Akte und Kurve des Patienten liegen. Vor Ihnen liegt in seinem Bett ein älterer Herr, der vom Hautkolorit eher fahl wirkt. Auf seiner Stirn ist Schweiß zu sehen. Schwester Sandra schaut hoch und gibt folgende Werte weiter: «Blutdruck 160/70 mmHg und Herzfrequenz 110 bpm.» Sie schaut zum Monitor und fährt fort: «Sauerstoffsättigung 91 % unter Raumluft.» **(1185)**

419 Diese Information ist nicht die gesuchte. Zurück zu den Optionen von **969**.

420 Die Patientin muss aufgrund der Therapie mit dem oralen Antidiabetikum Metformin einen Diabetes mellitus Typ 2 haben. Dieser ist durch eine Insulinresistenz gekennzeichnet und mittels oraler Antidiabetika, jedenfalls am Anfang der Behandlung, therapierbar. Im Gegensatz zum Diabetes mellitus Typ 1, der sich durch einen absoluten Insulinmangel auszeichnet und zur Therapie Insulin benötigt. Bei einem Diabetes mellitus Typ 1 zeigen orale Antidiabetika keine Wirkung. **(164)**

421 In der Akte finden Sie die Telefonnummer der Ehefrau und wählen sie. Die Ehefrau ist sehr überrascht, zu so später Stunde von Ihnen zu hören. Sie berichten das Vorgefallene und versuchen die Ehefrau zu beruhigen, was Ihnen zuletzt wenigstens teilweise gelingt. Ferner versprechen Sie ihr, sich zu melden, falls es neue Erkenntnisse gibt. Schreiben Sie sich 2 Kompetenzpunkte gut und gehen Sie zurück zu **449**.

422 Diese Information können Sie richtigerweise aus der Kurve ablesen. Zurück zu den Optionen von **179**.

423 Sie haben noch nicht richtig aufgelegt, da hören Sie erneut ein «PiepsPiepsPieps!» Es ist schon wieder Schwester Sandra. «Ja, was ist?», fragen Sie, nun leicht genervt. «Entschuldigen Sie, es ist noch mal wegen Frau Nürnberger. Ich habe die Patientin informiert. Sie ist damit einverstanden und denkt auch, dass sie wieder einschlafen kann. Nur hat die Patientin Angst, dass sie von Zopiclon abhängig wird, wenn sie es später doch nimmt. Was soll ich ihr sagen?» «Sagen Sie ihr bitte, dass …

- … eine kleine Abhängigkeit noch niemandem geschadet hat.» **(587)**
- … sie auch eine Baldrian bekommen kann, wenn sie es haben will.» **(431)**
- … bei einer einmaligen Anwendung keine Abhängigkeit erzeugt wird.» **(137)**

424 Die Patientin ist hyperglykäm. Deswegen sollten Sie nicht versuchen, den Blutzucker anzuheben. Ziehen Sie sich 2 Kompetenzpunkte ab und zurück zu den Optionen von **659**.

425 Sie interpretieren die vorliegende Schilddrüsenkonstellation als Folge …
- … eines Morbus Basedow. **(890)**
- … einer Hashimoto-Thyreoditis. **(1)**
- … einer Hyperthyreosis factitia. **(199)**

426 Sie schauen sich die beiden Röntgenbilder an (**Abb. 8** und **9**). Dabei sehen Sie …
- … eine pertrochantäre Oberschenkelhalsfraktur.
- … eine Beckenringfraktur.
- … eine Hüftgelenksluxation.
- … eine ausgeprägte Osteoporose.
- … keine knöcherne Verletzung.
Sie notieren sich die Diagnose. Weiter bei **449**.

427 «Könntest du den Patienten weiter mit dem Monitor überwachen?» «Natürlich, er ist schon wieder dran. Alles stabil. Der Blutdruck ist unter der Schmerzmedikation auch wieder runter gegangen, aktuell bei 140/80 mmHg.» Zurück zu den Optionen von **449**.

428 Mit dieser Anordnung haben Sie Recht. Bei V. a. eine Bakteriämie, aber auch bei Fieber unklarer Ätiologie, Pneumonie, Meningitis, Arthritis oder Osteomyelitis werden primär zwei Blutkulturen mit jeweils einer aeroben und einer anaeroben Flasche abgenommen. **(1181)**

429 «Vielen, vielen Dank.» «Kein Thema.» Sie entscheiden sich nun …
- … die Schwester anzurufen und nach der aktuellen Blutdruckmedikation, falls überhaupt vorhanden, zu fragen. **(75)**
- … direkt auf Station zu gehen, um sich den Patienten anzuschauen. **(231)**

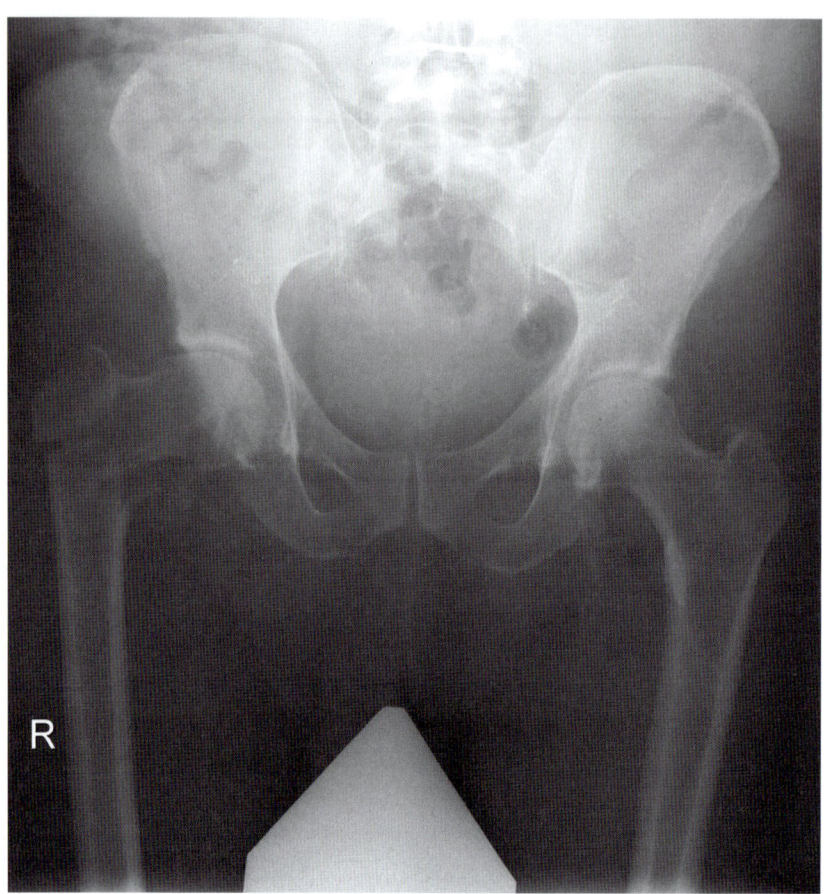

Abbildung 8

430 Nein, das sollten Sie nicht machen. Ziehen Sie sich 10 Kompetenzpunkte ab. Weiter bei **315**.

431 Sie können nichts gegen den Willen einer Patientin oder eines Patienten machen. Falls die Patientin kein Benzodiazepin oder Zopiclon wünscht, können Sie alternativ natürlich eine Baldrian-Tablette anbieten. Ebenfalls wäre jetzt an das Antidepressivum Mirtazapin oder das niedrig-potente Neurolepticum Melperon zu denken, da diese kein Abhängigkeitspotenzial haben. Ob die Tablette dann genommen wird, liegt aber bei der Patientin. **(104)**

432 Natürlich versteht jeder, dass Sie aktuell zu dieser Zeit, neben all den kleinen und großen Problemen Ihrer eigenen Patienten, keine Lust haben, sich

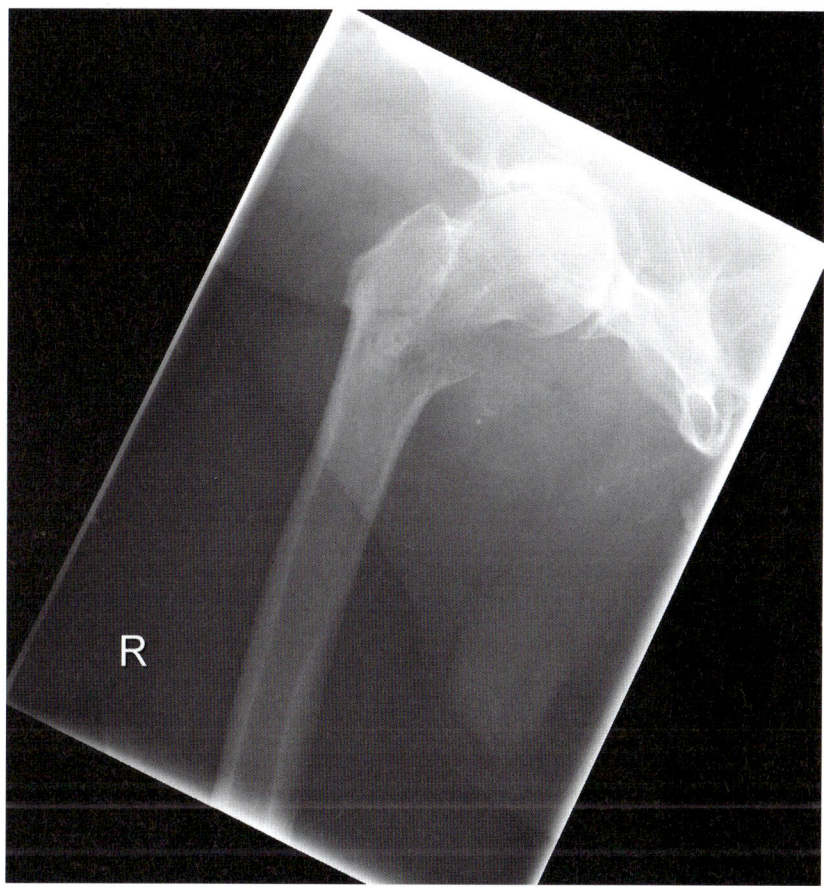

Abbildung 9

auch noch um eine internistische Fragestellung eines chirurgischen Patienten zu kümmern. Aber einerseits gehört die Mitbehandlung der internistischen Probleme von fachfremden Patienten zu Ihren Aufgaben, andererseits sollten Sie aus reiner Kollegialität Ihre Hilfe anbieten. Sie wissen ja nicht, wann einer Ihrer Patienten ein chirurgisches Problem entwickelt, bei dem Sie sich ebenso über eine rasche und komplikationslose Hilfe vonseiten eines chirurgischen Kollegen freuen. Ziehen Sie sich für diesen Lerneffekt 2 Kompetenzpunkte ab. **(836)**

Gehen Sie zu **606**. **433**

434 Der Kollege von der Intensivstation scheint von Ihrem Vorgehen nicht unbeeindruckt zu sein. Dennoch denkt er weiter als Sie, der Sie noch voll in

Ihrem Reanimations-Algorithmus gefangen sind. «Was ist wohl die Ursache für das Kammerflimmern?», fragt er laut in den Raum. Sie überlegen schnell, dann fällt Ihnen die Gedächtnisstütze bezüglich der reversiblen Ursachen eines Herzkreislaufstillstandes ein:

- 4 H's und HITS **(294)**
- 2 I's und MITTE **(74)**
- 6 T's und STUNT **(548)**

435 Bezüglich des bisherigen Vorgehens: Zuerst sollten Sie die bereits erhobenen Vitalparameter und den Grund des stationären Aufenthaltes erfragen. Dann sollte eine zielorientierte Anamnese erhoben werden, gefolgt von einer körperlichen Untersuchung. Versuchen Sie noch anhand von Kurve und Akte weitere Informationen über den Patienten zu erhalten. Währenddessen bereitet Schwester Katharina die Analgesie vor, die von Ihnen angeordnet wurde, nachdem Sie sich ein klinisches Bild von dem Patienten gemacht haben. Außerdem sollte dann der chirurgische Kollege über den Patienten informiert werden, insbesondere mit der Fragestellung nach etwaigen operativen Therapieoptionen. Falls Sie Ihr Vorgehen in dieser Reihenfolge gewählt haben, dann schreiben Sie sich 6 Kompetenzpunkte gut. Für jede Abweichung ziehen Sie sich einen Kompetenzpunkt ab, soweit Sie diese nicht begründen können. **(844)**

436 Dann schauen Sie sich die Kurve bei **627** noch einmal genau an. Ziehen Sie sich noch 3 Kompetenzpunkte ab.

437 Sie klopfen und betreten das Zimmer.
- Es geht weiter bei **418**.
- Falls Sie sich vorher zur Anlage des Dauerkatheters entschieden haben, weiter bei **580**.

438 Unter einer sequenziellen Tubulusblockade versteht man die kombinierte Anordnung von einem Schleifendiuretikum und einem Thiazid-Diuretikum, die an jeweils verschiedenen Stellen des Tubulusapparates wirken. Anwendung findet sie, um eine mögliche Diuretika-Resistenz zu durchbrechen. Da jedoch der Patient mit Furosemid nur unter einer Schleifendiuretika-Therapie steht, kann man nicht von einer sequenziellen Tubulusblockade sprechen. Zurück zu den Optionen von **1027**.

Diese Aussage ist falsch. In der BGA ist der Hämoglobin-Wert aktuell von **439**
14,8 mg/dl auf 11,4 mg/dl abgefallen. Schreiben Sie sich 1 Kompetenzpunkt
gut, wenn Sie dies erkannt haben. Zurück zu **797**.

Ziehen Sie sich 2 Kompetenzpunkte ab und weiter bei **647**. **440**

«Sandra, können Sie schnell das EKG-Gerät holen und ein EKG schrei- **441**
ben?» Pfleger Markus schaut Sie verwirrt an und fragt vorsichtig: «Aber die
Patientin hat keine Herzbeschwerden. Sie blutet doch. Sollten wir nicht
eventuell etwas anderes zuerst machen?» Ihnen wird bewusst, dass Pfleger
Markus recht hat. Sie überlegen neu bei den Optionen von **1178**.

Nein, dieses Medikament sollten Sie aktuell nicht aufziehen lassen. Zurück **442**
zu den Optionen von **1112**.

Diese Kombination ist nicht zu empfehlen. Ziehen Sie sich 3 Kompetenz- **443**
punkte ab, und wählen Sie unter **381** ein anderes Antibiotikaregime.

Diese Aussage ist falsch. Im Blutbild ist nicht einmal eine Anämie auffällig. **444**
Schreiben Sie sich 1 Kompetenzpunkt gut, wenn Sie dies erkannt haben.
Zurück zu **797**.

«Der Defi lädt hoch!», sagt Pfleger Markus. Schwester Sandra hört mit dem **445**
Drücken auf, wird aber von Ihnen dazu aufgefordert, so lange weiterzu-
drücken, bis Sie es sagen. Sie hören zu, wie der Defibrillator hochlädt, ei-
gentlich nur Sekunden, die aber ewig zu dauern scheinen. Dann schließlich
ertönt das Signal, dass der Defibrillator schockbereit ist. Während des
Hochladens hat Pfleger Markus, wie von Ihnen vorhin bereits gewünscht,
Gel auf die Paddles verteilt und sich schon in Position gebracht. «Setz die
Paddles an und dann gib den Schock ab!» Pfleger Markus positioniert die
Paddles, vom Patienten aus gesehen unterhalb der linken Clavicula lateral
des Sternums und in der linken vorderen Axillarlinie auf Höhe des 5. Inter-
kostalraums. Wie reagieren Sie?
- «Markus, jetzt schock endlich!» **(387)**
- Sie sagen etwas anderes. **(1025)**

Seien Sie sich bereits jetzt sicher: Die Schocklagerung wird Ihrem Patienten **446**
mehr schaden als gut tun. Deswegen ersparen Sie ihm und sich selbst den
Stress und überlegen lieber bei **816** eine andere Option der Lagerung.

447 Als Sie auf Station 2 eintreffen, hören Sie schon das laute Schreien des Patienten. Sie folgen dem Rufen, sehen eine offene Zimmertür und finden Pfleger Markus, wie er neben einem älteren Herrn kniet, der auf dem Boden liegt. Er versucht, den Patienten zu beruhigen. «Gut, dass Du so schnell hier bist! Er war auf der Toilette gesessen und wollte gerade aufstehen. Dabei ist er anscheinend über seine Schlappen gestolpert und hingefallen.» Sie überlegen sich, was Sie zur Primärversorgung des Patienten unternehmen sollten. Wählen Sie die notwendigen Arbeitsschritte aus, wobei Sie sich eine Reihenfolge zurechtlegen, nach der Sie vorgehen:

- Die Patientenakte einsehen, um Informationen über die aktuelle Erkrankung und die Vorerkrankungen zu erfahren. **(342)**
- Die Kurve des Patienten im Stationszimmer holen und sie eingehend studieren. **(942)**
- Sie versuchen, sich einen kurzen Überblick über den klinischen Zustand des Patienten machen. **(723)**
- Herrn Bauer in sein Bett heben. **(795)**
- Einen Zugang legen und Blut abnehmen. **(1052)**
- Schmerzmittel und Volumen geben. **(256)**
- Die Ehefrau des Patienten verständigen und sie beruhigen. **(145)**
- Ein Röntgenbild anfertigen lassen. **(1165)**
- Den Chirurgen verständigen. **(1135)**
- Den Patienten aufstehen lassen und beruhigen. Dann das Röntgenbild für den nächsten Morgen anmelden. **(555)**
- Pfleger Markus Vorwürfe machen, dass er nicht besser auf den Patienten aufgepasst hat. **(974)**

Treffen Sie eine Auswahl, dann weiter bei **470**.

448 Natürlich muss nun relativ zeitnah ein Röntgenbild gemacht werden, wie Sie es auch mit Ihrem chirurgischen Kollegen besprochen haben. Deswegen melden Sie gleich eine «Beckenübersicht tief» und eine «rechte Hüfte axial» an, damit diese zeitnah durchgeführt werden können. Zurück zu den Optionen von **447**.

449 Es handelt sich um eine pertrochantäre Schenkelhalsfraktur. Sie können dem Kollegen die Verdachtsdiagnose eines Bronchialkarzinoms bei dem Patienten mitteilen, falls Sie die Patientenakte gelesen haben. Dafür gibt's 1 Kompetenzpunkt extra.

Aufgrund der Fehlstellung ist eine zeitnahe Operation vonseiten des chirurgischen Kollegen indiziert. Bis dahin wird der Patient auf Ihrer Station bleiben. Sie überlegen sich nun das weitere Procedere.

- Sie informieren den Patienten über das weitere Procedere. **(158)**
- Sie verständigen die Ehefrau des Patienten und beruhigen sie. **(421)**
- Zur Stabilisierung der Fraktur bitten Sie Pfleger Markus, das Becken und das linke Bein einzugipsen. **(57)**
- Weitere Monitorüberwachung. **(427)**
- Der Patient sollte nochmals vor der Op gut essen. **(264)**
- Zur präoperativen Diagnostik noch eine Echokardiographie durchführen lassen, dazu den Kollegen in die Klinik kommen lassen, falls Sie es nicht selbst können. **(687)**
- Prämedikation durch den Anästhesisten organisieren. **(807)**
- Weitere analgetische Therapie anordnen. **(1073)**
- Laborwerte anschauen. **(667)**

Treffen Sie eine Auswahl, dann weiter bei **468**.

450

«Vielen, vielen Dank, Herr Doktor», sagt Frau Meierhuber-Heinrichsmeier, als Sie sich verabschieden, setzt aber noch mal nach: «Vielleicht könnten Sie sich doch noch um die Vollkornsemmeln morgen kümmern. Vollkornsemmeln wurden mir dringend empfohlen von Herrn Professor …» Sie lächeln nett und verneinen höflich, ihr bei diesem Problem behilflich sein zu können. Daraufhin verlassen Sie das Zimmer und atmen erst einmal kräftig durch. Diese ältere Dame war wirklich kein «Oma-Typ». Pfleger Markus folgt Ihnen, während er das EKG-Gerät vor sich herschiebt. Er lächelt Sie an und sagt: «Hab ich dir doch gesagt, eine sehr anstrengende Persönlichkeit.» Sehr anstrengend ist wohl ziemlich untertrieben. Sie nehmen die Kurve, und schreiben noch das langwirksame Benzodiazepin Lorazepam als Bedarfsmedikation auf. «Wenn sie nicht zur Ruhe kommen sollte. Oder: Wenn sie dich nicht zur Ruhe kommen lässt.» Dabei zwinkern Sie Pfleger Markus zu, der sofort versteht, was Sie meinen: nämlich, dass die Dame auch Sie zur Ruhe kommen lässt. Ferner verabreden Sie mit Pfleger Markus, dass er Sie wegen des Labors nur dann anpiepsen soll, wenn etwas auffällig sein sollte. «Dann bin ich mal auf dem Weg zu meiner Pizza», verabschieden Sie sich. Während Sie zur Notaufnahme laufen, lässt Sie das Herzrasen von Frau Meierhuber-Heinrichsmeier nicht ganz los. Zunächst mussten Sie sich differentialdiagnostisch mit Tachykardien beschäftigen. Als primärer Schritt sollte die hämodynamische Stabilität des jeweiligen Patienten evaluiert werden. Wenn der Patient hämodynamisch stabil ist, sollte als nächster Schritt ein 12-Kanal-EKG angefertigt werden, zur primären Unterscheidung zwischen Breit- und Schmal-QRS-Komplextachykardie und dann zur weiteren Differenzierung der Tachykardie.

Bei Frau Meierhuber-Heinrichsmeier haben Sie Vorhofflimmern gesehen und sich mit dessen drei Grundpfeilern der Therapie auseinandergesetzt: Frequenz- und Rhythmuskontrolle und Antikoagulation. Basierend hierauf wurde ein Therapieplan für Frau Meierhuber-Heinrichsmeier erstellt. **(73)**

451 Anbei ist eine mögliche Auswahl von Fragen, die natürlich an den jeweiligen Fall und Patienten angepasst werden sollten.

- «Seit wann haben Sie denn die Beschwerden?» «Seit gut einer halben Stunde!»
- «Wo ist denn der Schmerz lokalisiert?» «Häh?» **(500)**
- «Wie würden Sie den Schmerz denn beschreiben?» «Puh, keine Ahnung, ein Schmerz eben.» **(159)**
- «Verspüren Sie Übelkeit?» «Ja, ziemlich.» «Haben Sie sich erbrechen müssen?» «Nein, noch nicht. Es könnte aber kommen.» «Haben Sie Durchfall gehabt?» «Nein.»
- «Sind Sie schon einmal im Bauch operiert worden? Ist beispielsweise die Gallenblase entfernt worden? Der Blinddarm?» «Nein, am Bauch bin ich nicht operiert worden.»
- «Haben Sie erstmalig solche Beschwerden?» «Ja, solche Schmerzen hatte ich noch nie.»
- «Nehmen Sie regelmäßig Schmerzmittel ein?» «Nein.» «Also kein Ibuprofen, kein Diclofenac?» «Nein.»
- «Wann hatten Sie denn das letzte Mal Stuhlgang?» «Erst heute Nachmittag.» «Ausreichend?» «Ja.»

Schreiben Sie sich für jede der Fragen, die Sie auch gestellt hätten, 1 Kompetenzpunkt gut. Zurück zu den Optionen von **107**.

452 Hierbei haben Sie vermutlich nicht die optimale Entscheidung getroffen. Weiter bei **313**.

453 Diese Frage hilft Ihnen nicht weiter, da eine erniedrigte Thrombozyten-Zahl nicht die PTT verändert und deswegen nicht die Ursache von einer PTT von über 120 s ist. Zurück zu den Optionen von **344**. Ziehen Sie sich noch 1 Kompetenzpunkt ab.

454 Nein, das sollten Sie nicht machen. Ziehen Sie sich 2 Kompetenzpunkte ab. Zurück zu den Optionen von **467**.

Als Pfleger Markus aus der Notaufnahme zurückkehrt, reden Sie ihm ins **455** Gewissen. Sie erklären ihm, wie enttäuscht Sie seien, dass er nicht auf seine Patienten aufpassen könne. Pfleger Markus kann Ihre Vorwürfe aktuell nicht nachvollziehen und reagiert sehr gereizt. Außerdem wird die nicht unbedingt geschickte Personalführung Ihrerseits noch Konsequenzen für Sie haben. Das merken Sie schon, als Sie wenige Tage später zur Pflegedienstleitung gebeten werden. Ziehen Sie sich jetzt schon mal 10 Kompetenzpunkte ab. Weiter bei **567**.

Bei dem Quantiferon-Test handelt es sich um einen In-vitro-Test zum **456** Nachweis der intrazellulären Produktion von Interferonen als Reaktion auf Proteine von Mycobacterium tuberculosis. Die Interferon-Produktion wird hierbei quantitativ mittels ELISA bestimmt. Die bisherige bekannte Krankengeschichte der Patientin gibt keinen Hinweis auf eine Tuberkulose als Ursache für das Fieber. Deswegen gibt es zum aktuellen Zeitpunkt keine Indikation für die Durchführung des Quantiferon-Tests. **(875)**

Sie führen eine orientierende körperliche Untersuchung durch, die kom **457** plett unauffällig ist. Insbesondere ist kein Herzgeräusch bei der Auskultation zu hören. Es zeigen sich außerdem keine Zeichen einer kardialen Dekompensation. Zurück zu den Optionen von **921**.

Diese Information können Sie nicht aus der Kurve ablesen. Sie können **458** zwar die Substitutionstherapie nachvollziehen, aber nicht, ob diese adäquat dosiert ist. Zurück zu den Optionen von **179**.

«Herr Esser ist 56 Jahre alt. Er hatte Schmerzen im linken Bein. Die Ursache **459** hat sich als Thrombose herausgestellt. Da er in der Vorgeschichte einen Tumor hat, wird er aktuell diesbezüglich abgeklärt. Er ist erst seit gestern da. Er bekommt noch Furosemid intravenös, ich glaube, weil der zu viel Wasser im Körper hat. Er hat vorhin geklingelt aufgrund der Bauchschmerzen. Diese sind nun erstmalig aufgetreten.» Zurück zu den Optionen von **107**.

Sie bleiben in Gedanken weiter beim EKG und der Diagnose von Tachykar **460** dien. Sie überlegen nun weiter: In Bezug auf das 12-Kanal-EKG, in dem die Tachykardie dokumentiert wird, interessiert insbesondere die Unterscheidung zwischen
- Herzfrequenzen kleiner und größer 170 Schläge pro Minute. **(924)**
- … Breit- und Schmal-QRS-Komplex-Tachykardie. **(1134)**

- … Tachykardien mit Delta-Welle als Ausdruck eines WPW-Syndroms und Tachykardien ohne Delta-Welle. **(292)**
- … Tachykardien mit ST-Hebungen und solchen ohne ST-Hebungen. **(157)**

461 Was geben Sie zur Analgesie?
- Opioid. Weiter bei **407**.
- Paracetamol. Weiter bei **841**.
- Aspirin. Weiter bei **1175**.
- Metamizol. Weiter bei **205**.
- Ketamin und Midazolam. Weiter bei **178**.

462 Retrospektiv ist es zwar immer leicht, über das Handeln von anderen zu urteilen. Aber in diesem Fall kann man nicht verleugnen, dass die Kollegin früher mit höheren Diuretika-Dosen hätte gegensteuern sollen. Diese Information ist «richtig». Zurück zu den Optionen von **813**.

463 Natürlich sollte Ihnen klar sein, dass in der aktuellen Situation viel von Ihnen verlangt wird. Sie müssen sich zuerst selbst auf diese Reanimationssituation einstellen. Dennoch sollte es für Sie wichtig sein, wenigstens kurz einen eigenen Überblick über den Patienten zu erhalten. Sie fragen Schwester Sandra, was passiert ist. Halten Sie sie an, die Thoraxkompressionen weiter durchzuführen. Für Sie sollte es wichtig sein, die Atemwege zu begutachten und freizumachen. Das Begutachten der Atmung sollte in maximal 10 Sekunden erledigt sein. Zeitgleich kann noch der Puls getastet werden. Zusätzlich schauen Sie noch auf den Monitor. Sie müssen aber ehrlich zugeben, dass es für Sie eine unlösbare Aufgabe ist, dies alles in kürzester Zeit auf einmal zu tun. Sie führen zwar die einzelnen Schritte in der vorgesehenen Zeit durch, sind sich aber keinesfalls über das Ergebnis sicher: Sie haben weder eine Atmung feststellen noch einen Puls tasten können. Dennoch wissen Sie, dass bereits im Zweifelsfall reanimiert werden muss. Die Arbeit kann also beginnen. Wenn nur nicht diese innere Unruhe wäre. Wenn Ihr Vorgehen dem oben dargelegten entsprochen hat, schreiben Sie sich 5 Kompetenzpunkte gut. Für jede Abweichung, die Sie nicht adäquat begründen können, ziehen Sie sich je 2 Kompetenzpunkte ab. **(828)**

464 Dennoch machen Sie sich auf dem Weg zur Station 3 noch kurz Ihre Gedanken zu dem Fall. Sie hatten zunächst eine Patientin im Schockzustand vorgefunden. Dazu haben Sie sich Ihre differentialdiagnostischen Überlegungen gemacht. Als die Patientin sich dann mit Hämatemesis und Hämatochezie präsentierte, war jedoch klar, dass es sich um eine obere gastrointestinale Blutung handeln musste. Sie versuchten so gut und so schnell wie möglich die Patientin zu stabilisieren und die weiterführende gastroenterologische Diagnostik und Therapie zu organisieren. Bezüglich der initialen Maßnahmen ist neben der Volumengabe über zwei möglichst großlumige venöse Zugänge die Gabe von Pantoprazol und, bei fehlender Kontraindikation, von Erythromycin sinnvoll. Außerdem sollte, neben einem Standardlabor mit insbesondere Gerinnung und Blutbild, auch die Blutgruppe bestimmt und Erythrozytenkonzentrate bereitgestellt werden. Die hämodynamisch nur leidlich stabile Patientin wurde im Verlauf rasch auf die Intensivstation verlegt. Hier wurde im Rahmen der notfallmäßig durchgeführten Gastroskopie eine Sickerblutung aus einem Ulcus ventriculi diagnostiziert und gestillt. Danach gelang es, die Patientin zu stabilisieren. **(939)**

465 Sie sollten sich sowohl das Aufnahme-EKG anschauen als auch einen Blick auf den Laborzettel werfen. Zum einen kennen Sie dann den Herzrhythmus bei Aufnahme, zum anderen findet sich vielleicht im Labor ein Hinweis auf die Ursache des Vorhofflimmerns. Ziehen Sie sich 4 Kompetenzpunkte ab und weiter bei **1197**.

466 Die Patientin antwortet mit «Nein, nur ab und zu ein Glas Wein.» Das ist sicher eine aktuell weniger wichtige Frage. Zurück zu den Fragen von **994**.

467 Schwester Katharina fährt noch fort: «Es geht ihr sehr gut.» Deswegen entscheiden Sie sich zu folgendem Vorgehen:
- «Spritz ihr doch jetzt 2 Einheiten Alt-Insulin.» **(454)**
- «Spritz ihr doch jetzt 6 Einheiten Alt-Insulin.» **(201)**
- «Spritz ihr doch jetzt 10 Einheiten Alt-Insulin.» **(325)**
- etwas anderes **(1053)**

468 Sie informieren zunächst den Patienten über das weitere Vorgehen, dann besprechen Sie mit Markus eine adäquate Analgesie des Patienten. Ferner ordnen Sie eine Monitorüberwachung des Patienten an. Außerdem sollte der Patient bis auf Weiteres nüchtern bleiben. Nicht zu vergessen ist natürlich noch eine Prämedikation des Patienten durch die Kollegen der Anästhesie. Falls das Ihrem Vorgehen entsprochen hat, schreiben Sie sich 4 Kompetenzpunkte gut. Für jede nicht oder zuviel durchgeführte Maßnahme, die Sie nicht adäquat begründen können, ziehen Sie je zwei Kompetenzpunkte ab. Weiter bei **477**.

469   Wenn Sie es nicht hinreichend begründen können, gibt es keine weitere Information, die Sie aus der Kurve herauslesen können, und Sie sollten sich somit 2 Kompetenzpunkte abziehen. Zurück zu den Optionen von **883**.

470   Ein mögliches Vorgehen wäre: Zuerst einen Überblick über den Patienten mittels orientierender Anamnese und Untersuchung gewinnen. Ferner einen Zugang legen und darüber Blut abnehmen. Über diesen Zugang können Sie auch Schmerzmittel geben, um das Zurücklagern ins Bett für den Patienten möglichst atraumatisch und schmerzarm zu gestalten. Außerdem ist hierüber eine Volumengabe möglich. Dann sollten Sie den Chirurgen verständigen und das weitere Procedere und mögliche diagnostische Schritte besprechen. Falls Sie dies in dieser Reihenfolge absolviert haben, dürfen Sie sich über 4 Kompetenzpunkte extra freuen. Für jede Abweichung, die Sie nicht adäquat begründen können, ziehen Sie sich jeweils 2 Kompetenzpunkte ab.

Pfleger Markus schiebt gerade den Patienten an Ihnen vorbei zur Notaufnahme. Sie überlegen sich gerade, was noch zu tun wäre. Doch bevor Sie sich entscheiden, geht Ihr Piepser. Sie schauen auf das Display, erkennen die Nummer und denken sich: «Was will die Intensivstation?», und ignorieren zunächst den Piepser. Sie überlegen weiter, dann hören Sie erneut das «PiepsPiepsPieps!» Schon wieder der Piepser, gleiche Nummer. Sie entscheiden sich nun, …

- … auf der Intensivstation zurückzurufen. **(629)**
- … den Piepser weiter zu ignorieren. **(1062)**

471   «Hallo» melden Sie sich und fahren fort: «Ich habe hier einen 56-jährigen Patienten auf Station 3, der seit gut einer halben Stunde über starke Bauchschmerzen klagt.» Im folgenden Gespräch werden Ihnen von dem chirurgischen Kollegen folgende Fragen gestellt: «Was sind es denn für Schmerzen?», «Wie schaut der Bauch aus?» und «Was kannst du mir sonst noch über den Patienten sagen?»

- Wenn Sie nur eine Frage nicht beantworten können, haben Sie sich zuvor mit dem Patienten nicht intensiv genug beschäftigt. Der chirurgische Kollege bittet Sie, die jeweils fehlende Information noch einzuholen und sich dann nochmals zu melden. Ziehen Sie sich 7 Kompetenzpunkte ab und zurück zu den Optionen von **107**.

- Wenn Sie die Fragen adäquat beantworten können, freuen Sie sich über Ihre hellseherischen Fähigkeiten und weiter bei **307**.

472 Diese Information ist «falsch». Der Patient mag einen Diabetes mellitus haben, aber das können Sie nicht aus der Kurve ablesen. Eine für einen Diabetes mellitus spezifische medikamentöse Therapie ist in der Kurve nicht verzeichnet. Zurück zu den Optionen von **813**.

473 «O.k., Unterlappenpneumonie, was war da alles zu bedenken?», überlegen Sie. Dabei streifen Sie gedanklich die folgenden Punkte:
- CRB-65-Score **(173)**
- Unterscheidung ambulante versus nosokomial erworbene Pneumonie **(888)**
- weiterführende Diagnostik **(363)**
- Schwester Sandra erinnern, ab morgen die Pneumoniekost zu bestellen **(478)**
- Entscheidung über Verlegung auf Intensivstation **(1050)**
- antibiotische Therapieeinleitung **(381)**
- etwas anderes **(640)**

Treffen Sie die richtige Auswahl, dann geht's weiter bei **985**.

474 Was ist Ihnen im Labor aufgefallen? Blättern Sie nicht zurück.
- akutes Nierenversagen
- Entzündungskonstellation
- Cholestase
- akutes Leberversagen
- Elektrolytentgleisung
- HIT
- relevanter Hämoglobinabfall
- stabiler Hämoglobinwert

Treffen Sie eine Auswahl, dann weiter bei **171**.

475 Die Patientin antwortet mit «Nein.» Das ist sicher eine aktuell weniger wichtige Frage, insbesondere da die Patientin ja aktuell gar keinen Infarkt hat. Zurück zu den Fragen von **994**.

476 Anhand der von Ihnen durchgeführten Anamnese, klinischen Untersuchung und Diagnostik sollte eine kardiale Dekompensation aufgrund der Dyspnoe zwar eine Differentialdiagnose, aber nicht Ihre Arbeitsdiagnose sein. Gehen Sie nochmals zurück zu **875**, um die Befunde zu studieren, und überlegen Sie dann bei **1180** von neuem. Ziehen Sie sich 2 Kompetenzpunkte ab.

477 Während Sie mit Markus die letzten Punkte geklärt haben, werden Sie erneut angepiepst. Es ist Schwester Sandra, die Ihnen mitteilen will, dass Herr Blaucher inzwischen wieder auf der Station zurück ist. Aktuell hat er keine Beschwerden und die Vitalparameter seien stabil. Sie bitten sie, den Patienten weiter am Monitor zu überwachen, ferner sollte der Patient Bettruhe halten. Gleich darauf hören Sie erneut das «PiepsPiepsPieps!» **(34)**

478 «Sandra, kannst du bitte für die Patientin ab morgen die Pneumoniekost bestellen?» «Was meinst du?» Sie zögern: «Die Pneumoniekost …» Als Sie in Sandras Augen blanke Verständnislosigkeit sehen, entscheiden Sie sich gegen die Pneumoniekost und ziehen sich 3 Kompetenzpunkte ab. Da hatten Sie vermutlich etwas falsch verstanden. Begeben Sie sich zurück zu den Optionen von **473**.

479 Sie schauen auf den Monitor: SO_2 weiter bei 82 % unter 6 l O_2 pro Minute. Die Herzfrequenz ist bei 115 bpm. Sie messen den Blutdruck und erhalten einen Wert von 190/110 mmHg. Zurück zu den Optionen von **1145**.

480 «Und seit wann ist der Patient hypertensiv?» «Seit gestern», antwortet die Schwester. «Und davor?» «Ähm, warten Sie mal.» Es dauert kurz, während die Schwester in der Kurve nachschaut, dann sagt sie: «Davor hatte er einen normalen Blutdruck.» Irgendwie kommt Ihnen das Ganze komisch vor. Sie entscheiden sich nun gegen Ihren primären Impuls, die Blutdruckmedikation zu erhöhen, und dafür, sich den Patienten doch noch näher anzuschauen. Weiter bei **231**.

481 «Gut, ich hol es gleich. Schreibst du es mir bitte noch in die Kurve!» Sie schreiben die gewählte Antibiotikakombination in die Kurve und setzen noch Ihr Arztkürzel dahinter. Sie besiegeln mit dieser Unterschrift nicht nur das Schicksal Ihrer Patientin, sondern auch Ihr eigenes. Denn während Sie die Kurve in der Hand halten, hätten Sie nochmals einen Blick auf die Allergien werfen sollen: Dick und fett steht dort eine Allergie gegen Makrolid-Antibiotika. Sie selbst hatten die Patientin noch nach der Allergie befragt. Sie habe mit einem Hautausschlag, aber auch Atemnot auf die Antibiotikums-Einnahme reagiert. Kurze Zeit später durchlebt Frau Spalter eine schwere anaphylaktische Reaktion. Sie wird in diesem Zusammenhang reanimationspflichtig. Durch die anaphylaktische Reaktion ist die Patientin nicht konventionell zu intubieren. Dies gelingt letztendlich erst im Verlauf bronchoskopisch auf der Intensivstation. Durch die protrahierte Reanimation und die verzögerte Sicherung des Atemweges erleidet die Patientin einen schweren hypoxischen Hirnschaden. Im Verlauf verstirbt die Patientin an der durch eine Aspiration verkomplizierten Pneumonie. Sie verlieren aufgrund dieses durch Ihre Anordnung verschuldeten Verlaufs alle Kompetenzpunkte, und dieser Nachtdienst hat damit ein vorzeitiges Ende gefunden. Bis zu dieser Entscheidung hatten Sie die Patientin gut versorgt, doch dann haben Sie einen unverzeihlichen Fehler begangen. Bis heute beschäftigt dieser Fall die Gerichte. Weiter bei **370**.

482

Sie schauen in die Patientenakte, um noch weitere Informationen über den Patienten zu erlangen. Dabei finden Sie heraus, dass Herr Bauer ein 73-jähriger Patient ist, der zur Abklärung eines Verdachtes auf ein Bronchialkarzinom stationär aufgenommen worden war. Bis auf einen ausgeprägten Nikotinabusus, einen Z. n. Appendektomie 1984 und einen Z. n. Myokardinfarkt vor sechs Jahren mit PTCA und Implantation eines Stents in die rechte Koronararterie finden Sie noch einen Vermerk auf eine Allergie gegen Kontrastmittel. Bezüglich der Beschwerden vor der Aufnahme finden Sie Informationen über eine typische B-Symptomatik. Ferner verneinte der Patient Angina pectoris und Dyspnoe. Die körperliche Untersuchung war bis auf eine Kachexie und deutliches Giemen und Brummen wenig ergiebig. Sie blättern und finden dabei einen unauffälligen Echokardiographiebefund. Ferner findet sich ein Laborzettel, in dem sich ein so jungfräuliches Labor zeigt, dass kein einziges «Plus» oder «Minus» zu finden ist. Notieren Sie sich den für das weitere Procedere relevantesten Befund aus Ihrem Aktenstudium und weiter bei **582**.

483

Mit dieser Einschätzung haben Sie nicht unrecht. Dennoch sollten Sie sich genau überlegen, weswegen Sie Ihren ärztlichen Beruf ergriffen haben. Derartige Bemerkungen vor dem Patienten auszusprechen, ist Ihres Standes nicht angemessen. Sie gehen aber noch weiter und sagen: «Wir sollten nichts mehr machen, es hat keinen Sinn mehr.» Schwester Katharina schaut Sie entgeistert an, als Sie ihr dies mitteilen und macht sich auf den Weg aus dem Zimmer. Anscheinend hat sie die Situation und Ihre Anwesenheit nicht mehr ertragen. Ihnen wird bewusst, dass Schwester Katharina gerade allen Respekt vor Ihnen verloren hat. Sie dreht sich aber noch mal um und fragt zögerlich: «Und die Atemnot?» Zurück zu den Optionen von **402**. Ziehen Sie sich aber noch die Hälfte aller Kompetenzpunkte ab.

484 Sie haben sich ganz schön beeilt und kommen ein wenig aus der Puste auf der Station an. Schwester Sandra ist nicht zu sehen. Anhand des grünen Lichtes an einem Zimmer sehen Sie aber, dass sie sich auf Zimmer 4 befinden muss. Sie überlegen, ob das das Zimmer des Patienten war, der die Beschwerden hatte. Wenigstens haben Sie sich den Namen des Patienten gemerkt.
- Ja, Herr Blaucher liegt in Zimmer 4. **(18)**
- Nein, Herr Blaucher liegt in einem anderen Zimmer. **(68)**

485 Diese Frage erübrigt sich eigentlich, denn sonst würde sich Schwester Katharina ja nicht bei Ihnen melden. Sie antwortet: «Nein, gibt es nicht.» Ziehen Sie sich 1 Kompetenzpunkt ab und zurück zu den Optionen von **825**.

486 Sie können selbst sonographieren. Das ist gut. Schreiben Sie sich 2 Kompetenzpunkte gut.
- Wenn Sie bereits Blut abgenommen haben, weiter bei **150**.
- Wenn Sie noch kein Blut abgenommen haben, dann holen Sie dies bei **184** nach und ziehen sich noch 2 Kompetenzpunkte ab. Denken Sie daran: Organisation ist alles. Wenn Sie das Blut bereits abgenommen haben, kann die Bestimmung der gewünschten Laborparameter bereits begonnen werden, während Sie zeitgleich das Ultraschallgerät holen und die Sonographie durchführen.

487 Das sollten Sie nur machen, wenn Sie einen Verdacht auf einen kardiogenen Schock mit kardialer Dekompensation haben. Aber in der klinischen Untersuchung fanden sich keine Hinweise auf eine kardiale Dekompensation, also keine pulmonalen Rasselgeräusche oder Beinödeme. Deswegen sollten Sie in der aktuellen Situation kein vorlastsenkendes Medikament geben. Zurück zu den Optionen von **347**.

488 «Sandra, könnten Sie bitte weiter die Beine hochhalten?» In der aktuellen Situation ist ein septischer oder hypovolämischer Schock wahrscheinlicher als ein kardiogener Schock. Deswegen haben Sie sich richtigerweise dazu entschieden, die Schocklage beizubehalten. Zurück zu den Optionen von **347**.

Wenn Sie zuvor die Akte studiert hätten, würden Sie wissen, dass die **489** Schilddrüsenparameter unauffällig waren. Ziehen Sie sich 2 Kompetenzpunkte ab. Zurück zu **938**.

«Er ist stabil, wir sollten ihn so rasch wie möglich auf Intensiv bringen. Ich **490** würde ihn, wenn überhaupt, erst dort intubieren, unter geordneten Bedingungen», sagt Ihr Kollege.
- «O. k., bringen wir ihn so schnell wie möglich auf die Intensivstation!» **(792)**
- «Wollen wir zuvor nicht noch ein 12-Kanal-EKG schreiben?» **(42)**
- «Wollen wir nicht noch ein Echo machen?» **(70)**
- «Sollen wir noch schnell ein Blutgas abnehmen?» **(928)**

«Ich bin seit 45 Jahren mit meinem Mann verheiratet, wir haben drei Kin- **491** der.» «Entschuldigen Sie bitte die Frage, Frau Spalter, aber hatten Sie jemals außereheliche sexuelle Kontakte?» «Nein, wie kommen Sie denn darauf? Und überhaupt, ist das wichtig? Ich bin 70 Jahre …». Sie denken leise, während die Patientin über Ihre Frage empört reagiert, «in Zeiten von HIV natürlich», aber gleichzeitig bemerken Sie auch, dass Sie besser mit dieser Frage vielleicht ein bisschen gewartet hätten. Zum aktuellen Zeitpunkt hat dieses Themengebiet nicht unbedingt das Arzt-Patienten-Verhältnis gefördert. Zurück zu **585**.

Bebeutelnd fahren Sie mit Ihrem Kollegen und dem Intensivpfleger auf die **492** Intensivstation. Letzterer hat schon eine kurze Lagemeldung durchgegeben, sodass oben bereits Vorbereitungen für eine eventuelle Intubation getroffen werden. Als Sie auf der Intensivstation angekommen sind, sind die Atemanstrengungen des Patienten zwar noch schwach, aber effektiv. Auf Schmerzreize reagiert der Patient jedoch noch nicht adäquat, weswegen von fehlenden Schutzreflexen auszugehen ist. Deswegen entschließt sich Ihr Kollege zur Intubation, auch unter dem Gesichtspunkt einer eventuell anstehenden nochmaligen Herzkatheteruntersuchung, da in dem inzwischen angefertigten EKG erneut ST-Hebungen über der Hinterwand zu sehen sind. Da es nun sein Patient ist, übernimmt er das weitere Management. Von ihm wird eine Echokardiographie durchgeführt. In dieser kann ein Perikarderguss ausgeschlossen werden. Im Blutgas zeigen sich keine relevanten Auffälligkeiten. Sie entschließen sich nun zuerst …
- … die während der Reanimation nicht beantworteten Anpiepsungen zu beantworten. **(303)**

- … den kardiologischen Bereitschaftsdienst zu verständigen. **(11)**
- … erstmal an die frische Luft zu gehen und durchzuatmen. **(1119)**

493 Der chirurgische Kollege steht vor dem Röntgenschirm, als Sie in die Notaufnahme kommen. Er schaut Sie mit einem Stirnrunzeln an und deutet auf das Röntgenbild. Weiter bei **426**.

494 Wie heißt es so schön? Vor der Therapie steht die Diagnose.
- Falls der Patient bereits sonographiert worden ist und das Blut auf dem Weg ins Labor ist, weiter bei **685**.
- Falls eine Sonographie, die Blutentnahme oder weitere Untersuchungen noch ausstehend sind, zurück zu **259**. Ziehen Sie sich aber noch 4 Kompetenzpunkte ab.

495 Sie zucken zusammen und schauen noch mal verduzt und ungläubig auf den Piepser. Sie sehen «0104» und versuchen diesen Code zu entschlüsseln. Langsam erinnern Sie sich an das, was Ihnen zum Rea-Funk gesagt wurde: «Die ersten zwei Zahlen sind die Station, die nächsten zwei Zahlen sind die Zimmernummer!» Während Sie überlegen, ertönt immer noch das erschreckend unangenehme Piepsen des Rea-Funks. Damit holt er Sie in die Gegenwart zurück. Also, auf geht's, da ringt gerade ein Mensch mit dem Leben. Wie die blonde Schönheit in dem Film ihren letzten Atem aushaucht, sollen Sie somit nicht mehr mitbekommen.
- Sie rennen los, als ob es um Ihr eigenes Leben gehen würde. **(7)**
- Sie rennen los, sind sich aber bewusst, dass Sie danach noch klar denken müssen. **(560)**
- Sie laufen langsam, schließlich werden Sie gleich noch genügend Zeit zum Schwitzen haben. **(700)**
- Sie machen noch einen Umweg über die Toilette, nur um nicht der Erste auf Station zu sein. **(354)**

496 In dem Ihnen vorliegenden Labor finden Sie eine Entzündungskonstellation aufgrund der erhöhten Leukozytenzahl. Der CRP-Wert ist aktuell noch ausstehend. Ferner zeigt sich eine mit einer Cholestase vereinbare Erhöhung der Leberenzyme. Der Ikterus ist mit dem erhöhten Bilirubin-Wert erklärbar. Ferner ist auffällig, dass retrospektiv bei Aufnahme am Vortag sowohl die Entzündungswerte als auch die Cholestaseparameter gering erhöht waren. Außerdem findet sich eine Anämie, jedoch schon vorbestehend. Unter dem Verdacht auf Eisenmangel wurde von den Kollegen eine Substitutionstherapie begonnen, wie Sie aus der Kurve bereits wissen. Falls Sie diese Punkte erkannt haben, schreiben Sie sich 5 Kompetenzpunkte zu. Für jede nicht erkannte bzw. fehlerhaft vermutete Option ziehen Sie bitte jeweils 2 Kompetenzpunkte ab. Mit diesen Befunden nehmen Sie erneut Kontakt mit dem Kollegen der Chirurgie auf, den Sie inzwischen im Op erreichen. (1115)

497

Schwester Sandra und Sie sind gerade damit fertig, den Patienten zu versorgen. Insbesondere auf die Morphingabe hat sich die klinische Situation des Patienten deutlich gebessert. Der Patient wirkt stressfrei und gibt letztendlich nur noch ein leichtes thorakales Druckgefühl an. Dennoch stellt die Reperfusion im Rahmen der Koronarangiographie die wichtigste therapeutische Option dar. Sie schauen auf Ihre Uhr. Seit dem Telefongespräch mit dem kardiologischen Kollegen sind gut 20 Minuten vergangen. Sie überlegen sich gerade, ob Sie nochmals den Kollegen anrufen sollten, um zu fragen, wo er bleibt. Da hören Sie das bekannte «Piepspiepspieps!», sodass Sie diesen eher suboptimalen Gedanken nicht zu Ende denken müssen. Sie gehen kurz ans Telefon. Schwester Katharina von Station 3 meldet sich und berichtet, dass sie bei einer Patientin, Frau Schimmel, gerade einen Blutzucker von 324 mg/dl gemessen hat. Sie schauen auf Schwester Sandra, die Ihnen signalisiert, dass Herr Blaucher jetzt in das Herzkatheterlabor gebracht werden kann.

- Die Situation ist bei Herrn Blaucher leidlich stabil und Sie verabschieden sich, um sich um den Patienten mit dem erhöhten Blutzucker zu kümmern. (1184)
- Die Situation ist leidlich stabil. Dennoch bringen Sie Herrn Blaucher noch in das Herzkatheterlabor und kümmern sich dann um den neuen Fall. (348)
- Die Situation ist leidlich stabil. Dennoch bringen Sie Herrn Blaucher noch in das Herzkatheterlabor und bitten Schwester Katharina schon einmal, Insulin zu spritzen. (619)

498

Falls Sie in Ihre Entscheidung für die Anwendung von Glyceroltrinitrat die Kontraindikation «hochgradige Aortenklappenstenose» und engmaschige Blutdruckkontrollen zur Vermeidung einer Hypotonie mit haben einfließen lassen und sich für die potenziell nicht nur einmalige Applikation eines Glyceroltrinitrat-Sprays entschieden haben, dann schreiben Sie sich 3 Kompetenzpunkte gut. Für jede nicht oder zu viel gewählte Option, die Sie nicht adäquat begründen können, ziehen Sie sich je 2 Kompetenzpunkte ab. Zurück zu **976**.

499 Der Patient wird zwar mit einem niedermolekularen Heparin antikoaguliert, aber nicht im therapeutischen Bereich. Dafür müsste der Patient, vorausgesetzt er hat eine normale Nierenfunktion, Enoxaparin zweimal täglich angepasst an sein Körpergewicht erhalten. Zurück zu den Optionen von **179**.

500 Anscheinend hat der Patient Ihre Frage nicht verstanden.
- Sie fragen nochmals, diesmal lauter, bei dem anscheinend schwerhörigen Patienten: «Wo ist denn der Schmerz lokalisiert?» **(1201)**
- «Können Sie hindeuten, wo es Ihnen weh tut? Schmerzt es noch irgendwo anders? Im Rücken? In der rechten Schulter? Oder sonst irgendwo?» **(579)**

501 «So, das müsste jetzt so passen!», sagen Sie zu Schwester Sandra. Diese nickt Ihnen zustimmend zu. Sie verlassen die Station. Dabei überlegen Sie sich noch einmal den zurückliegenden Fall. Ausgehend von Fieber hatten Sie über den anamnestisch zu eruierenden produktiven Husten und das reduzierte Allgemeinbefinden sowie die in der klinischen Untersuchung aufgefallenen Rasselgeräusche rechts basal bereits erste Hinweise auf eine pulmonale Ursache der Infektion. Mithilfe des Röntgen-Thorax als einfaches diagnostisches Mittel konnten Sie in Zusammenschau aller Befunde die Diagnose einer Unterlappenpneumonie rechts stellen. Daraufhin haben Sie noch Labor und Blutkulturen abgenommen, um dann mit einer kalkulierten antibiotischen Therapie zu beginnen. Diese wird eventuell in Anlehnung an das Ergebnis Ihrer Blutkulturen im Verlauf an das Antibiogramm angepasst werden. Bei einer hämodynamisch stabilen Patientin haben Sie sich vorerst gegen eine Intensivverlegung entschlossen. Für die Patientin war es jedenfalls notwendig, dass Sie sofort reagiert haben. Denn schließlich geht eine Verzögerung der Einleitung einer antibiotischen Therapie mit einer erhöhten Mortalität einher. **(370)**

502 Es ist nicht leicht, zu entscheiden, ob der Patient nun atmet oder nicht, insbesondere auch, wenn man die eigene Aufregung mit berücksichtigt. So hören Sie aktuell zwar jemanden atmen, aber das sind Sie selbst. Sie sollten maximal 10 Sekunden für die Beurteilung der Atmung aufwenden. 30 Sekunden wären viel zu lange. Ziehen Sie sich 2 Kompetenzpunkte ab. **(929)**

503 Es ist ein wenig Zeit vergangen, und inzwischen wurde ein Röntgenbild des Thorax angefertigt (**Abb. 10**). Was sehen Sie?

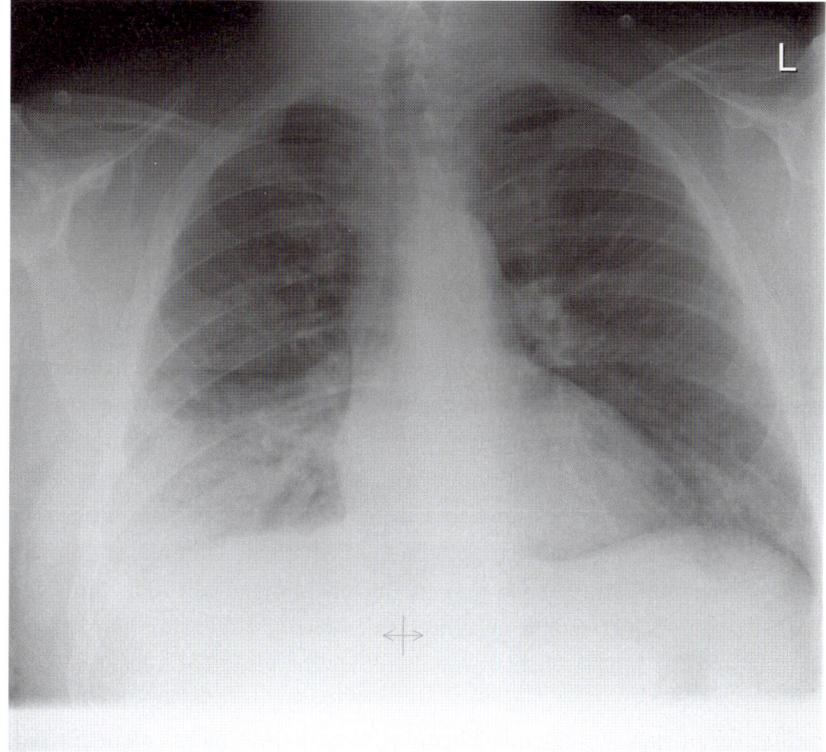

Abbildung 10

- kardiale Dekompensation **(768)**
- unauffälliger Röntgen-Thorax **(17)**
- Unterlappenpneumonie rechts **(913)**
- Unterlappenpneumonie links **(757)**
- Lungenembolie rechts **(180)**
- Atelektase rechts **(277)**

504 Das stimmt zwar, dennoch sollten Sie bei Herrn Blaucher Clopidogrel geben. Ziehen Sie sich 1 Kompetenzpunkt ab, dann weiter bei **1212**.

505 Wenn Sie allein die Kurve anschauen, könnten Ihnen relevante Informationen zur Vorgeschichte des Patienten entgehen. Deswegen sollten Sie auch in die Akte des Patienten schauen. Zurück zu den Optionen von **65**. Sie verlieren 2 Kompetenzpunkte.

506 Bei einer schweren Hypoglykämie ist Glucagon, insbesondere in der häuslichen Umgebung, eine gute Alternative. Dies gilt besonders bei einem nicht ansprechbaren Patienten, der deshalb auch keine schnellwirkenden Kohlenhydrate zu sich nehmen kann. Ihre Patientin ist noch wach und ansprechbar, weswegen Sie aktuell kein Glucagon geben sollten. Zurück zu den Optionen von **827**.

507 In der aktuellen Situation scheint dies vermutlich die einzig sinnvolle Alternative zu sein. Sie haben sich zu lange davon leiten lassen, dass der Patient nicht mehr reanimiert werden soll und keine weiteren intensivmedizinischen Maßnahmen durchgeführt werden sollen. Deswegen haben Sie sich diesen Patienten nicht angeschaut und dadurch viel zu lange nichts getan. Sie haben dabei anscheinend vergessen, dass es auch bei einem Patienten mit schlechter Prognose bzw. unter palliativer Therapie Akutprobleme gibt, die behandelt werden sollten. Vor allem Atemnot sollte kein Patient erleiden. Ferner haben Sie Ihre Entscheidungen getroffen, ohne den Patienten gesehen zu haben, geschweige denn seine Lebensqualität zu kennen. Durch Ihr langes Nichtstun haben Sie eine vielleicht konservativ zu beherrschende Situation derartig entgleisen lassen, dass Sie nun bis auf eine palliative, zu spät einsetzende Therapie der Atemnot nichts mehr für den Patienten machen können. Sie ordnen die Morphingabe an und verlassen die Station.

Der Patient wird noch in der gleichen Nacht versterben. Unabhängig davon legen Sie sich in Ihr Bett und werden bis zum nächsten Morgen schlafen. Damit ist das Buch für Sie nun zu Ende, da Sie in der Behandlung eines schwerkranken Patienten die notwendige Kompetenz vermissen ließen. Auch wenn Sie sich bis jetzt gut in Ihrem Nachtdienst geschlagen haben, hat Ihre ärztliche Kunst bei diesem Patienten versagt. Als Nachtrag ist noch zu erwähnen, dass Schwester Katharina dafür sorgen wird, dass Sie diesen Patienten nicht mehr vergessen werden. Denn nach einer Beschwerde von ihr über Ihr Verhalten müssen Sie sich vor Ihrem Chef rechtfertigen. Leider werden Sie keine adäquate Begründung Ihres Handelns geben können.

508 Sie bringen die Patientin auf Intensivstation. Hier wird in einer erneuten BGA ein Hb-Wert von 10,3 mg/dl nachgewiesen, weswegen der Kollege aktuell mit der EK-Gabe noch zurückhaltend ist. Die Patientin wird auf der Intensivstation endoskopiert. Dabei zeigt sich eine Sickerblutung aus einem

Ulcus ventriculi. Wie würden Sie diese Blutung nach der Forrest-Klassifikation einstufen? **(1071)**

Wenigstens eine ehrliche Antwort. Weiter bei **110**.   **509**

«Aber der Defi lädt doch nur bis maximal 360 J hoch!» Stimmt, denken Sie **510** sich. Zurück zu den Optionen von **626**. Ziehen Sie sich 2 Kompetenzpunkte ab.

Damit haben Sie recht. Bis jetzt haben Sie einen Patienten vor sich liegen, **511** der nicht besonders gut auszusehen scheint, und auf dessen Brustkorb Schwester Sandra Thoraxkompressionen durchführt. Natürlich würde ein nicht reanimationspflichtiger Patient sich gegen die Thoraxkompressionen wehren. Dennoch sollten Sie sich einen kurzen fokussierten Überblick über den Patienten machen. Legen Sie dabei auch eine Reihenfolge fest.
- Den Patienten ansprechen. **(13)**
- Die Lunge auskultieren. **(382)**
- Das Herz auskultieren. **(1204)**
- Die Atemwege begutachten und freimachen. **(1002)**
- Den Puls fühlen. **(633)**
- Den Monitor beurteilen. **(350)**
- Die Atmung beurteilen. **(14)**

Treffen Sie eine Auswahl der Maßnahmen, die Sie durchführen, dann zurück zu den Optionen von **463**.

Während Pfleger Markus weiterdrückt, nehmen Sie Maske und Beutel und **512** setzen die Maske auf das Gesicht des Patienten. Sie haben Glück, die Maske sitzt. Nach Überstrecken des Kopfes wenden Sie den
- A-Griff **(775)**
- B-Griff **(1057)**
- C-Griff **(275)**
- D-Griff **(866)** an.

Eine Anämie mag Ursache einer Dyspnoe sein, aber in dem vorliegenden **513** Fall hat die Patientin weder eine Anämie noch passt die von Ihnen durchgeführte Anamnese, klinische Untersuchung und Diagnostik zu dieser Differentialdiagnose. Gehen Sie nochmals zurück zu **875**, um die Befunde zu studieren, und überlegen Sie dann bei **1180** von neuem. Ziehen Sie sich 2 Kompetenzpunkte ab.

514 Die Blutung wird endoskopisch gestillt. In dem von Ihnen abgenommenen Labor zeigte sich ein Quick-Wert von 38 %. Da die Patientin danach Hb-stabil ist, verzichtet der Kollege auf die Gabe von Fresh Frozen Plasma oder dem Prothrombinkomplex-Konzentrat PPSB. Nach einer weiteren Volumengabe stabilisiert sich die hämodynamische Situation zusehends. Diesen weiteren Verlauf haben Sie jedoch später nur auf Nachfragen erfahren, denn nach der Ablieferung der Patientin machen Sie sich gleich auf den Weg zur Station 3, zu dem Patienten mit den Brustschmerzen. Keine Verschnaufpause, leider. **(464)**

515 «Ist die Herzfrequenz regelmäßig?» «Ich bin mir nicht ganz sicher, aber ich würde sagen nein.» Was interessiert Sie noch?
- der Blutdruck **(982)**
- Nichts mehr, Sie sind nun auf dem Weg zur Station. **(645)**

516 Bereits neben dem Patienten stehend, fällt ein deutlich hörbares Rasseln auf. Beim Auskultieren der Lunge hören Sie über beiden Lungen deutliche Rasselgeräusche. Beide Beine glänzen, und es lässt sich eine deutliche Umfangsvermehrung erahnen. Nachdem Sie auf die Haut mit Ihrem Finger etwas Druck ausgeübt haben, bleibt eine deutliche Delle zurück. Zurück zu den Optionen von **1145**.

517 Während Sie laufen, fällt Ihnen etwas ein: Station 1, Zimmer 4, da waren Sie heute schon. Welcher Patient war es nur?
- Hr. Blaucher **(10)**
- Hr. Bauer **(529)**
- Hr. Esser **(217)**

518 «Kein Thema, mache ich», meint sie. Zurück zu den Optionen von **698**.

519 Weiter bei **183**.

520 Sie sollten sich für die medikamentöse Therapie entschieden haben, denn dann gibt's 2 Kompetenzpunkte. Weder eine manuelle noch eine Atemtherapie haben einen markanten Stellenwert in der Frequenzkontrolle bei Patienten mit Vorhofflimmern. Wenn Sie die Kardioversion als Möglichkeit der Frequenzkontrolle von Vorhofflimmern gewählt haben, dann ziehen Sie sich sogar noch 2 Kompetenzpunkte ab. **(379)**

Unter der gemeinsamen Verwendung von beiden Medikamenten kann es zu relevanten und symptomatischen Bradykardien und AV-Blockierungen kommen. Bei Patienten, die nicht durch einen Schrittmacher im unteren Frequenzbereich abgesichert sind, sollte die Kombination dieser beiden Wirkprinzipien nicht verwendet werden. Die Aussage ist richtig! Wenn Sie dies gewusst haben, dürfen Sie sich 2 Kompetenzpunkte gutschreiben. Zurück zu den Aussagen bei **786**.

521

Diese Information können Sie sicher nicht aus der Kurve ablesen. Seit Sonntag erhält der Patient eine kontinuierliche Infusion mit NaCl und dies mit einer Flussgeschwindigkeit von 100 ml/h. Summa summarum erhält er somit 2400 ml pro Tag allein als Dauerinfusion, unabhängig von der täglichen Trinkmenge und weiterer Flüssigkeitszufuhr. Dies kann nicht als geringe Volumensubstitution bezeichnet werden. Zurück zu den Optionen von **813**.

522

Die Patientin liegt im Moment vollkommen stabil im Bett. Unabhängig vom CRB-65-Score sollte Ihnen Ihr medizinischer Verstand sagen, dass eine hämodynamisch, respiratorisch und rhythmologisch stabile Patientin aktuell keiner intensivmedizinischen Überwachung und Therapie bedarf. Ziehen Sie sich deshalb für diese Fehleinschätzung 5 Punkte ab. Begeben Sie sich zurück zu den Optionen von **473**.

523

Natürlich kann die Patientin eine KHK haben. Aber diese Information können Sie sicherlich nicht aus der Kurve ableiten, da die Patientin zwar antihypertensiv behandelt wird, aber nicht die für den KHK-Patienten typische sekundärprophylaktische Medikation mit Acetylsalicylsäure zur Thrombozytenaggregationshemmung und einem CSE-Hemmer zur Cholesterinsenkung erhält. Zurück zu den Optionen von **772**. Ziehen Sie sich einen Kompetenzpunkt ab.

524

Während Sie das Sonographiegerät herunterfahren, haben Sie Schwester Katharina zum Computer geschickt, um nachzuschauen, ob von den Laborwerten bereits welche fertig sind. Da kommt Schwester Katharina in das Zimmer und hält einen Computerausdruck in der Hand: Wie erwartet, ist das Labor inzwischen teilweise fertig (s. **Tab. 5**).

Während Sie den Laborzettel begutachten, wird Ihnen klar, dass Sie für sich …

525

- … keine relevanten Informationen hieraus gewinnen können. **(980)**
- … relevante Informationen ableiten können. **(549)**

Tabelle 5

	Referenzbereich	Montag, aktuell	Montag	Sonntag
Natrium mmol/l	[136–145]	144	140	142
Kalium mmol/l	[3,5–5,1]	3,7	3,0	4,2
Kreatinin mg/dl	[0,51–0,95]	1,0	0,9	0,9
Harnstoff mg/dl	[15–39]	58	52	54
CRP mg/l	[<3,0]	folgt		12
GOT U/l	[<35]	54		38
GPT U/l	[<35]	folgt		22
alkalische Phosphatase U/l	[50–136]	523		209
Bilirubin gesamt mg/dl	[0,3–1,0]	2,7		1,4
Bilirubin direkt mg/dl	[0,1–0,3]	1,6		0,6
Lipase U/l	[73–393]	folgt		
Quick/INR	[>70/0,9–1,15]	100/1,0		100/1,1
PTT msec	[25,9–36,6]	39		43
D-Dimere	[<0,5]			10,2
Leukozyten/nl	[3,98–10,0]	17,2		11,3
Hämoglobin g/dl	[11,2–15,7]	10,8		11,0
Thrombozyten/nl	[18–369]	280		372
TSH mIU/ml	[0,3–4,0]			2,6

526 «Wo wurde denn das Blut abgenommen? Distal oder proximal von der Braunüle, über die das Heparin läuft.?» «Es klebt kein Pflaster mehr am Arm», antwortet Pfleger Markus und fährt fort: «Warte mal, ich schau mir den Arm an.» Während er anscheinend den Arm inspiziert, hören Sie ihn den Patienten fragen, wo denn die Blutentnahme stattgefunden hat. Der Patient weiß es nicht mehr. Da der Arm aufgrund häufiger Blutentnahmen nur so von Einstichstellen übersät ist, kann die Stelle, an der die Blutentnahme stattgefunden hat, nicht mehr gefunden werden. Dennoch gut, dass Sie daran gedacht haben, dass eine Blutabnahme distal der Braunüle, über die Heparin appliziert wird, als sicher gilt. Zurück zu den Optionen von **344**.

527 Der Patient mag eine COPD haben, aber das können Sie nicht aus der Kurve ablesen. Eine COPD-spezifische inhalative Therapie ist in der Kurve nicht verzeichnet. Zurück zu den Optionen von **179**.

«Frau Schimmel ist eine 61-jährige Patientin, bei der ein fortgeschrittenes **528** Hodgkin-Lymphom erstdiagnostiziert wurde. Sie stellt sich nun zum zweiten Zyklus Chemotherapie vor. Wir haben heute erst mit der Chemotherapie angefangen.»

- «Was bekommt sie denn für eine Chemotherapie?» **(1021)**
- Sie interessiert die Zusammensetzung der Chemotherapie nicht, sondern Sie wollen nun den Blutzucker einstellen. **(925)**

«Oh nein, Herr Bauer, der Patient mit der Schenkelhalsfraktur, war doch **529** Zimmer 4», denken Sie sich und versuchen sich schon mal auf die Situation einzustellen. Während Sie weiter laufen, fällt Ihnen aber ein, dass der Patient eigentlich gerade noch im Op oder schon auf der Intensivstation sein müsste. Um die Verlegung wollte sich der Kollege der Anästhesie kümmern. Außerdem lag er nicht auf Zimmer 4 und auch nicht auf Station 1. Weiter bei **990**, nachdem Sie sich 2 Kompetenzpunkte abgezogen haben für das Durcheinanderbringen der Patienten. Damit haben Sie sich gerade unnötige Gedanken über den falschen Patienten gemacht und sich auf die Situation falsch eingestellt.

Sie schauen, dass Sie nun so schnell wie möglich zur Station kommen. Letzten **530** Endes haben Sie sich doch noch richtig entschieden. Dennoch kostet Sie dieses kleine Intermezzo vor der Toilettentüre die Hälfte aller Kompetenzpunkte und dem Patienten wertvolle Zeit. **(517)**

Natürlich wird Ihr erster Blick bei einem Patienten mit einer Tachykadie **531** auf den Monitor fallen – soweit der Patient an einen angeschlossen ist –, um sich einen ersten Eindruck zu verschaffen. Ferner bringt Ihnen ein Monitor-EKG-Ausdruck sicher etwas, wenn es sich um nicht-anhaltende Tachykardien handelt. In diesem Fall haben Sie keine Zeit, die Tachykardie mit dem 12-Kanal-EKG aufzuzeichnen, weil diese schon längst terminiert sein wird, wenn Sie mit Ihrem EKG-Gerät gefahren kommen. Falls es sich aber um eine anhaltende Tachykardie handelt, sollten Sie sich die Mühe machen, sofort ein 12-Kanal-EKG oder einen Rhythmusstreifen zu schreiben. Damit haben Sie die 12-fache Anzahl an Ableitungen zur Auswertung zur Verfügung und dies bei besserer Qualität wegen der langsameren Schreibgeschwindigkeit. Sparen Sie sich also die Zeit, einen Monitor-Ausdruck anzufertigen. Ziehen Sie sich 2 Kompetenzpunkte ab und zurück zu den Optionen von **97**.

532 Die Patientin hat doch gerade geschlafen. Vielleicht schläft sie jetzt erneut von selbst wieder ein. Wenn nicht, können Sie noch eine Schlaftablette als Bedarfsmedikation anordnen, die die Patientin bei Bedarf verlangen kann. Weiter bei **780**. Ziehen Sie sich 1 Kompetenzpunkt ab.

533 Bezüglich der Elektrolyte interessiert Sie insbesondere der Kalium-Wert, da es bei Hypokaliämie zu Vorhofflimmerepisoden kommen kann. Zurück zu **938**.

534 Sie wollen nur eine Thrombozytenaggregationshemmung zur medikamentösen Therapie geben? Dann haben Sie wichtige Medikamente übersehen. Dafür gibt's 5 Kompetenzpunkte Abzug. Weiter bei **247**.

535 Die für Ihren Patienten in der aktuellen Situation relevanten Informationen sind bereits erwähnt worden. Grübeln Sie also nicht noch zu viel über weitere Informationen. Diese Zeit sollten Sie lieber für Ihren Patienten aufwenden. Ziehen Sie sich deswegen 2 Kompetenzpunkte ab und zurück zu den Optionen von **179**.

536 Anhand der von Ihnen durchgeführten Anamnese, klinischen Untersuchung und Diagnostik sollte eine Atelektase aufgrund der Dyspnoe zwar eine Differentialdiagnose, aber nicht Ihre Arbeitsdiagnose sein. Gehen Sie nochmals zurück zu **875**, um die Befunde zu studieren, und überlegen Sie dann bei **1180** von neuem. Ziehen Sie sich 2 Kompetenzpunkte ab.

537 Sie sollten neben den Elektrolyten auf jeden Fall die renalen Retentionsparameter zur Erfassung der Nierenleistung als auch die Entzündungsparameter bestimmen. Ferner sollten Sie noch eine Blutgerinnungsanalyse durchführen, da die Gerinnung bei Leberstauung schnell kompromittiert werden kann. Falls diese Parameter von Ihnen auf dem Bogen angeklickt wurden, können Sie sich 3 Kompetenzpunkte gutschreiben und zurück zu **1145** gehen. Natürlich wäre noch zu überlegen, ein Blutbild und die LDH zu bestimmen, ferner noch die Leberwerte, erneut unter dem Gesichtspunkt der Leberstauung. Für die Blutkulturen wie für jeden zusätzlich angeklickten Blutwert, den Sie nicht hinreichend begründen können, ziehen Sie sich je 1 Kompetenzpunkt ab.

538 Dann sollten Sie sich die Kurve bei **776** nochmals genau anschauen. Da Ihnen die in der Kurve enthaltenen Informationen anscheinend entgangen sind bzw. Sie sie als nicht wichtig erachtet haben, ziehen Sie sich 2 Kompetenzpunkte ab.

539
Gehen Sie zurück zu **1108** und schauen Sie sich das EKG nochmals genau an. Vergessen Sie nicht, sich noch 2 Kompetenzpunkte abzuziehen.

540
Diese Information ist richtig. Zurück zu den Optionen von **87**.

541
Schwester Katharina antwortet: «Ich wollte dich nur informieren! Ich habe ihm seine antiemetische Bedarfsmedikation gegeben und jetzt ist alles gut.» Weiter bei **1091**.

542
Schwester Sandra drückt weiter. Nochmals atmen Sie tief durch. Langsam merken Sie, wie Sie sich etwas beruhigen. Sie wollen nicht rumstehen, denn der Patient hier braucht Ihre Hilfe. Sie schauen sich im Raum um und überlegen, was Sie tun können.
- Sie sollten Ihren Kittel ausziehen. **(1085)**
- Schwitzt Schwester Sandra? Sie holen ein Tuch, um ihr die Stirn abzuwischen. **(99)**
- Sie stellen sich in Position an den Kopf des Bettes und schätzen kurz die Effektivität der Thoraxkompressionen ein. **(400)**

543
Weiter bei **240**.

544
Schwester Sandra scheint gerade etwas zu überlegen, dann fragt sie vorsichtig: «Könnten wir jetzt auch dieses andere Medikament, äh, wie heißt es, Pranugel oder so, geben? Da hatten wir erst eine Fortbildung.» «Sie meinen Prasugrel?»
- «Ja, Sie haben recht. Es wirkt ja schneller als Clopidogrel.» **(504)**
- «Nein, sollten wir nicht.» **(1212)**

545
Kurz überlegen Sie, welche Herzrhythmen zu den schockbaren gehören und bei welchen Sie sich den Strom fürs Hochladen des Defibrillators sparen können.
- Kammerflimmern
- elektromechanische Entkoppelung
- Kammerflattern
- pulslose ventrikuläre Tachykardie
- Asystolie

Wählen Sie die schockbaren Rhythmen. **(1131)**

546 «Genau, die ist wichtig,» sagt der chirurgische Kollege und spricht weiter: «Die brauchen wir dringend. Die Sonographie ist bei einer Cholangitis die Bildgebung der ersten Wahl. Kannst du sonographieren?»
- ja (486)
- nein (228)

547 Sie nehmen zunächst die Kurve in die Hand (s. **Abb. 11**).
Sie betrachten die Kurve eingehend. Dabei überlegen Sie sich, dass die Kurve …
- … keine für Sie relevanten Informationen preisgibt. (958)
- … für Sie relevante Informationen enthält. (179)

548 Wenn das Ihre Gedächtnisstütze sein sollte, dann sollten Sie sie sofort wieder vergessen. Damit kommen Sie während einer Reanimation nicht weiter. Ziehen Sie sich 2 Kompetenzpunkte ab und zurück zu den Optionen von 434.

549 Was ist Ihnen im Labor aufgefallen? Blättern Sie nicht zurück.
- akutes Nierenversagen
- Entzündungskonstellation
- Cholestase
- akutes Leberversagen
- Elektrolytentgleisung
- HIT
- relevanter Hämoglobinabfall

Treffen Sie eine Auswahl, dann weiter bei 496.

550 Weiter bei 183.

551 An sich ist es auffällig, dass die Patientin, wenn sie nichts gegessen hat, mit dem Blutzucker nach der Insulingabe nur gering abfällt. Deswegen fragen Sie auch bei Schwester Sandra diesbezüglich nach. Sie hören, wie diese den Hörer zur Seite legt und weggeht. Anscheinend hat sie diesmal nicht vom tragbaren Telefon aus telefoniert. Etwas später kommt sie wieder: «Sie haben recht, sie hat gerade einige Kekse gegessen. Na ja, es war vielmehr eine ganze Packung.» «Dann spritz ihr doch jetzt 6 Einheiten Insulin und messe bitte später noch einmal nach». (653)

552 Diese Information können Sie richtigerweise aus der Kurve ablesen. Der Patient erhält eine Herzinsuffizienztherapie mit Bisoprolol und Ramipril.

Besonderheiten			Allergien: keine					Blatt 2
RR	Puls	Temp.	Sonntag	Montag	Dienstag	Mittwoch	Donnerstag	Freitag	Samstag

			Sonntag	Montag	Dienstag	Mittwoch	Donnerstag	Freitag	Samstag
RR	Puls	Temp.							
250	140	40°							
200	120	39°							
150	100	38°							
100	80	37°							
50	60	36°							
0	40	35°							

Gewicht	105 kg						

Medikament	Sonntag	Montag	Dienstag	Mittwoch	Donnerstag	Freitag	Samstag
ASS 100 mg	1-0-0	1-0-0	1-0-0				
Enalapril 10 mg	1-0-1	1-0-1	1-0-1				
Hydrochlorothiazid 25 mg	1-0-0	1-0-0	1-0-0				
Simvastatin 40 mg	0-0-0-1	0-0-0-1	0-0-0-1				
L-Thyroxin 100 mcg	1-0-0	1-0-0	1-0-0				
Ceftriaxon 2g i.v.	1-0-0	1-0-1>>					
Clarithromycin 500 mg p.o.	1-0-1	1-0-1>>					
Enoxaparin 0,4 ml s.c.	0-0-1	0-0-1	0-0-1				

Abbildung 11

Da der Patient aktuell mit einem NYHA-Stadium 3 unter einer mittelschweren Herzinsuffizienz leidet, wäre noch eine Erweiterung der Therapie um Spironolacton zu erwägen. Zurück zu den Optionen von **1027**.

553 Aufgrund von Klinik und Röntgenbild haben Sie richtigerweise die Diagnose einer Unterlappenpneumonie rechts gestellt. **(1197)**

554 Bezüglich der Frequenzkontrolle bei Patienten mit Vorhofflimmern sollten Sie sich, in Abhängigkeit vom klinischen Bild, entweder für eine Therapie mit einem Betablocker, einem Kalziumantagonisten vom Non-Dihydropyridin-Typ, Digitalis oder Amiodaron entscheiden oder eine Kombination dieser Medikamente wählen. Wenn Sie diese Auswahl getroffen haben, dann schreiben Sie sich 3 Kompetenzpunkte gut. Für jedes zusätzlich oder nicht gewählte Medikament ziehen Sie sich jeweils 2 Kompetenzpunkte ab. **(786)**

555 Sie fordern den Patienten auf, aufzustehen. Dieser krümmt sich bei dem Versuch nur so vor Schmerzen und liegt schnell wieder auf dem Boden. Pfleger Markus schaut Sie fragend an, während Sie sich 6 Kompetenzpunkte abziehen. Denn Sie müssen sich nun eingestehen, dass der Patient nicht aufstehen kann, dagegen nun unter deutlich mehr Schmerzen als zuvor leidet. Sie sehen Pfleger Markus noch verständnislos den Kopf schütteln, während Sie sich zurück bei **447** weitere Schritte überlegen.

556 Sicher eine sinnvolle Idee, aber nicht jetzt. Sie stehen auf und wollen sich gerade auf den Weg machen, wobei Sie Pfleger Markus entgeistert ansieht: «Wo willst du denn hin? Der Patient hat Schmerzen». Sie bringen ein leises «Konnte nicht mehr knien» hervor, während Sie sich freiwillig 2 Kompetenzpunkte abziehen. Sie wenden sich wieder Ihrem Patienten zu. Zurück zu den Optionen von **447**.

557 «So, hier wäre alles.» Sie sehen folgendes Material vor sich liegen. Was benötigen Sie davon?
- 2 aerobe und 2 anaerobe Flaschen für Blutkulturen
- 1 Stauschlauch
- 1 Spritze 5ml
- 1 Spritze 10 ml
- 1 Spritze 20 ml
- 1 Perfusor-Spritze mit 50 ml

- 1 Blutentnahmenadel
- 1 Nadel zum Beimpfen der Blutkulturen
- 1 Braunüle
- 1 Paar Handschuhe
- mehrere Tupfer
- Sie schauen auf das Tablett und überlegen fieberhaft, ob und was Ihnen noch fehlt, wenn Sie gleich die Blutkulturen abnehmen wollen. Weiter bei **414**.

Treffen Sie eine Auswahl, dann weiter bei **1092**.

558 Wichtig ist die Information, dass der Patient zuletzt deutlich an Gewicht zugenommen hat und dass die Kollegin eventuell früher die Diuretikadosis hätte erhöhen sollen. Zurück zu den Optionen von **1145**.

559 Nach erfolglosem vorherigem Schock erscheint eine Erhöhung des Energieniveaus sinnvoll. Weiter bei **12**.

560 Auch wenn es die richtige Entscheidung wäre, schnell, aber nicht zu schnell zum Reanimationsort zu kommen, ist dies meist im Alltag schwer umsetzbar. **(517)**

561 Aufgrund der guten Gewebegängigkeit von Fluorchinolonen können sie, bei entsprechender klinischer Situation, auch oral gegeben werden. Bedenken Sie bei Ihrer Entscheidung auch den deutlich höheren Preis der parenteralen Gabe. Bei Frau Spalter rechtfertigt die klinische Situation auch die orale Gabe. Weiter bei **835**.

562 Der Versuch einer ausführlichen Anamnese ehrt Sie. Dennoch sollten Sie in der aktuellen Situation zielorientiert vorgehen und dementsprechend Ihre Fragen auswählen. Ziehen Sie sich also für den unnötigen Zeitverlust durch diese Frage 1 Kompetenzpunkt ab. Zurück zu den Optionen von **832**.

563 Sie haben recht. Es handelt sich um eine Tachyarrhythmia absoluta. Das Frequenzspektrum bewegt sich zwischen 100 und 130 bpm. Zurück zu den Optionen von **921**.

564 Das sollten Sie nicht machen. Weiter bei **858**. Ziehen Sie sich noch 2 Kompetenzpunkte ab.

565 Sie haben ja gerade erst Ihre Anordnung bezüglich der Schmerzmedikation in die Kurve geschrieben und halten diese noch in der Hand. Sie öffnen noch mal die Kurve und sehen, dass sowohl eine therapeutische Antikoagulation mit einem niedermolekularen Heparin als auch eine bradykardisierende Therapie mit Bisoprolol angeordnet ist. Zurück zu den Optionen von **919**.

566 Ein Hypoglykämie sollte immer, egal ob symptomatisch oder nicht, durch die Einnahme von Kohlenhydraten therapiert werden. Natürlich ist es ärgerlich, dass Sie nun mit Traubenzucker gegensteuern müssen. Dennoch sollten Sie nun mindestens 1 BE als Traubenzucker geben, was 2 Plättchen Traubenzucker entspricht. Ferner sollte man der Patientin noch eine halbe Scheibe Vollkornbrot als langsam wirkende Kohlenhydrate essen lassen. Dann bitten Sie noch Schwester Katharina, den Blutzucker engmaschig zu kontrollieren. **(653)**

567 Nun überlegen Sie sich, wie Sie die Zeit sinnvoll überbrücken könnten, bis das Röntgenbild fertig ist:
- Die Patientenakte einzusehen, um etwas über die aktuelle Erkrankung und die Vorerkrankungen zu erfahren. **(482)**
- Die Kurve des Patienten im Stationszimmer holen und sie eingehend studieren. **(88)**
- Pfleger Markus Vorwürfe machen, dass er nicht besser auf den Patienten aufgepasst hat. **(455)**
- Die Ehefrau des Patienten verständigen und sie beruhigen. **(25)**
- etwas anderes **(877)**

Treffen Sie eine Auswahl, dann weiter bei **783**.

568 Sie nehmen das BGA-Röhrchen ab, damit es zeitnah auf der Intensivstation in das BGA-Messgerät eingespritzt wird, und Sie somit sofort einen Hb-Wert erhalten. Schwester Sandra läuft schnell auf die Intensivstation und kommt gleich mit der BGA zurück. Der Hb-Wert beträgt aktuell 11,4 mg/dl. Das eine EDTA-Röhrchen haben Sie abgenommen, um ein Blutbild mit Hb-Wert und die Thrombozytenzahl zu erhalten. Das andere EDTA-Röhrchen wird an die Blutbank geschickt, um die Blutgruppe bestimmen zu lassen. Dann können Sie Erythrozytenkonzentrate bereitstellen lassen oder anfordern. Das Zitrat-Röhrchen benötigen Sie zur Gerinnungsanalyse und sollte bei keinem Patienten, der blutet, fehlen. Zusätzlich nehmen Sie noch vorsorglich ein Lithium-Heparin-Röhrchen ab. Hieraus können die Elektrolyte, eventuell auch für spätere Untersuchungen die renalen Retentionsparameter oder die Schilddrüsenparameter, bestimmt werden. Wenn das Ihre Überlegungen waren, schreiben Sie sich 4 Kompetenzpunkte gut. Ansonsten ziehen Sie sich für jede andere oder fehlende Überlegung jeweils 1 Kompetenzpunkt ab, falls Sie sie nicht ausreichend begründen können. Zurück zu den Optionen von **1178**.

569

Dieses Handeln sollten Sie sich nochmals gut überlegen. Unabhängig davon, ob der Chirurg überhaupt kommt und wenn ja, wann er kommt: Der Patient hat eindeutig Schmerzen. Neben der Abklärung der Ursache der Schmerzen und der Planung der bestmöglichen Therapie ist es Ihre ärztliche Pflicht, den Patienten schmerzfrei zu bekommen. Die Angst, dass nach adäquater Analgesie ein akutes Abdomen nicht mehr als solches erkannt wird, ist ungerechtfertigt, insbesondere aufgrund der zur Verfügung stehenden diagnostischen Möglichkeiten. Ziehen Sie sich 5 Kompetenzpunkte ab und weiter bei **1205**.

570

Wenn das so war, dann sehen Sie es aber nicht anhand der Kurve. Hier zeigt sich ein relativ unspektakulärer Frequenzverlauf, bis auf den aktuellen Ausreißer. Zurück zu den Optionen von **883**.

571

Sicher wird mancher in einer solchen Situation genauso empfinden, aber das war keine gute Idee. Letztendlich ist Frau Meierhuber-Heinrichsmeier nicht nur Privatpatientin, nein, sie ist noch die Tennispartnerin der Frau Ihres Chefs. Dies hat zur Folge, dass Ihr Chef noch in dieser Nacht über seine Frau eine Beschwerde über Sie erhält. Die nächtliche Ruhestörung trägt nicht sonderlich dazu bei, die Wogen zu glätten. Eine gut viertelstündliche Standpauke werden Sie im Verlauf über sich ergehen lassen müssen. «Unprofessionalität» und «Versagen in der ärztlichen Pflicht» sind dabei noch die nettesten Umschreibungen. Ziehen Sie sich die Hälfte Ihrer Kompetenzpunkte ab und weiter geht's bei **73**. Aus diesem Fall sollten Sie gelernt haben, dass jeder Patient, und wenn er oder sie auch noch so anstrengend ist, Ihren vollen Respekt verdient und insbesondere auch Ihre Hilfe. Natürlich sollte man sich nicht alles gefallen lassen, aber man kann jedem Patienten seine Schranken aufzeigen. Dies aber immer in einem professionell netten und zuvorkommenden Tonfall. Zwei Punkte sind somit wichtig: 1. Lass dich nie durch einen Patienten so weit provozieren, dass du deiner ärztlichen Pflicht zu helfen, nicht nachkommst. 2. Lege dich nie mit der Tennispartnerin der Frau deines Chefs an.

572 Patienten ohne kardiale Vorerkrankungen sollten primär entweder mit einem Betablocker oder einem Kalziumantagonisten vom Non-Dihydropyridin-Typ behandelt werden. Bei nicht ausreichender Frequenzkontrolle sollte eine Kombination mit Digitalis erfolgen. Bei Patienten mit manifester Herzinsuffizienz sollte weder ein Betablocker oder ein Kalziumantagonist vom Non-Dihydropyridin-Typ angeordnet werden, sondern primär Digitalis oder Amiodaron. Für jede Abweichung von dieser Angabe sollte jeweils 1 Kompetenzpunkt abgezogen werden. Zurück zu den Optionen von **28**.

573 Diese Behauptung ist so nicht zu halten. Bösartige Rhythmusstörungen können sowohl nicht-anhaltend als auch anhaltend auftreten. Bei ventrikulären Tachykardien wird sogar die Differenzierung beider Formen erst ab einer Zeit von über 30 Sekunden festgemacht. Zurück zu den Optionen von **1065**. Ziehen Sie sich 2 Kompetenzpunkte ab.

574 Wenn Sie sich für «Gallenblasen-, Ulcus- oder Divertikelperforation», «Aortenaneurysma» und «Mesenterialinfarkt» entschieden haben, schreiben Sie sich 3 Kompetenzpunkte gut. Für jede falsche oder fehlende Ursache ziehen Sie sich 1 Kompetenzpunkt ab. Zurück zu den Optionen von **159**.

575 Dann sollten Sie sich die Kurve bei **999** nochmals genau anschauen. Da Ihnen Informationen anscheinend entgangen sind bzw. Sie sie als nicht wichtig erachtet haben, ziehen Sie sich 3 Kompetenzpunkte ab. **(875)**

576 Weiter bei **1174**.

577 Sie haben die Verdachtsdiagnose einer Cholangitis. Falls eine mechanische Cholestase vorliegt, ist es unbedingt erforderlich, dass schnellstmöglich der Galleabfluss wiederhergestellt wird. Die Therapie der Wahl wäre die Entfernung von Gallengangssteinen oder Dilatation von Gallengangsstenosen im Rahmen einer ERCP. Deswegen ist es von Ihrer Seite berechtigt, mit diesem Argument Druck zu machen. Aber auch die anderen Argumente könnten den Kollegen doch dazu bewegen, die Untersuchung durchzuführen. Letztendlich gibt er sich geschlagen und antwortet, dass er sich gleich auf den Weg in die Klinik macht. **(32)**

578 «Wir haben wieder zwei Minuten voll», sagt Schwester Sandra. «Dann eine erneute Rhythmuskontrolle!», gibt der Kollege von der Intensivstation an.

Der Intensivpfleger hört mit dem Drücken auf, und Sie schauen alle auf den Monitor. **(111)**

579

Das «Häh?» des Patienten sollten Sie nicht als Ausdruck einer Schwerhörigkeit des Patienten, sondern vielmehr als ein kommunikatives Problem auf der Arzt-Patient-Ebene werten. Richtigerweise haben Sie sich, als Sie dies bemerkt haben, der Kommunikationsebene Ihres Patienten angepasst. Herr Esser antwortet, dass es im rechten Oberbauch schmerze, wobei er auch auf diese Gegend deutet. Er verneint jegliche Form von Schmerzausstrahlung, auch als Sie nochmals explizit danach fragen. Zurück zu den Optionen von **451**.

580

Sie sehen, wie Schwester Sandra gerade den Dauerkatheter anlegt. Der Patient schreit dabei vor Schmerzen auf. Sie merken sofort, dass das Anlegen eines Dauerkatheters von Schwester Sandra noch nicht so oft durchgeführt wurde. Neben dem Patientenbett steht schon das EKG-Gerät bereit, auf dem Akte und Kurve des Patienten liegen. Ferner liegt dort das Blutdruckmessgerät. Der Monitor zeigt ein EKG, aber immer noch das des Nachbarpatienten. Vitalparameter wurden noch nicht erhoben, da Schwester Sandra zunächst die für sie unangenehmste Aufgabe, nämlich die Anlage des Dauerkatheters, erfüllen wollte. Damit hat sich die Anordnung des Dauerkatheters als kontraproduktiv herausgestellt. Ziehen Sie sich 3 Kompetenzpunkte ab. Sie bitten Schwester Sandra, den Versuch der Dauerkatheterisierung abzubrechen und nun die Vitalparameter zu erheben. Inzwischen stellen Sie sich bei dem Patienten als der für ihn zuständige Dienstarzt vor. **(23)**

581

Falls Sie sich sowohl für die aktuelle Fieberanamnese als auch die dazugehörigen Begleitsymptome und den Grund für die aktuelle stationäre Aufnahme und die Krankenvorgeschichte interessiert haben, können Sie sich 4 Kompetenzpunkte gutschreiben. Für jede zu viel oder nicht eingeholte Information ziehen Sie sich jeweils 2 Kompetenzpunkte ab, außer Sie können Ihr Vorgehen begründen. Zurück zu **875**.

582

Der V. a. ein Bronchialkarzinom lässt gewisse Alarmglocken läuten. Zwar ist die Diagnose noch nicht gesichert, aber die B-Symptomatik und die Kachexie des Patienten deuten in diese Richtung. «Dann könnte es sich ja bei der Fraktur auch um eine pathologische Fraktur bei Knochenmetastase handeln», denken Sie sich. Dies sollte der Chirurg unbedingt wissen und

Sie werden ihn diesbezüglich noch informieren. Natürlich ist auch die Information über den Nikotinabusus mit einer wahrscheinlichen COPD und eine vorliegende, wenn auch asymptomatische KHK, sehr wertvoll, insbesondere, falls der Patient noch operiert werden sollte. Zurück zu den Optionen von **567**.

583 Bei Aufnahme hatte die Patientin noch keine erhöhten Temperaturen gezeigt. Diese Information ist falsch. Zurück zu den Optionen von **87**.

584 Torsade-de-pointes-Tachykardien, die auch als Spitzenumkehrtachykardien bezeichnet werden, gehören zu den ventrikulären Tachykardien und damit zu den Breit-QRS-Komplex-Tachykardien. Im EKG zeigt sich in der Tachykardie ein schraubenförmiges Bild. Zurück zu den Optionen von **1134**.

585 Sie beginnen mit Ihrer Anamnese. Natürlich werden Sie aus Zeitgründen zum aktuellen Zeitpunkt nicht jeden Punkt abarbeiten können. Entscheiden Sie sich deswegen zunächst für 4 relevante Punkte. Die weiteren Punkte können im Verlauf noch abgefragt werden.
- Grund für den aktuellen stationären Aufenthalt **(63)**
- Krankenvorgeschichte und Medikamentenanamnese **(234)**
- Fieberanamnese **(826)**
- Begleitsymptome **(701)**
- Familiäres Umfeld bezüglich Infektionskrankheiten: Kleine Kinder? Andere Betroffene? **(29)**
- Reiseanamnese **(1138)**
- Sexualanamnese **(491)**
- etwas anderes **(375)**

Treffen Sie eine Auswahl, dann weiter bei **581**.

586 Wenn Sie sich primär für «Frequenzkontrolle», «Rhythmuskontrolle» und «Antikoagulation» als Grundpfeiler der Vorhofflimmertherapie entschieden haben, können Sie sich 3 Kompetenzpunkte gutschreiben, für jede falsche Entscheidung sollten Sie sich aber je 2 Kompetenzpunkte abziehen. **(666)**

587 Man merkt Ihrer Aussage an, dass Sie von dem ständigen Hin und Her und «mal will sie eine Schlaftablette, dann hat sie Angst vor den Nebenwirkungen» etwas genervt sind. Doch eine derartige Bemerkung können

Sie sich vielleicht denken, sollten Sie jedoch nicht laut aussprechen. Ziehen Sie sich deswegen 2 Kompetenzpunkte ab und zurück zu den Optionen von 423.

588

Wenn Sie so vorgehen, sparen Sie zwar Zeit, führen aber die Abnahme falsch aus. Blutkulturen sollen an zwei unterschiedlichen Punktionsstellen in einem Abstand von wenigen Minuten abgenommen werden. Wenn dann in beiden Blutkulturen jeweils das gleiche Bakterium nachgewiesen werden kann, ist es sehr wahrscheinlich, dass Sie in diesem Bakterium auch den Verantwortlichen für die Infektion und das Fieber gefunden haben. Ferner ist es sehr unwahrscheinlich, dass zwei zeitlich und örtlich getrennt abgenommene Blutkulturen mit dem gleichen Hautkeim kontaminiert sind. Deswegen müssen Sie leider die Patientin zweimal stechen. Ziehen Sie sich 2 Kompetenzpunkte ab und zurück zu den Optionen von 591.

589

Gehen Sie zurück zu 98 und schauen Sie sich das EKG nochmals genau an. Vergessen Sie nicht, sich noch 2 Kompetenzpunkte abzuziehen.

590

«Sandra, kannst du 40 mg Pantoprazol als Kurzinfusion aufziehen!», bitten Sie Schwester Sandra. Pfleger Markus fragt Sie erstaunt, weswegen Sie nun Pantoprazol geben wollen. Sie antworten: «Zur Säurehemmung, …

- … dann gerinnt das Blut im Magen besser.» (110)
- … dann hat die Patientin weniger Reflux.» (214)
- … dann bildet sich das Ulcus sofort zurück.» (957)
- … ich weiß aber nicht den genauen Grund.» (509)

591

«So, Frau Spalter, jetzt müsste ich noch mal Blut abnehmen.» Sie legen den Stauschlauch an und sehen gleich mehrere große Venen. Während Sie sich überlegen, welches dieser Prachtexemplare Sie verwenden wollen, erinnern Sie sich an die wichtigen Punkte beim Abnehmen einer Blutkultur. An welche Punkte haben Sie sich gerade richtig erinnert? Entscheiden Sie sich für die drei richtigen Aussagen und dann zurück zu 875.

- Eine ausreichende Hautdesinfektion gewährleisten. (251)
- Um sicher zu gehen, dass man die Vene wirklich trifft, vor dem Stechen noch einmal die Vene mit dem Finger abtasten. (683)
- Nur 6 bis 10 ml Blut für jede Flasche verwenden. (376)
- Die aerobe Flasche sollte entlüftet werden. (306)
- Immer zuerst die anaerobe und dann die aerobe Flasche beimpfen. (244)

- Mit der antibiotischen Therapie sofort, unabhängig von der Blutkulturentnahme, beginnen. **(859)**
- Alle vier Blutkulturfläschchen auf einmal beimpfen. **(588)**

592 Sie finden folgende Laborwerte des Patienten (s. **Tab. 6**).
Was fällt Ihnen auf? Wie würden Sie reagieren?
- Umsetzen der antibiotischen Therapie **(1122)**
- Transfusion von zwei Erythrozytenkonzentraten **(643)**
- Kontaktaufnahme mit dem Kollegen der Nephrologie bezüglich einer Notfalldialyse **(1096)**
- Kaliumsubstitution mit Kalium-Brausetabletten **(64)**
Treffen Sie eine Auswahl, dann weiter bei **817**.

593 Zuerst einmal klären Sie den Patienten kurz über die Diagnose eines Myokardinfarktes auf und versuchen ihn zu beruhigen, was aufgrund der Schwerhörigkeit gar nicht so einfach ist. Sie überlegen außerdem fieberhaft, was nun primär zu tun ist:
- Medikamente geben. **(349)**.
- Das EKG nochmal schreiben, eventuell mit anderen Ableitungen. **(1211)**
- Den Kardiologen verständigen. **(116)**
- Blut abnehmen, insbesondere für die Herzenzyme. **(1037)**

594 Sie verlassen gerade die Station. Doch während Sie um die Ecke biegen, ruft Ihnen Schwester Katharina hinterher: «Du, kannst du noch mal kurz warten?» «Was ist denn jetzt noch?» «Ich habe gerade bei Frau Schimmel,

Tabelle 6

	Referenzbereich	aktuell	Dienstag	Sonntag
Natrium mmol/l	[163–145]	141		
Kalium mmol/l	[3,5–5,1]	3,5	3,7	4,1
Kreatinin mg/dl	[0,51–0,45]	1,9	1,4	1,2
Harnstoff mg/dl	[15–39]	105	63	48
CRP mg/l	[<3,0]	10		45
Leukozyten/nl	[3,98–10,0]	9,5		11,3
Hämoglobin g/dl	[11,2–15,7]	8,9		8,5
Thrombozyten/nl	[182–369]	135		129

wie besprochen, noch mal den Blutzucker gemessen …» Blättern Sie im Buch und wählen Sie eine beliebige Seite aus. Nehmen Sie die letzte Ziffer der Zahl (beispielsweise bei der Seite 154 die Zahl 4), um den BZ-Wert zu erhalten. **(981)**

595

«Dann machen wir wieder eine Rhythmuskontrolle?» Sie bejahen die Frage, und es stört Sie, dass Ihre Anordnungen immer noch einen Spielraum für eine Frage offen gelassen hatten. Erneut merken Sie, wie wichtig es ist, in einer derartigen Situation klare Ansagen zu geben, sodass alle wissen, was wie zu machen ist. So viel dazu: Sie fügen noch ein «Aber erstmal drücken!» hinzu. Schwester Sandra hat inzwischen den Guedel-Tubus gefunden und reicht ihn herüber. **(960)**

596

Aufgrund des Fiebers sollten Blutkulturen abgenommen werden.
- Falls Sie bereits im Rahmen der Blutentnahme zwei Pärchen abgenommen haben, können Sie sich 2 Kompetenzpunkte gutschreiben.
- Wenn Sie dies nicht gemacht haben, ärgern Sie sich gewaltig, denn Sie müssen den Patienten nochmals stechen. Darüber ist dieser ebenfalls nicht besonders erfreut.
- Falls Sie noch vor der Blutkulturentnahme mit der antibiotischen Therapie begonnen haben, sollten Sie sich für ein schweres Versäumnis 5 Kompetenzpunkte abziehen.

Zurück zu den Optionen von **141**.

597

Das wäre nicht das optimale Vorgehen. Zurück zu den Optionen von **837**.

598

Bei vorbestehendem Schenkelblock, der durch eine QRS-Breite von über 120 ms gekennzeichnet ist, präsentiert sich eine supraventrikuläre Tachykardie als Breit-QRS-Komplex-Tachykardie. Zurück zu den Optionen von **1134**.

599

Die PTT ist aktuell bei über 120 s und eine Fehlabnahme ist nicht auszuschließen: Es ist weder klar, an welcher Stelle das Blut abgenommen wurde, noch, ob der Heparin-Perfusor vor der Abnahme pausiert worden war. Außerdem war die PTT zuletzt stabil und es wurde schon länger keine Veränderung der Heparin-Dosierung durchgeführt. Deswegen entschließen Sie sich, die PTT nochmals zu kontrollieren, nun nach adäquater Pausierung der Heparingabe direkt vor der Blutentnahme. Eine halbe Stunde später erhalten Sie den aktuellen PTT-Wert: Blättern Sie im Buch und wählen Sie eine beliebige Seite aus. Nehmen Sie die letzte Ziffer der Zahl (beispielsweise bei der Seite 154 die Zahl 4), um einen PTT-Wert zu erhalten. **(926)**

600 Schauen Sie sich noch mal gut den Patienten an, bevor Sie in einen übertriebenen Aktionismus verfallen. Der Patient ist beschwerdefrei. Das Vorhofflattern ist normofrequent und schon seit längerem bekannt. Deswegen gibt es aktuell keinen Grund zur Kardioversion. Ziehen Sie sich 3 Kompetenzpunkte ab. Zurück zu den Optionen von **919**.

601 Es ist zwar nicht einfach, aber Sie erfahren nun, dass der Patient bereits einmal einen Herzinfarkt hatte, vor Jahren. Damals waren die Beschwerden aber nicht so schlimm. Er habe damals «Schtänts» bekommen. An kardiovaskulären Risikofaktoren gibt er an: Nikotinabusus. Sie überlegen noch kurz die 5 weiteren Risikofaktoren. Weiter bei **79**.

602 Sie schauen in die Kurve. Dabei beruhigt Sie vor allem, dass anscheinend aufgrund der morgigen Bronchoskopie schon seit längerem Aspirin pausiert wurde. Ferner wurde am heutigen Abend kein niedermolekulares Heparin verabreicht. Es ist zwar nicht vermerkt, weswegen, aber dies kann für den Patienten jetzt nur positiv sein, insbesondere, wenn eine Operation ansteht. Zurück zu den Optionen von **567**.

603 Sie schauen sich den Monitorausdruck bei **654** nochmal an. Dabei können Sie in der dokumentierten «ungeordneten Erregung» immer wieder scharfe Zacken ausmachen, die in regelmäßigen Abständen auftreten. Wenn Sie nun vom Beginn oder vom Ende des Streifens die RR-Abstände des Sinusrhythmus in die dokumentierte Rhythmusstörung hineinzirkeln, dann können Sie feststellen, dass der Sinusrhythmus unbeeindruckt von der «Rhythmusstörung» weiterläuft. Dies ist aber bei einer bösartigen ventrikulären Rhythmusstörung nicht möglich, da es hierbei keinen Sinusrhythmus mit ventrikulärer Antwort geben kann. Deswegen muss es sich bei dem vorliegenden EKG um ein Artefakt handeln. Schreiben Sie sich 3 Kompetenzpunkte gut, wenn das Ihre primäre Antwort war. **(917)**

604 Vorneweg: Wenn Sie sich für die Diagnose eines «femininen» oder «psychischen» Vorhofflimmerns entschieden haben, können Sie sich schon mal 3 Kompetenzpunkte abziehen und sich bei **666** noch mal die Optionen anschauen. Ansonsten geht es weiter bei **21**.

Sie entscheiden sich, einen Bolus von 3500 Einheiten zu geben und dann **605** die Laufgeschwindigkeit um 200 Einheiten auf nun 1400 Einheiten pro Stunde zu erhöhen. Weiter bei **691**.

Das sind nicht die vier Dialysekriterien. Überlegen Sie noch mal, während **606** Sie zu **1096** zurückkehren.

Sie entscheiden sich zur klinischen Untersuchung. Inspektorisch fällt **607** Ihnen das blasse Hautkolorit auf. Beide Pupillen sind mittelweit und isokor. Sie finden keinen Hinweis auf ein neurologisches Defizit. Pulmo, Herz und Abdomen sind im schnellen Bodycheck komplett unauffällig, ebenso finden Sie keine Beinödeme. Aber kein Befund ist auch ein Befund. Zurück zu den Optionen von **650**.

Es ist Montagnachmittag. Sie haben gerade Ihren Dienstpiepser übernom- **608** men. Die ganze Nacht haben Sie schlecht geschlafen und den Arbeitstag heute haben Sie mehr schlecht als recht hinter sich gebracht. Als Sie an der Pforte gestanden sind und nach dem Piepser gefragt haben, wurden Sie von dem Pförtner nett gefragt, wer Sie denn überhaupt seien. Und dieser niemand soll jetzt die Verantwortung übernehmen? Ihnen wird richtig mulmig zumute, dann hören Sie das erste Mal «PiepsPiepsPieps!», den akustischen Begleiter der nächsten Nacht. Es ist nichts Schlimmes. Ihnen will nur der erste Kollege seine Station übergeben. Sie holen den vorbereiteten Zettel aus der Kitteltasche. Dabei fällt Ihnen das Medizinbuch, das Sie sich extra für die Nacht angeschafft haben, aus der Tasche mitsamt dem kleinen Medikamentenhandbuch. «Damit kann Ihnen nichts passieren!», hatte die nette Verkäuferin in der Buchhandlung gemeint. Na ja, gerade hätten Sie sich damit beinahe Ihre rechte Großzehe lädiert. Der Kollege übergibt: «Nichts Besonderes, alles ruhig hier auf Station 2. Es ist auch nichts zu übergeben, bis auf eine PTT-Kontrolle um 20 Uhr, bei Herrn Müller. Der Patient wurde stationär aufgenommen wegen einer Lungenembolie, deswegen auch die Antikoagulation, mit unfraktioniertem Heparin bei dialysepflichtiger Niereninsuffizienz. Ziel-PTT 50 bis 70 ms. Aktuell wird der Patient bereits markumarisiert.» Wenig später meldet sich der Kollege von Station 1. Bei ihm sei die Station ebenfalls sehr ruhig, und es sollte nichts sein. Er habe keine Laborkontrollen, und ansonsten sei es sehr ruhig. Es fehlt noch die Kollegin von Station 3, die sich wenig später meldet: «Bei mir ist es ruhig, die Patienten sind alle brav. Zu wissen gibt es nur auf Zimmer 4: Karlheinz Mann, 57 Jahre, metastasiertes Kolonkarzinom, in sehr schlechtem Allgemeinzustand, palliativ. Der Patient wird deswegen nicht mehr reanimiert, aber auch keine Intensivstation und keine Dialyse. Ich wünsch dir einen ruhigen Dienst und nochmals danke fürs Übernehmen.» Nun haben alle Kollegen ihre Station übergeben und sind sicher auf dem Weg nach Hause. Langsam wird Ihnen klar: Es ist Nacht, kein Kollege ist vor Ort, Sie sind allein. Alle Entscheidungen müssen Sie für sich treffen. Und: Eine Telefonnummer, unter der Sie sich bei jedem Problem nachts melden könnten, haben Sie von keinem Ihrer Kollegen erhalten. Aber alle Patienten sind ja stabil, und es ist nicht viel los. Das wird sicher eine ruhige Nacht. **(405)**

609 Aufgrund der Informationen, die Sie haben, treffen Sie nun folgende Entscheidung:
- Sie verändern nun die Heparineinstellung. **(154)**
- Es muss eine nochmalige Blutentnahme durchgeführt werden. **(599)**

610 Sicher interessant, aber aktuell nicht das Vordringlichste. Weiter bei den Optionen von **97**.

611 Sie haben sich entschieden, wieder zu gehen. Kaum sind Sie in Ihrem Zimmer angekommen, hören Sie das bekannte «PiepsPiepsPieps!» Sie rufen zurück und Schwester Katharina informiert Sie, dass sich bei Herrn Esser die Schmerzen nochmals verstärkt hätten. Sie habe gerade die Vitalparameter überprüft. Sie bittet Sie, doch gleich zu kommen. Diesen Weg hätten Sie sich mit ein bisschen Eigeninitiative sparen können. Ziehen Sie sich 2 Kompetenzpunkte ab und zurück auf Station. Inzwischen wissen Sie von Schwester Katharina, dass Herr Esser in Zimmer 16 liegt. **(107)**

612 Ziehen Sie sich sofort 5 Kompetenzpunkte ab. Zum einen haben Sie Schwester Katharina dazu aufgefordert, das EKG zu schreiben. Dann schauen Sie es sich auch an. Zum anderen sollten Sie die Chance nutzen, nach dem aktuellen Grund für den stationären Aufenthalt des Patienten zu fragen. Zurück zu den Optionen von **939**.

613 Sie bitten Schwester Sandra, 2 EDTA- und 1 Zitrat-Röhrchen mitzubringen, ferner noch ein Lithium-Heparin-Röhrchen. Man weiß ja nie, für was man es doch noch braucht. Kurz darauf ist die Nadel gelegt und das Blut abgenommen. Sie nehmen die Blutröhrchen an sich, um später das Labor einzugeben und sie zu verschicken. Zurück zu **447**.

Nachdem Sie Frau Meierhuber-Heinrichsmeier in charmanter Art und Weise aufgezeigt haben, dass Sie aktuell der sie behandelnde Arzt sind und diese Aufgabe wahrnehmen können und wollen, hat sie nichts mehr zu erwidern. Jetzt haben Sie die Gelegenheit zu überlegen, was zu tun ist. Sie werden nur kurz durch folgende Frage vonseiten der Patientin gestört: «Herr Doktor, ich habe schon seit längerem so ein Kratzen im Hals! Gehört das dazu? Muss ich mir denn ernste Sorgen machen?» Innerlich müssen Sie mehrmals tief durchatmen, aber Sie versuchen dennoch beruhigend auf die Patientin einzureden. **(921)**

614

Dies stimmt nicht. Zurück zu den Optionen von **973**, wobei Sie sich noch 3 Kompetenzpunkte abziehen.

615

Sie sollten sich die Zeit nehmen, einen Blick auf den Laborzettel zu werfen. Ziehen Sie sich 2 Kompetenzpunkte ab und weiter bei **343**.

616

Eine gute Idee, wenn Sie hierbei insbesondere die rechtspräkordialen Ableitungen kleben wollten. Schließlich wissen Sie, dass sich Ihr Volumenmanagement bei einer Rechtsherzbeteiligung verändert. Hier würden Sie eher Volumen zur Vorlasterhöhung geben und Nitroglyceringaben aufgrund einer Vorlastsenkung vermeiden. Wenn das Schreiben der rechtspräkordialen Ableitungen nicht sowieso routinemäßig bei jedem Patienten mit Hinterwandinfarkt durchgeführt wird, ist es insbesondere bei Patienten mit Zeichen eines kardiogenen Schocks indiziert. Die Trias aus Hypotension, erhöhtem Jugularvenenpuls und fehlender pulmonaler Stauung kann Hinweise auf eine Rechtsherzbeteiligung geben. Schwester Sandra schreibt mit etwas Mühe die rechtspräkordialen Ableitungen, in denen aber keine ST-Hebungen zu sehen sind. Zurück zu den Optionen von **262**.

617

Sie nehmen sich viel Zeit, um Frau Meierhuber-Heinrichsmeier über die Genese und Therapie des Vorhofflimmerns aufzuklären. Leider versteht die gute Frau nicht unbedingt, was Sie ihr erklären wollen. Dies liegt aber nicht an Ihrem Erklärungsstil, sondern daran, dass Frau Meierhuber-Heinrichsmeier immer wieder mit unnötigen Zwischenfragen ablenkt. Zuletzt scheint sie aber doch zu verstehen, dass sie aktuell nicht schwer erkrankt ist. Auch der Wunsch, unbedingt mit Ihrem Chef zu dieser nächtlichen Stunde die Therapie nochmals absprechen zu müssen, scheint schwächer zu werden und ist zuletzt nicht mehr vorhanden. Sie scheinen sie überzeugt zu haben. Ferner akzeptiert sie auch Ihren Therapievorschlag mit der zunächst oralen

618

Gabe des ihr schon bekannten Betablockers und der Blutverdünnung. Sie klären die Patientin noch darüber auf, dass sie morgen nüchtern sein soll, da eventuell noch eine transösophageale Echokardiographie geplant sei. Das weitere Procedere werde dann aber von Ihrem Chef festgelegt. Sie verkneifen sich den Satz: «Schließlich sind Sie ja Privatpatientin». Wenn Sie Ihren Therapieplan analog zu dem genannten erstellt haben, schreiben Sie sich 5 Kompetenzpunkte gut. Natürlich sind Abweichungen erlaubt und sicherlich auch vorhanden. Lediglich für den Versuch einer Rhythmuskontrolle bei dieser Patientin sollten Sie sich 3 Kompetenzpunkte abziehen. (450)

619   Das mit der sofortigen Insulinanordnung sollten Sie aber von Ihrer klinischen Erfahrung abhängig machen. Meist ist es ratsam, sich vor der Insulinanordnung noch Informationen über den Patienten einzuholen. Dafür haben Sie aber gerade keine Zeit, denn Schwester Sandra teilt Ihnen mit, dass Herr Blaucher sofort ins Herzkatheterlabor gebracht werden soll. Weiter bei **712**.

620   Natürlich wird Ihr erster Blick bei einem Patienten mit einer Tachykadie auf den Monitor fallen, soweit der Patient an einen angeschlossen ist, um sich einen ersten Eindruck zu verschaffen. Aber Sie sind sich auch bewusst: jede Tachykardie, die Sie feststellen, sollte mit einem 12-Kanal-EKG dokumentiert werden. Oft sind Rhythmusstörungen nur anhand weniger Ableitungen zu unterscheiden bzw. zu diagnostizieren. Mittels 12-Kanal-EKG haben Sie zwölf Ableitungen zu Verfügung und es sollte eine Diagnose der Rhythmusstörung gelingen. Außerdem können Sie mittels Rhythmusstreifen auch die Tachykardie über eine längere Phase aufzeichnen. Und: wenn Sie es nicht schaffen, die richtige Diagnose zu stellen, so wird doch spätestens der Kardiologe dankbar sein, dass Sie sich die Mühe gemacht haben, ein 12-Kanal-EKG zu schreiben. Wenn Sie dies als erste Option gewählt haben, schreiben Sie sich 3 Kompetenzpunkte gut. Für jede weitere unnötig gewählte Option ziehen Sie sich jeweils 2 Kompetenzpunkte ab, wenn Sie sie nicht ausreichend begründen können. Weiter bei **460**.

621   Sie sehen Blatt 1, auf dem der heutige Dienstag als erster Tag gekennzeichnet ist. Die Patientin wurde erst heute stationär aufgenommen. Zurück zu den Optionen von **87**.

622   Sie gehen in den kleinen Raum, machen das Licht an und warten. Die Zeit scheint nicht zu vergehen. Sie warten weiter, während Sie ungeduldig hin und her laufen. Es packt Sie das schlechte Gewissen, dennoch warten Sie. Dann halten Sie es nicht mehr aus. Sie entschließen sich doch dazu, auf Station zu laufen. Während Sie die Tür öffnen, um auf den Gang zu treten, sehen Sie, wie zwei Gestalten in Blau auf Sie zurennen. Während die eine weiterläuft, hält die andere vor Ihnen, schaut Sie an und fragt Sie mit einem vorwurfsvollen Unterton: «Wo kommst du denn her?» Es ist der Kollege, der heute Nachtdienst auf der Intensivstation hat und der ebenfalls durch den Reanimationsfunk alarmiert worden ist. Sie können nur einigermaßen betroffen dreinschauen. (148)

623
Die Aussage ist falsch! Bei bis zu 70 bis 85 Prozent aller Vorhofflimmerpatienten mit einer primär erfolgreichen Kardioversion kommt es innerhalb eines Jahres zum Rezidiv des Vorhofflimmerns. Wenn Sie die Aussage als «falsch» erkannt haben, dürfen Sie sich 2 Kompetenzpunkte gutschreiben. Zurück zu den Aussagen bei 680.

624
Nein, das sollten Sie nicht machen. Ziehen Sie sich 2 Kompetenzpunkte ab. Zurück zu den Optionen von 1053.

625
Zu Beginn der Therapie, wenigstens in den ersten zwei bis drei Tagen, sollte die Therapie parenteral stattfinden. Dann kann, bei klinischer Besserung, auf ein orales Antibiotikum im Rahmen der sogenannten Sequenztherapie umgestellt werden. Das Makrolid-Antibiotikum kann jedoch, wenn es mit der parenteralen Gabe eines Betalaktamantibiotikums kombiniert wird, auch oral gegeben werden. Weiter bei 481.

626
«Mach ich schon! Mit wie viel soll ich hochladen?» Sie erinnern sich, dass alle Defibrillatoren in Ihrer Klinik biphasisch die Energie abgeben, deswegen sagen Sie:
- «100 Joule» (1041)
- «200 Joule» (688)
- «360 Joule» (300)
- «400 Joule» (510)
- «500 Joule» (324)

627
Schwester Katharina hat die Patientenkurve bereits auf den Tisch gelegt. Sie nehmen die Kurve in die Hand und lesen Folgendes (s. **Abb. 12**). Sie betrachten die Kurve eingehend. Dabei überlegen Sie sich, dass die Kurve …

Besonderheiten

Allergien: keine

RR	Puls	Temp.	Sonntag	Montag	Dienstag	Mittwoch	Donnerstag	Freitag	Samstag
250	140	40°							
200	120	39°							
150	100	38°							
100	80	37°							
50	60	36°							
0	40	35°							

Gewicht	Sonntag	Montag	Dienstag	Mittwoch
Sollgewicht 90,5 kg	92,4 kg	93,2 kg	95,2 kg	
ASS 100 mg	1-0-0	1-0-0	1-0-0	1-0-0
Metoprolol 47,5 mg	1-0-0	1-0-0	1-0-0	1-0-0
Furosemid 40 mg p.o.	1-0-0	1-1-0	P	1-0-0
Novalgin 20 gtt	1-1-1	1-1-1	1-1-1	1-1-1
Pantoprazol 40 mg	1-0-0	1-0-0	1-0-0	1-0-0
Furosemid 40 mg i.v.			1-1-0	<1,>
NaCl 1000 ml	< 100 ml/h	100 ml/h	100 ml/h	100 ml/h
Ceftriaxon 2 g i.v.	1-0-0	1-0-0	1-0-0	1-0-0
Enoxaparin 0,2 ml s.c.	0-0-1	0-0-1	0-0-1	0-0-0

Abbildung 12

- … keine für Sie relevanten Informationen preisgibt. **(436)**
- … für Sie relevante Informationen enthält. **(813)**

628

Nein, dieses Medikament sollten Sie aktuell nicht aufziehen lassen. Zurück zu den Optionen von **1112**.

629

Sie sind genervt, da Sie letztlich in Ihren Gedankengängen gestört wurden. Dennoch interessiert es Sie, was der Kollege der Intensivstation von Ihnen aktuell will. Sie entscheiden sich, besser den Ruf zu beantworten. Sie gehen Richtung Stationsstützpunkt und suchen ein Telefon, was Sie aber nicht auf Anhieb finden. Pfleger Markus muss das tragbare Telefon bei sich haben – und nun ist es mit ihm auf dem Weg zum Röntgen. Sie gehen in das Arztzimmer und wählen die Nummer. Sofort meldet sich der gestresst wirkende Kollege von der Intensivstation: «Du, es tut mir leid. Der Notarzt kommt gleich mit einer laufenden Reanimation ins Haus.» Sie überlegen, was das mit Ihnen zu tun hat, da spricht er schon weiter: «Wir werden von ihm zwangsbelegt.» Da schwant es Ihnen. «Ich muss unbedingt einen Patienten rauslegen.» Das ist immer nichts Gutes. «Der Einzige, den ich rauslegen kann, ist Herr Baucher, der Infarkt von vorhin. Den kennst du ja schon. Der ist hämodynamisch und respiratorisch stabil. Rhythmologisch hat er nichts mehr gezeigt, nachdem die rechte Koronararterie versorgt war. Er hat eine PTCA und einen medikamentenbeschichteten Stent bekommen. Geschallt hab ich ihn: noch normale Pumpfunktion. Es liegt noch ein passagerer Schrittmacher, aber der Patient hat einen stabilen Sinusrhythmus am Monitor. Brief hab ich leider noch nicht geschrieben, der kommt später.» Der Kollege bedankt sich noch und schon hat er aufgelegt. «Muss einiges los sein auf Intensivstation», denken Sie, «so hektisch wie er ist.» **(567)**

630

Vorhofflimmern kann sich als bradykardes, normofrequentes oder tachykardes Vorhofflimmern präsentieren. Ziel der Therapie ist das Erreichen eines normofrequenten Vorhofflimmerns, nicht einer Bradyarrhythmia absoluta, da dieses mit Symptomen wie Synkope, Schwindel oder Belastungsdyspnoe vergesellschaftet sein kann. Das Erzielen einer Bradyarrhythmia absoluta gehört nicht zu den drei Grundpfeilern der Vorhofflimmertherapie. Zurück zu **28**.

631

«O.k., du bist der Internist. Aber weswegen willst du den Patienten koronarangiographieren lassen?» Ihnen fällt nur ein, dass der Patient kardial dekompensiert ist und eine eingeschränkte Pumpfunktion hat. Sie müssen aber zugeben, dass die Koronarangiographie aktuell dem Patienten, der keine kardiale, sondern eine eindeutige gastroenterologische Symptomatik hat, eher schaden als helfen wird. Sie verwerfen also diese Idee. Ziehen Sie sich 4 Kompetenzpunkte ab und zurück zu den Optionen von **259**.

632 Unter den zentral wirksamen Medikamenten, die potenziell mit Schlafmitteln interagieren können, sind insbesondere Opioide, Antihistaminika und Antidepressiva zu erwähnen. Im häuslichen Umfeld ist die Interaktion mit Alkohol nicht zu vernachlässigen. Falls Sie diese drei Medikamentengruppen gewählt haben, dann schreiben Sie sich 3 Kompetenzpunkte gut. Für jedes nicht oder zu viel gewählte Medikament ziehen Sie sich bitte je 2 Kompetenzpunkte ab. **(27)**

633 Unter Lebenszeichen versteht man Zeichen von Atemanstrengungen, gezielte Bewegungen und erhaltenes Bewusstsein. Wenn ein Patient keine Lebenszeichen zeigt, sollten sofort mit Reanimationsmaßnahmen begonnen werden. Da Herr Blaucher aktuell keine Lebenszeichen zeigt, könnten Sie auch auf das Tasten des Pulses und das damit notwendige Sistieren der Thoraxkompressionen verzichten. Wenn Sie sich doch für das Pulstasten entscheiden, sollten Sie es zeitgleich mit der Beurteilung der Atmung durchführen. Wie lange dürfen Sie maximal dafür aufwenden?
- maximal 10 Sekunden **(1169)**
- maximal 30 Sekunden **(800)**
- maximal 60 Sekunden **(821)**

634 Sie greifen zum Telefon, um mit dem zuständigen kardiologischen Bereitschaftsdienst zu sprechen.
- Falls Sie heute schon einmal wegen dieses Patienten telefoniert haben, weiter bei **889**.
- Falls es das erste Telefonat mit dem Kardiologen ist, weiter bei **331**.

635 An diesem Beispiel haben Sie lernen können, dass nicht jeder Brustschmerz kardial ist und einer Bestimmung der kardialen Marker oder des Hinzuziehens eines Kardiologen bedarf. Die Anamnese war der Schlüssel zur Lösung. Sie hätten nicht einmal das EKG anordnen müssen, wenn Sie zuvor den Patienten gesehen hätten. **(93)**

Damit haben Sie unrecht. Schauen Sie bei **53** nochmals auf den Monitor und ziehen Sie sich 3 Kompetenzpunkte ab.

636

Dafür gibt es keinen Grund. Wie zuvor, sollten auch weiterhin die Unterbrechungen so kurz wie nötig gehalten werden und somit die Zeit bis zum Hochladen des Defibrillators für weitere Thoraxkompressionen genützt werden. **(406)**

637

Sie meinen lässig, es sei nur ein Artefakt. Daraufhin werden Sie von dem Kardiologen angefahren, Sie sollten doch noch einmal richtig auf den Monitor schauen. Der Punktabzug von 4 Kompetenzpunkten schmerzt weniger als der gekränkte Stolz. Sie schauen noch einmal unter **1158** auf den Monitor.

638

Sie haben Recht. Da die Symptome noch am Aufnahmetag, also vor Ablauf der ersten 48 Stunden seit stationärer Aufnahme, aufgetreten sind, geht man von einer ambulant erworbenen Pneumonie aus. **(1157)**

639

Alle wichtigen Punkte, die zu bedenken sind, sind bereits aufgeführt. Ziehen Sie sich 2 Punkte für unnötiges Nachgrübeln ab und begeben Sie sich zurück zu den Optionen von **473**.

640

Vorhofflattern mit 4:1-Überleitung und einer Herzfrequenz von 70 Schlägen pro Minute. Typische Flatterwellen in den Ableitungen II, III und aVF, ferner P-Wellen in Ableitung V1. Steiltyp. Regelrechte R-Progression. R/S-Umschlag V3/V4. Soweit beurteilbar keine Erregungsrückbildungsstörungen. Zurück zu den Optionen von **939**.

641

Diese Information können Sie richtigerweise aus der Kurve ablesen. Aufgrund der Thrombose wird der Patient mit einem niedermolekularen Heparin antikoaguliert. Zurück zu den Optionen von **1027**.

642

An sich zeigt sich ein relativ unspektakuläres Labor angesichts der doch dramatischen Situation des Patienten. Bezüglich der Anämie finden sich über die letzten Tage stabile Hämoglobinwerte. Angesichts dieser Konstellation entschließen Sie sich gegen die Transfusion, und es geht zurück zu den Optionen von **592**.

643

«Entspannungstechniken? Lernen?», fragt Schwester Sandra irritiert nach. Erst jetzt fällt Ihnen ein, dass Entspannungstechniken zwar eine schöne,

644

nicht-pharmakologische Möglichkeit darstellen, akute Erregungszustände zu lösen und somit den Menschen, die für sie empfänglich sind, beim Einschlafen große Dienste zu leisten, aber Sie müssen wirklich erlernt werden. Und dieses Erlernen sollte nicht in einem 5-Minuten-Schnellkurs durch Schwester Sandra geschehen. Ziehen Sie sich 2 Kompetenzpunkte ab und zurück zu den Optionen von **34**.

645 Bevor Sie sich auf den Weg zur Station machen, sollten Sie bei jeder Form von Tachykardie zuerst herausbekommen, ob sie hämodynamisch stabil ist oder nicht. Dabei sollte man sich nicht darauf verlassen, dass ein Patient, der sich noch beklagen kann, hämodynamisch stabil sein muss. Deswegen sollte auf jeden Fall der Blutdruck gemessen werden. Vergessen Sie aber nicht, regelmäßige Verlaufskontrollen anzuordnen, um eine hämodynamische Verschlechterung frühzeitig zu erkennen. Außerdem hilft Ihnen die Frage nach der Regelmäßigkeit der Tachykardie, bereits eine grobe Einschätzung bezüglich der möglichen Ursache der Tachykardie zu treffen. Sie bitten Pfleger Markus noch, die Patientin an den Monitor zu nehmen und das EKG zu holen. Obwohl Sie sich weiter dagegen sträuben, sofort zu der Patientin zu gehen, überzeugt Pfleger Markus Sie dann doch. «Die beschwert sich über alles und jeden. Komm doch gleich, die ist echt unangenehm!» Sie nehmen noch ein Stück von Ihrer Pizza mit für den Weg, vergessen dabei aber nicht, sich für jede gestellte Frage noch 3 Kompetenzpunkte gut zu schreiben. **(97)**

646 «Willst du ihn wirklich hier unten intubieren?» Sie schauen sich verlegen um. Dann blicken Sie auf den Patienten: Er atmet noch immer sehr flach, aber er wird wacher. Mit dem Beatmungsbeutel unterstützen Sie weiter seine Atemanstrengungen. Sie merken dabei, wie er immer weniger Unterstützung benötigt. Außerdem sehen Sie, dass der Kollege der Intensivstation nicht unrecht hat: Die Voraussetzungen hier unten sind schlechter im Vergleich zu einer Intensivstation. Außerdem muss der Patient vielleicht garnicht intubiert werden, wenn er jetzt wacher wird. **(490)**

647 Das Keimspektrum einer Pneumonie, die in den ersten fünf Tagen nach stationärer Aufnahme entsteht, ähnelt dem einer ambulant erworbenen Pneumonie. Jedoch kommt es im Verlauf der stationären Behandlung zu einem Wechsel der Kolonisation des Oropharynx hin zu gramnegativen Keimen, weswegen diese ab dem fünften Tag die häufigste Ursache für nosokomiale Pneumonien sind. Jetzt fällt Ihnen wieder ein, dass dies bei der Wahl der antibiotischen Therapie immer mit berücksichtigt werden muss. Ihr weiteres Vorgehen sollte sich aber auch nach den weiteren Optionen von **473** richten, deswegen zurück zu diesen.

648
Dies sollten Sie ohne weitere Informationen nicht einfach so anordnen. Ziehen Sie sich 2 Kompetenzpunkte ab. **(949)**

649
Ein sinnvolles Vorgehen ist zuerst einmal die Beobachtung der Tachyarrhythmia absoluta am Monitor. Dabei interessiert Sie vor allem das Frequenzspektrum. Als Nächstes sollten Sie die Patientin anamnestizieren, ob es Hinweise auf eine KHK oder ein Vitium in der Vorgeschichte gibt. Interessant war hier vor allem die Information, dass die Patientin anscheinend schon seit längerem mit intermittierendem Vorhofflimmern zu kämpfen hat, ohne dass es bis jetzt dokumentiert wurde. Außerdem hilft die Herzauskultation weiter, ob eventuell ein relevantes Vitium bei der Patientin vorliegt. Durch einen Blick in die Kurve konnten Sie den Pulsverlauf begutachten, wobei sich die Patientin bisher immer normfrequent präsentiert hatte. In der Krankenakte haben Sie ein völlig blandes Aufnahmelabor und einen Sinusrhythmus im Aufnahme-EKG finden können. Eine Blutentnahme kann, muss aber nicht in diesem speziellen Fall durchgeführt werden. Dies muss natürlich anders bewertet werden, wenn die Patientin beispielsweise Angina pectoris angibt oder kein Vor-Labor greifbar ist. Die weiteren angegebenen diagnostischen Schritte sollten, wenn überhaupt, erst im Verlauf durchgeführt werden. Wenn dies Ihrem Vorgehen entsprochen haben sollte, dann schreiben Sie sich 5 Kompetenzpunkte gut. Für jede nicht ausreichend begründbare Abweichung ziehen Sie sich bitte jeweils 2 Kompetenzpunkte ab. **(1168)**

650
Wie gehen Sie primär in dieser Situation vor? Treffen Sie eine Auswahl von drei Optionen, dann weiter bei **1004**.
- Die Vitalparameter erheben. **(360)**
- Echokardiographie durchführen. **(412)**
- Computertomographie durchführen. **(710)**
- Einsicht in die Kurve nehmen. **(681)**
- Einsicht in die Akte nehmen. **(276)**
- Anamnese erheben. **(878)**
- klinische Untersuchung **(607)**
- Labor abnehmen. **(764)**

651 Sie haben sich wieder beruhigt und inzwischen sogar zwei Stücke von Ihrer Pizza verspeist, als Ihr Piepser sich wieder meldet. «Nein, nicht schon wieder, kann man nicht einmal ungestört essen?» Sie sehen die Nummer von Station 3. Erneut Schwester Katharina. Sie legen genervt das Besteck zur Seite und wählen die Nummer von Station 3: «Hallo, was ist denn?» «Ja, hier Katharina.» «Ja, ich weiß!» «Ich hätte eine Bitte, könntest du mir nachher noch eine Braunüle bei einem Patienten legen? Die alte ist mir leider gerade beim Lagern rausgerutscht!» «Logisch, mach ich, dauert aber noch ein bisschen!» «Kein Thema, ist nur eine Wässerung!» Sie setzen sich wieder an den Tisch und gerade als Sie Messer und Gabel an dem nicht mehr ganz so warmen Pizzastück ansetzen, geht wieder der Piepser. Diesmal ist es Schwester Sandra. Sie melden sich und fragen mit einem nicht zu unterdrückenden genervten Unterton: «Ja, was ist denn?» «Entschuldigung, ist dir Herr Faller, Zimmer 7, übergeben worden?» «Nein, weswegen?» «Er kann nicht schlafen und hätte gerne eine Schlaftablette.» «Du, ich ess' grad. Ich meld mich später noch mal, o. k.?» «Nun reicht's allmählich!», denken Sie, als schon wieder der Piepser geht. Diesmal Station 2. «So viel zum genussvollen Essen in der wohlverdienten Pause», denken Sie sich noch. «Hallo, Markus, was ist?» «Entschuldige bitte die Störung, aber ich hab da ein Problem.» «Ist es was Wichtiges? Ich bin grad beim Essen.» «Na ja, vermutlich ja!» «Was meinst du denn mit vermutlich?» «Ich hab hier 'ne Privatpatientin, die meint, Sie hätte so Herzrasen.» «Und?» «Na ja, Sie will sofort einen Arzt sehen!» «Dann muss Sie noch kurz warten!» «Du kennst die Patientin nicht. Sie treibt uns alle zur Weißglut.» «Hat sie denn eine Tachykardie?» «Na ja, ich hab 'nen Puls so um die 120 bpm gezählt.»
Was sollte Sie noch interessieren?

- Ist die Patientin hämodynamisch stabil? **(982)**
- Ist die Herzfrequenz regelmäßig oder unregelmäßig? **(515)**
- Nichts mehr, Sie sind schon auf dem Weg zur Station. **(645)**

652 Aktuell gibt es kein weiteres Medikament, das Sie aufziehen lassen sollten. Ziehen Sie sich 2 Kompetenzpunkte ab. Zurück zu den Optionen von **1112**.

653 Sie verabschieden sich nun von Schwester Katharina. Sie merken, dass Sie bis jetzt auf den Beinen waren. Es genügt Ihnen langsam, eine Entscheidung nach der anderen zu treffen. Sie sehnen sich nach einem Bett, sich hinlegen, nichts machen, schlafen. Sie machen sich auf den Weg zu Ihrem Dienstzimmer. Als Sie die Tür aufsperren, laufen Sie wie gegen eine eisige

Wand. «Nein, das darf doch nicht wahr sein», denken Sie, als Sie das offene Fenster sehen. Jemand muss vergessen haben, es zu schließen. Eine lüftwütige Putzfrau wahrscheinlich – und das bei den aktuellen eisigen Temperaturen. So viel also zum «Sich-gemütlich-Hinlegen». Das wird wohl nichts. Schnell schließen Sie das Fenster und drehen die Heizung auf. Sie schauen sich um und entdecken im Schrank eine zweite Decke. Es ist so kalt, dass Sie zittern. Sie legen sich auf das Bett und schlagen beide Decken fest um sich, sodass es Ihnen wenigstens ein wenig warm wird. Damit ist also nun auch die romantische Vorstellung von einem Dienstarztzimmer dahin. An Schlaf ist nun auch nicht zu denken, zu stark klappern Ihre Zähne. Sie nehmen die Fernbedienung zur Hand und schalten wahllos von einem Programm zum anderen. (1015)

654 Sie schauen auf den Ausdruck (s. **Abb. 13**) und fühlen sich gerade nicht mehr so wohl. Was sehen Sie?
- Kammerflimmern
- Kammerflattern
- Torsade de pointes
- Vorhofflimmern
- etwas anderes

Treffen Sie eine Entscheidung, dann weiter bei **1192**.

655 Wenn Sie sich für «Appendizitis oder Divertikulitis», «Pankreatitis» und «Cholecystitis» entschieden haben, schreiben Sie sich 3 Kompetenzpunkte gut. Für jede falsche oder fehlende Ursache ziehen Sie sich 1 Kompetenzpunkt ab. Zurück zu den Optionen von **159**.

656 Nein, das sollten Sie nicht machen. Ziehen Sie sich 2 Kompetenzpunkte ab. Zurück zu den Optionen von **1053**.

657 Das können Sie ja gerne machen. Aber: Sie stehen vor der Tür des Patienten, und bereits vorhin konnte Ihnen Schwester Katharina die Beschwerden nicht beschreiben. Machen Sie einfach die Tür auf, gehen zu dem Patienten hinein und fragen ihn selbst. Zurück zu den Optionen von **939**.

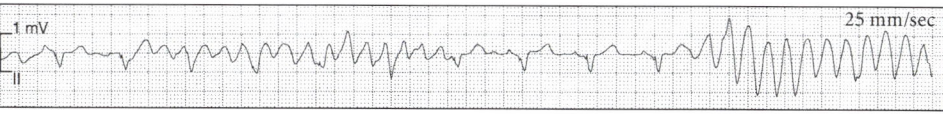

Abbildung 13

658 Der Patient mag einen Diabetes mellitus haben, aber das können Sie nicht aus der Kurve ablesen. Eine für einen Diabetes mellitus spezifische medikamentöse Therapie ist in der Kurve nicht verzeichnet. Zurück zu den Optionen von **179**.

659 Schwester Katharina fährt noch fort: «Sonst geht es ihr aber sehr gut.» Deswegen entscheiden Sie sich zu folgendem Vorgehen:
- «Spritz ihr doch jetzt 2 Einheiten Alt-Insulin.» **(188)**
- «Spritz ihr doch jetzt 6 Einheiten Alt-Insulin.» **(551)**
- «Spritz ihr doch jetzt 10 Einheiten Alt-Insulin.» **(908)**
- etwas anderes **(1111)**

660 «Sandra, können Sie noch eine Ampulle Vitamin K als Kurzinfusion aufziehen?» Auch wenn es dauern wird, bis Vitamin K wirkt, so ist es doch eine effiziente Möglichkeit, die Antikoagulation durch Marcumar aufzuheben, wenn auch mit einer gewissen zeitlichen Verzögerung. Natürlich bleibt vom weiteren Verlauf her abzuwarten, inwiefern die Gerinnungssituation noch durch die Gabe von Fresh Frozen Plasmas, kurz FFPs, oder von Prothrombinkomplex-Konzentrat, kurz PPSB, optimiert werden muss. Zurück zu den Optionen von **51**.

661 Der Algorithmus des «Advanced Life Support» gibt Ihnen vor, jeweils für 2 Minuten die kardiopulmonale Reanimation fortzuführen, bevor erneut eine Rhythmuskontrolle durchgeführt werden soll. Schreiben Sie sich 2 Kompetenzpunkte gut, falls dies Ihre erste Wahl war. **(595)**

662 Schwester Katharina fährt fort: «Sie hat damals schon auf das Kortison in der Chemotherapie mit Blutzuckerentgleisungen reagiert.» Sie fragen nun: «Habt Ihr heute schon Insulin gespritzt?» «Nein, bis jetzt war der Blutzucker in Ordnung.» «Weißt du noch, wie viel Ihr beim letzten Mal immer spritzen musstet?» «Nein, daran kann ich mich nicht erinnern.» «Wann hat denn die Patientin das letzte Mal gegessen?» «Das war um 17.00 Uhr, beim Abendessen.» Zurück zu den Optionen von **825**.

663 «Gut, dann machen wir das Bild nicht.» Schreiben Sie sich 2 Kompetenzpunkte gut. Zurück zu den Optionen bei **259**.

664 Zunächst betrachten Sie Ihren Patienten. Herr Esser ist weiterhin schmerzgeplagt. Er hat eindeutig Stress. Außerdem fällt Ihnen ein eher gelbliches

Hautkolorit auf. Sie bitten den Patienten, sich ruhig auf den Rücken zu legen, sodass Sie den Bauch untersuchen können. Zunächst kultieren Sie alle 4 Quadranten aus und finden spärliche Darmgeräusche. Dann palpieren Sie, zunächst oberflächlich, dann auch in die Tiefe, das gesamte Abdomen, von den schmerzärmeren Bereichen zu der Lokalisation mit der größten Schmerzintensität. Beim Palpieren im Bereich des rechten Oberbauchs scheint der Patient am meisten Schmerzen zu empfinden. Hier haben Sie auch den Eindruck, dass er eine Abwehrspannung zeigt. Ferner finden Sie einen Loslassschmerz in diesem Bereich. Das Murphy-Zeichen ist allerdings negativ. Sie finden keinen Hinweis auf Resistenzen. Narben sind nicht zu sehen. Zurück zu den Optionen von **107**.

665 Wenn Sie jetzt schon mal vor der Tür stehen, sollten Sie sich die Patientin ansehen. Außerdem interessiert Sie doch das 12-Kanal-EKG. Weiter bei **1163**.

666 Bevor Sie sich für eine Therapie bei Frau Meierhuber-Heinrichsmeier entscheiden, sollten Sie sich noch überlegen, welche Form von Vorhofflimmern bei dieser Patientin vorliegt.
- permanentes Vorhofflimmern
- feminines Vorhofflimmern
- paroxysmales Vorhofflimmern
- erstmaliges Vorhofflimmern
- psychisches Vorhofflimmern
- persistierendes Vorhofflimmern

Treffen Sie eine Entscheidung, dann weiter bei **604**.

667 Sie schauen sich das Labor an (s. **Tab. 7**).
Während Sie den Laborzettel begutachten, wird Ihnen klar, dass Sie für sich …
- … keine relevanten Informationen hieraus gewinnen können. **(722)**
- … relevante Informationen ableiten können. **(474)**

668 Zum aktuellen Zeitpunkt können Sie zwischen den Schockformen nicht unterscheiden. Welche Schockformen würden Sie aufgrund von Anamnese und klinischer Untersuchung ausschließen bzw. müssten Sie anamnestisch und mittels ergänzender Diagnostik noch weiter abklären? Treffen Sie eine Auswahl, dann weiter bei **347**.

Tabelle 7

	Referenz-bereich	Montag, aktuell	Montag	Freitag
Natrium mmol/l	[136–145]	142	141	141
Kalium mmol/l	[3,5–5,1]	3,7	3,9	4,0
Kreatinin mg/dl	[0,51–0,95]	0,7		0,8
Harnstoff mg/dl	[15–39]	44		45
Quick/INR	[>70/0,9–1,15]	100/1,0		100/1,0
PTT sec	[25,9–36,6]	37		35
CRP mg/l	[<3,0]			15,4
GOT U/l	[<35]			28
GPT U/l	[<35]			16
Alkalische Phosphatase U/l	[50–136]			45
Bilirubin gesamt mg/dl	[0,3–1,0]			0,9
Leukozyten/nl	[3,98–10,0]	9,8	10,2	9,6
Hämoglobin g/dl	[11,2–15,7]	15,9	16,2	15,7
Thrombozyten/nl	[182–369]	322	370	351
TSH mIU/ml	[0,3–4,0]			1,9
fT3 ng/l	[3,5–8,0]			3,4
fT4 ng/dl	[0,8–1,8]			1,0

669 Sie sollten nochmals einen kurzen Blick auf das Labor bei **33** werfen. Da Sie eine wichtige Information wohl in der Eile übersehen haben, ziehen Sie sich 5 Kompetenzpunkte ab.

670 «Aber …» Sie hören nicht das Ende von dem, was die Schwester zu Ihnen sagen wollte, denn Sie haben einfach aufgelegt. Sie knipsen das Licht aus, drehen sich zur Seite und versuchen zu schlafen. Dennoch sind Sie in Gedanken bei Ihrem nicht ganz professionellen Verhalten. Außerdem wissen Sie schon jetzt, dass Sie sich dafür den einen oder anderen Kompetenzpunkt abziehen werden dürfen. Sie überlegen hin und her und können einfach nicht einschlafen.

- Sie stehen auf und gehen Richtung Station 1. **(240)**
- Sie bleiben liegen, denn irgendwann wird schon wieder der Schlaf der Gerechten über Sie kommen. **(1188)**

671

Sie entscheiden sich nun zu folgendem Vorgehen. Dabei erinnern Sie sich, dass der Heparin-Perfusor bei 1200 Einheiten pro Stunde läuft:

- Den Heparin-Perfusor unverändert weiterlaufen lassen. **(831)**
- Den Heparin-Perfusor pausieren und nach 1 Stunde mit 1000 Einheiten pro Stunde weiterlaufen lassen. **(118)**
- Einen Bolus von 1000 Einheiten geben und dann den Heparin-Perfusor um 200 Einheiten pro Stunde erhöhen und damit mit 1400 Einheiten pro Stunde weiterlaufen lassen. **(706)**

672

Es ehrt Sie, wenn Sie sofort losstürzen wollen, aber es hat noch keinem Patienten genutzt, wenn Sie kopflos auf eine Station rennen. Während Sie bedenken, dass Pfleger Markus noch hilfreiche Informationen haben könnte, ziehen Sie sich 1 Kompetenzpunkt ab und begeben sich zu **404**.

673

«Sandra, ich kümmere mich gleich selber darum. Schauen Sie doch bitte lieber nach dem Patienten.» Ziehen Sie sich 2 Kompetenzpunkte ab. Zurück zu den Optionen von **698**.

674

Der Patient zeigt klinische Zeichen einer Globalherzinsuffizienz bei vorbeschriebener mittelgradig eingeschränkter systolischer Funktion. Ein Betablocker ist in dieser Akutphase nicht das Mittel der Wahl durch die negativ inotrope Wirkung. Damit würde das Herz, das aktuell massiv belastet ist, noch weiter geschwächt werden. Hierunter kann sich die Situation noch weiter verschlechtern. Dabei ist es egal, ob es sich um eine intravenöse oder orale Darreichungsform des Betablockers handelt. Zurück zu **976**.

675

Diese Information ist nicht die gesuchte. Zurück zu den Optionen von **969**.

676

Wie zuvor, sollten auch weiterhin die Unterbrechungen so kurz wie nötig gehalten werden und somit die Zeit bis zum Hochladen des Defibrillators für weitere Thoraxkompressionen genützt werden. Schreiben Sie sich 2 Kompetenzpunkte gut. **(406)**

677

Ein guter Rat unter Freunden: Wenn Sie jetzt den Kardiologen anrufen, dann wird es nicht nett enden. Sie haben Ihre Hausaufgaben noch nicht gemacht!

Fragen Sie doch zuerst den Patienten nach seinen Beschwerden. Deswegen zu **378**. Denken Sie daran: Nicht jeder Brustschmerz ist kardial bedingt. Deswegen muss auch nicht jeder Brustschmerz sofort mit dem Kardiologen besprochen werden. Ziehen Sie sich 2 Kompetenzpunkte ab.

678 Der Kollege fragt Sie nach den Vorerkrankungen und der aktuellen klinischen Situation. Als Sie ihm von der vorbekannten dilatativen Kardiomyopathie ohne relevante Vitien, der Überwässerung und den nun eindeutigen Dekompensationszeichen erzählen, sieht er aktuell keinen Grund mehr für die Echokardiographie. Geschlagen müssen Sie auf diese Untersuchung zum jetzigen Zeitpunkt verzichten und ziehen sich 2 Kompetenzpunkte ab. Zurück zu **1145**.

679 Dann schauen Sie sich die Kurve bei **930** noch einmal genau an. Ziehen Sie sich noch 3 Kompetenzpunkte ab.

680 Über welche Prinzipien sollten Sie sich vor jeder Kardioversion, egal ob elektrisch oder medikamentös, bewusst sein? Beurteilen Sie alle Aussagen nach «richtig» oder «falsch»! Dann zurück zu den Optionen von **28**.
- «Patienten, bei denen eine Rhythmuskontrolle im Gegensatz zur Frequenzkontrolle durchgeführt wird, haben einen Überlebensvorteil.» **(261)**
- «Wenn das Vorhofflimmern seit mehr als 48 Stunden besteht oder die Dauer nicht bekannt ist, dann muss vor einer Kardioversion eine suffiziente Antikoagulation mit einer INR > 2 für mindestens drei bis vier Wochen sichergestellt sein.» **(1195)**
- «Wenn das Vorhofflimmern seit mehr als 48 Stunden besteht oder die Dauer nicht bekannt ist, kann alternativ zur suffizienten Antikogulation vor einer Kardioversion auch eine transösophageale Echokardiographie zum Ausschluss eines intrakardialen Thrombus durchgeführt werden.» **(280)**
- «Nach der Rhythmuskontrolle bleibt meist über Jahre hinaus ein stabiler Sinusrhythmus bestehen.» **(623)**

681 «Ich bin mal kurz weg. Ich hol die Kurve der Patientin.» Weiter bei **1144**.

682 Kann man machen, muss man aber nicht. Schauen Sie sich doch lieber zuerst den Patienten an, dann können Sie auch gezielter entscheiden, welche Blutröhrchen Sie abnehmen wollen. Zurück zu den Optionen von **236**.

683 Das sollten Sie auf keinen Fall machen, denn dadurch können Sie Ihre zuvor geleistete Desinfektionsleistung ad absurdum führen. Ziehen Sie sich 2 Kompetenzpunkte ab und zurück zu den Optionen von **591**.

Natürlich können Sie zum aktuellen Zeitpunkt Ihre Anamnese nicht in der **684** frühesten Kindheit des Patienten beginnen lassen. Aber die eine oder andere Frage wäre noch sinnvoll. Ziehen Sie sich deswegen 2 Kompetenzpunkte ab. Weiter bei **994**.

Wenn Sie sich bei Herrn Esser zuerst für eine Blutentnahme und dann eine **685** Sonographie des Abdomens entschieden haben, können Sie sich 4 Kompetenzpunkte gutschreiben. Die anderen angegebenen Untersuchungen können alle bei Patienten mit einem akuten Abdomen durchgeführt werden, jedoch sollten Sie, basierend auf den Ergebnissen der Anamnese und körperlichen Untersuchung als auch der weiteren Informationen, die Sie über den Patienten erhalten haben, zielorientiert vorgehen, insbesondere auch um eine Überdiagnostik zu vermeiden. **(525)**

Bevor Sie auf Intensivstation anrufen, schauen Sie in der Akte nach den **686** Vorerkrankungen der Patientin. Sie befindet sich gerade wegen der Chemotherapie bei einem gastrointestinalen Tumor stationär im Krankenhaus. Es gibt keine kardialen Vorerkrankungen. Sie rufen bei dem Kollegen auf Intensivstation an und sagen, dass Sie auf Station eine Patientin mit einer bösartigen Rhythmusstörung liegen hätten. Er bittet Sie, ihm doch das EKG zu zeigen, bevor Sie die Patientin jetzt oder später hochlegen. Sie ärgern sich, jetzt extra auf Intensivstation laufen zu müssen, machen es aber. Als er Ihnen aber klarmacht, dass es sich bei dem EKG um ein Artefakt handelt, ziehen Sie sich freiwillig 3 Kompetenzpunkte ab. **(386)**

Dies sollten Sie lieber bleiben lassen. Falls Sie die Informationen aus der Pa- **687** tientenakte noch im Kopf haben, wissen Sie, dass der Patient erst vor kurzem in einer Echokardiographie einen unauffälligen Befund hatte. Zu bemerken ist noch, dass der Patient im Aufnahmebefund keine kardialen Beschwerden angegeben hatte und auch aktuell beschwerdefrei ist. Ferner handelt es sich bei der Op um eine Notfall-Indikation und der Patient müsste so oder so operiert werden. Falls Sie selbst nicht echokardiographieren können und dafür einen Kollegen nachts in die Klinik holen müssten, ziehen Sie sich 4 Kompetenzpunkte ab. Falls Sie selbst echokardiographieren können, ziehen Sie sich immerhin noch 2 Kompetenzpunkte ab. Bedenken Sie, keinen Über-Aktionismus zu betreiben. Zurück zu den Optionen von **449**.

Bei Kammerflimmern sollte beim ersten Schock mit 150–200 J bei einem **688** biphasischen Defibrillator gearbeitet werden. Grund sind Tierexperimente, in denen myokardiale Schädigungen bei Schockabgaben mit höheren Energiemengen bis 360 J nachgewiesen wurden. Diese Beobachtungen ließen sich zwar beim Menschen nicht bestätigen, dennoch wurde sie in der Empfehlung zur abzugebenden Energie berücksichtigt. Wenn dies Ihre initial gewünschte Energiestufe war, schreiben Sie sich 2 Kompetenzpunkte gut. **(545)**

689 «Das nehme ich beides auf dem Weg zum Patienten mit, kein Thema. Ich hoffe nur, dass ich die Akte in dem Arztzimmer finde. Da ist so eine Unordnung …» Zurück zu den Optionen von **698**.

690 Damit gefährden Sie potenziell den Patienten. Außerdem hätte man bei dieser Anordnung die PTT nicht kontrollieren müssen, wenn Sie auf den Wert nicht reagieren. Dieser Meinung scheint auch Pfleger Markus zu sein, der zögerlich nachfragt, ob Sie wirklich bei einer PTT von über 120 s den Heparin-Perfusor wie zuvor weiterlaufen lassen wollen. Der Patient sei doch bereits überheparinisiert. Nun verstehen Sie selbst Ihre vorherige Anordnung nicht mehr. Ziehen Sie sich deswegen 10 Kompetenzpunkte ab. Bevor Sie nun aber den Heparin-Perfusor verändern, sollten Sie noch etwas anderes machen. **(344)**

691 Sie haben Ihre Entscheidung getroffen und legen den Hörer auf. Kurz gehen Sie den Fall noch einmal im Kopf durch. Letztendlich hat es sich mal wieder bewährt, einen Blutwert nicht für sich allein, sondern im Kontext mit dem Patienten und möglichen Fehlerquellen zu beurteilen. Immer wieder passiert eine Fehlbestimmung der PTT durch Abnahme an dem Arm, an dem zeitgleich das Heparin über eine Braunüle gegeben wird. Deswegen lohnt es sich, bei einem deutlich bzw. ungewöhnlich erhöhten PTT-Wert nach dem Arm der Abnahme oder, falls am «Heparin-Arm» abgenommen werden muss, nach einer inadäquaten Pausierung der Heparingabe vor der Abnahme zu fragen. **(818)**

692 Die PTT ist nicht im Zielbereich und mit 44 s unterdosiert. Deswegen sollten Sie die Heparindosierung verändern. Zurück zu den Optionen von **774**, wobei Sie sich noch 2 Kompetenzpunkte abziehen.

693 Sie sollten sich auch das EKG anschauen. Vielleicht hatte die Patientin bereits bei der Aufnahme Vorhofflimmern. Ziehen Sie sich 2 Kompetenzpunkte ab, dann weiter bei **1197**.

694 Sie finden beide im Zimmer von Hr. Blaucher, wo sie gerade das Chaos der Reanimation beseitigen. Chaos. Ihnen wird bewusst, dass Chaos zu jeder Reanimation dazugehört. Letztendlich geht es um ein Menschenleben und das ist jedem Beteiligten bewusst. Deswegen ist aber auch jeder der Beteiligten, nicht nur Sie, aufgeregt und reagiert anders als sonst. Ihr Ziel sollte es sein, sich selbst, aber auch die Situation um sich herum zu ordnen. Dabei hilft ein fester Algorithmus, nach dem sie vorzugehen haben und den jeder der Anwesenden kennen sollte. Im vorliegenden Fall haben Sie aber auch einmal mehr lernen müssen, dass es keine Reanimation gibt, die nach einem festen Schema F abläuft. Immer wird es kleine Abweichungen von dem Algorithmus geben, und wenn es auch nur die Schwester ist, die in der Aufregung den Defibrillator nicht auslösen kann. Um solche unvorhergesehenen Ereignisse aber spontan in den Ablauf einordnen zu können, gehört die genaue Kenntnis des Reanimationsalgorithmus. Ihnen wird bewusst, dass Sie es trotz der einen oder anderen Abweichung doch geschafft haben, den Reanimationsalgorithmus umzusetzen. Wichtig ist auch, sich zeitnah die Ursache für die Reanimation zu überlegen. Dabei hilft das Akronym der «4 H's und HITS», in dem die wichtigsten Ursachen zusammengefasst sind. Wenn sich eine behandelbare Ursache finden sollte, muss diese so schnell wie möglich beseitigt werden. Im vorliegenden Fall war der akute Stentverschluss sehr nahe liegend, neben den weiteren Differentialdiagnosen des akuten Perikardergusses oder der akuten Mitralklappeninsuffizienz bei Papillarmuskelausriss. **(1191)**

695 Damit haben Sie voll und ganz recht. **(22)**

696 Schön, dass Sie jetzt schon intubieren wollen. Doch dann fragt Pfleger Markus: «Sollten wir den Patienten nicht zwischendurch beatmen?» «Ach ja», entgegnen Sie, «ich will ja intubieren!» «Und wie wär's mit einer Maskenbeatmung!» Jetzt kommt es Ihnen wieder in den Sinn, dass eine Intubation zwar bei den meisten Reanimationen durchgeführt wird, aber im Reanimationsalgorithmus relativ an Bedeutung verloren hat, insbesondere für den Ungeübten. Vorerst sollte eine Maskenbeatmung ausreichend sein. Darauf sagen Sie: «Sandra, könnten Sie mir bitte Beatmungsmaske und den Beatmungsbeutel, zusätzlich noch einen Guedel-Tubus, geben.» Ziehen Sie sich noch 2 Kompetenzpunkte ab. **(1152)**

697 Bevor Sie weiter zu **882** blättern, ziehen Sie sich bitte noch 5 Kompetenzpunkte ab. Sie sind sich dabei bewusst, dass Ihr primärer Impuls, das alleinige Senken des Fiebers, nicht die richtige Entscheidung war.

698   «Sandra, ich bin schon auf dem Weg …

- … Können Sie eventuell sofort die Vitalparameter erheben, dass ich weiß, wie stabil der Patient ist?» **(146)**
- … Können Sie schon mal die Vitalparameter erheben, bis ich auf Station bin?» **(166)**.
- … Können Sie bitte schon einmal das EKG-Gerät holen?» **(518)**
- … Eine Blutentnahme brauchen wir unbedingt, könnten Sie schon einmal die Blutröhrchen vorbereiten?» **(1113)**
- … Wie ist denn der klinische Zustand des Patienten?» **(1182)**
- … Können Sie den Patienten schon einmal mittels Monitor überwachen?» **(943)**
- «… Sie könnten schon einmal Medikamente aufziehen!» **(1112)**
- «… Könnten Sie schon einmal die Akte und die Kurve mit in das Zimmer bringen?» **(689)**
- «… Legen Sie vorsichtshalber dem Patienten einen Dauerkatheter.» **(393)**
- «… Wir sollten dem Patienten Volumen geben. Hängen Sie ihm bitte 1000 ml NaCl an und lassen Sie die Infusion im Schuss laufen.» **(887)**

Treffen Sie eine Auswahl, dann begeben sich im Laufschritt zur Station. **(163)**

699   Pfleger Markus antwortet auf Ihren Vorschlag: «Und was willst Du ihr sagen? Dass ihr Mann sich vor Schmerzen krümmt, du aber lieber telefonierst?» Anhand der Schärfe in seiner Stimme merken Sie, dass das keine gute Idee zum aktuellen Zeitpunkt ist und Sie in Markus Augen einiges an Kompetenz verloren haben. Dies trifft Sie mehr als die 3 Kompetenzpunkte, die sie sich außerdem abziehen müssen. Zurück zu den Optionen von **447**.

700   Diese Einstellung ist wohl nicht optimal. Damit verlieren Sie wertvolle Zeit für sich und den Patienten. Außerdem sollten Sie sich 2 Kompetenzpunkte abziehen. **(517)**

701   «Wie geht's Ihnen denn, Frau Spalter?» «Herr Doktor, gar nicht gut. Ich fühl mich so matt und einfach nur schlecht.» «Fehlt Ihnen sonst irgendetwas?» «Nein.» «Husten?» «Doch, den hab ich, seit heute früh!» «Auswurf?» «Ja, auch seit heute.» «Welche Farbe hat er denn?» «Ganz gelb!» Die weitere Befragung nach den einzelnen Symptomen ergibt, dass die Patientin neben den genannten Symptomen noch eine deutliche Verschlechterung des Allgemeinzustandes seit heute Mittag bemerkt habe. Der Stationsarzt, dem sie das erzählt hatte, habe aber gemeint, dass das nicht so schlimm sei. Seit zwei Tagen habe sie einen leichten Schnupfen. Ansonsten verneint die Patientin Halsschmerzen, Bauchschmerzen, Übelkeit, Erbrechen, Diarrhoe und Brennen beim Wasserlassen. Zurück zu **585**.

702

Bedenken Sie bitte: Es ist nachts und die Patienten sollen und wollen schlafen. Wenn Sie nun die halbe Station wecken, wird insbesondere Schwester Katharina keine Freude haben. Also, dies war keine gute Idee. Ziehen Sie sich 1 Kompetenzpunkt ab und zurück zu den Optionen von **203**.

703

Schwester Sandra fängt sofort wieder mit den Thoraxkompressionen an. Zu Pfleger Markus sagen Sie:

- «Markus, schnell, Gel auf die Paddels, Defi hochladen und schocken.» **(626)**
- «Markus, wir brauchen nicht schocken. Gib mir die Beatmungsmaske und den Beatmungsbeutel.» **(77)**
- «Markus, gib mir die Beatmungsmaske und den Beatmungsbeutel, dann schnell den Defi hochladen und schocken.» **(899)**

704

Sie sollten den Patienten auf jeden Fall negativ bilanzieren. Versuchen Sie sich zunächst an einer Negativbilanzierung zwischen –1000 und –2000 ml. Wenn das Ihre Anordnung gewesen wäre, dann schreiben Sie sich 2 Kompetenzpunkte gut. Zurück zu den Optionen von **126**.

705

Schreiben Sie sich 4 Kompetenzpunkte gut, falls Sie sich zur loading dose von Clopidogrel, zur Anxiolyse mittels Morphin und zur weiteren Antikoagulation mit Heparin entschieden haben. Für jedes nicht oder zu viel gewählte Medikament ziehen Sie sich jeweils 2 Kompetenzpunkte ab. Zurück zu den Optionen von **262**.

706

Die PTT ist im gewünschten Zielbereich. Sie sollten deswegen keine Veränderungen durchführen. Ziehen Sie sich 2 Kompetenzpunkte ab. Weiter bei **691**. Falls Sie wissen wollen, wie Sie eine optimale Einstellung des Heparin-Perfusors bei PTT-Werten außerhalb des Zielbereichs erreichen, dann machen Sie einen Abstecher zu **1139**.

707

So, den ersten Nachtdienst haben Sie nun hinter sich gebracht. Sie haben ihn gut überstanden, hoffen Sie jedenfalls. Aber es ist Dienstag, und es wartet nun Nachtdienst Nummer 2 auf Sie. Während Sie sich auf den Weg zur Klinik machen, überlegen Sie sich, weswegen Ihr Kollege (der mit der Schlüsselbeinfraktur, der dadurch verantwortlich ist, dass Sie nun Ihren zweiten Nachtdienst machen) sich gleich an zwei aufeinander folgenden Tagen für einen Dienst eingetragen hat. Sie können es aber nicht ändern und holen den Piepser von der Pforte ab. Erneut sind Sie zuständig für all die kranken Menschen in diesem Krankenhaus. Na ja, nicht für alle, nur für die internistischen Patienten, aber das genügt Ihnen auch schon. Dennoch sind Sie genauso aufgeregt wie am Vortag. Vielleicht sogar noch ein wenig mehr, nachdem Sie nun wissen, dass wirklich immer alles passieren kann. Gott sei dank, das hoffen Sie jedenfalls, nur passieren kann, aber nicht passieren muss.

Sie haben noch nicht Ihr Arztzimmer erreicht, da werden Sie schon von dem Kollegen von Station 1 angepiept. «Du schon wieder?», begrüßt er Sie. Als ob er nicht wüsste, dass Sie auch für diesen Dienst einspringen mussten. «Bei mir ist nichts Besonderes. An sich gibt es auch nichts zu übergeben.» «Wie geht's denn Herrn Blaucher?», erkundigen Sie sich nach dem reanimierten Patienten. «Der ist immer noch auf der Intensivstation, nachdem er nachts ja nach der Reanimation nochmals interveniert werden musste. Der Stent war zu. Er ist immer noch beatmet, aber sie lassen ihn schon langsam wieder wach werden. Ich war vorhin noch mal oben. Er scheint adäquat wach zu werden.» Das freut Sie zu hören. Sie verabschieden sich und entscheiden sich, einen Kaffee zu holen.

Auf Station 1 läuft Ihnen eine Schwester über den Weg. «Nein, Sie haben nicht schon wieder Dienst, oder?» Sie verstehen die Bedeutung dieser Worte nicht ganz, gehen aber verlegen lächelnd weiter, ohne hier einen Kaffee zu trinken. Also, nächster Versuch, nun auf Station 2. Dort angekommen, stoßen Sie beinahe mit einer weiteren Schwester zusammen, die Sie ebenfalls mit einem sonderbaren Gesichtsausdruck mustert und spontan von sich gibt: «Nein, Sie? Dann wird's ja heute wieder eine unruhige Nacht werden.» Nun wissen Sie es: Sie haben es schon innerhalb einer Nacht geschafft, sich einen Ruf aufzubauen. Ihren Kaffee holen Sie auf Station 3, wo Sie keiner Pflegekraft begegnen. Während Sie sich die heiße Flüssigkeit einschenken, werden Sie von dem Kollegen von Station 2 angepiepst. «Bei mir ist alles o. k. Nichts Besonderes. Dem Patienten mit der Schenkelhalsfraktur, Herrn Bauer, geht es gut. Die Op ist gut verlaufen. Die Chirurgen hatten kein Bett, deswegen liegt er wieder bei uns.» «Hast du keine PTT-Kontrolle mehr?» «Nein, der Patient war heute mit der INR im Zielbereich und wurde daraufhin entlassen. Ruhigen Dienst.» Mit dem

Kaffee in der Hand gehen Sie in das Arztzimmer auf Station 3, wo Sie die Kollegin am Computer sitzend vorfinden. «Willst du schon übergeben?» «Oh, sehr gerne. Bei mir ist nichts Besonderes. Zu wissen gibt es nur noch den Patienten auf Zimmer 4, Herr Mann, der eine DNR-Anordnung hat.» «Was heißt DNR?» «Oh, das steht für «Do Not Resuscitate». Wie gestern schon gesagt: 57 Jahre, metastasiertes Kolonkarzinom in palliativer Situation. Er hat eine Patientenverfügung, in der geregelt ist, dass er keine Reanimation oder Behandlung auf einer Intensivstation wünscht, ferner auch keine Dialyse. Wir haben dies mit ihm und mit seiner Frau ausführlich diskutiert, und er wünscht dies ausdrücklich. Kann ich aber aufgrund der Gesamtsituation gut nachvollziehen.» Sie macht eine kurze Pause, dann sagt sie: «Was ich dir noch sagen wollte: Der Patient mit der Cholangitis ist in Ordnung. Die Gallensteine wurden ja in der ERC entfernt. Er ist beschwerdefrei. Die Antibiotika-Therapie läuft weiter, wie von dir bereits begonnen. Gut gemacht gestern, übrigens.» Sie bedanken sich für das Lob und wünschen einen ruhigen Feierabend, während Sie mit Ihrem Kaffee zu Ihrem Dienstzimmer gehen. Da hören Sie das bekannte «PiepsPiepsPieps!» – es geht weiter, auf zu Runde 2.

Es klingelt nur einmal, da meldet sich schon Schwester Sandra. Anscheinend wurde schon auf den Nachtdienst übergeben. «Hallo, gut geschlafen?», fragt sie. «Ja, schon.» «Bist du bereit für eine neue Nacht?» Sie irritiert ein bisschen der Tonfall, aber nach der gestrigen Nacht ist das wohl normal. Sie antworten mit einem «Äh, na ja, heute wär's schön, wenn es ruhiger wäre.» «Ist dir Frau Spalter auf Zimmer 9 übergeben worden? Die hat jetzt Fieber.» Sie schauen auf Ihren Zettel, obwohl Sie wissen, dass da nichts drauf steht. Der Kollege von Station 1 hatte ja gemeint, dass es bei ihm ruhig auf Station sei und nichts zu übergeben wäre. Sie antworten: «Nein, sie ist mir nicht übergeben worden.» «Die Patientin wurde heute stationär aufgenommen. Sie soll morgen einen Herzkatheter bekommen. Sie hat sich gerade gemeldet, dass sie Schüttelfrost hätte und ganz toll friert. Ich hab Fieber gemessen. Sie hat 39,3 °C Temperatur.» «O. k., eine Infektion ist nicht bei ihr bekannt?» «Nein, wie gesagt, sie kommt elektiv zum Herzkatheter morgen.»
Wie gehen Sie vor?

- «Senken wir mal das Fieber und warten dann mal ab!» (1009)
- «Fang doch gleich mal mit einer intravenösen Antibiotikatherapie an! Ich komme später.» (48)
- «Ich bin schon unterwegs. Kannst du schon mal die Vitalparameter erheben!» (882)

708 Sie überlegen fieberhaft und letztendlich fällt Ihnen nur die Überwässerung ein. Falls Sie dies nicht mehr in Erinnerung hatten, ziehen Sie sich 2 Kompetenzpunkte ab. «Und?», fragt der Kollege am Telefon ungeduldig. «Na ja, keine Hyperkaliämie, keine metabolische Azidose und keine klinischen Zeichen der Urämie, eigentlich nur die Überwässerung. Aber das Kreatinin ist …» «Wegen so etwas rufst du mich mitten in der Nacht an? Das darf doch nicht wahr sein. Wenn er gut ausscheidet, gibt es aktuell keinen Grund zur Dialyse. Wie geht's ihm klinisch?» Als Sie dem Kollegen mitteilen, dass sich die respiratorische Situation schon weitgehend gebessert hat, ist das Gespräch schnell beendet. Haben Sie eigentlich bedacht, dass Ihr Patient keine Dialyse mehr wünscht? Seien Sie froh, dass Sie diese nicht ganz unwichtige Information dem Kollegen nicht weitergegeben haben. Sonst hätte das Gespräch noch ganz anders enden können. Zurück zu den Optionen von **592**.

709 Falls Sie, bis auf die Anlage des Dauerkatheters, die weiteren genannten Optionen ausgeführt haben, schreiben Sie sich 3 Kompetenzpunkte gut.

Die Situation des Patienten stabilisiert sich weiter. Herr Mann atmet zwar immer noch angestrengt, aber er hat deutlich weniger Stress und auch Sprechen ist aktuell wieder möglich. Sie reden nochmals beruhigend auf den Patienten ein und klären ihn darüber auf, dass die aktuellen Maßnahmen, die sehr gut helfen, weiter durchgeführt werden. Ferner solle er sich bei einer erneuten Verschlechterung sofort melden. Während Sie das Zimmer verlassen, folgt Ihnen Schwester Katharina. Sie sagen zu ihr, dass sie erstmal so weitermachen soll, wie gerade begonnen. Ferner bedanken Sie sich wegen ihrer Mithilfe und bitten sie, sich sofort zu melden, wenn sich der Patient erneut verschlechtern sollte. Bevor Sie die Station verlassen, geben Sie noch Labor für den nächsten Tag ein. Dann atmen Sie selbst einmal tief durch und verlassen die Station. Im Inneren freuen Sie sich, wie es dem Patienten mittels konservativer Maßnahmen dann im Verlauf doch rasch besser ging. Auf dem Weg zu Ihrem Dienstarztzimmer, beschäftigt Sie der Fall aber noch weiter. **(861)**

710 «Die Patientin braucht erst mal eine Computertomographie. Ich melde Sie schnell an.» Weiter bei **1144**.

711 Der CRB-65-Score hilft nicht bei der Unterscheidung zwischen ambulanter und nosokomial erworbener Pneumonie. Überlegen Sie noch mal, für welchen klinischen Sachverhalt der CRB-65-Score evaluiert wurde. **(991)**

712 Es ist immer schwer, wenn man plötzlich zwei Patienten gleichzeitig versorgen soll, insbesondere wenn eine räumliche Distanz zwischen den Patienten besteht. Hier muss man seinem Gefühl vertrauen und dem Grundsatz folgen, dass der Patient, dem es am schlechtesten geht, derjenige ist, dem man seine Aufmerksamkeit schenken sollte. Natürlich kann es sich rasch ändern und ein Patient, der zuvor stabil war, kann sich akut verschlechtern. Dennoch wird in dieser Situation die Entscheidung, den Patienten mit dem ST-Hebungsinfarkt ins Herzkatheterlabor zu bringen und sich dann erst um die Hyperglykämie zu kümmern, die bessere Wahl sein, insbesondere wenn der Blutzucker nur mäßig erhöht ist. **(153)**

713 Da Sie selbst nicht echokardiographieren können, müssten Sie extra einen Kollegen in die Klinik holen. Sie lassen sich über die Pforte mit dem Kollegen verbinden, der jedoch schlaftrunken aktuell nicht den Sinn für Ihr Notfall-Echo einsieht. Sie versuchen zu argumentieren.
- Wenn Sie noch keine klinische Untersuchung und kein Aktenstudium durchgeführt haben, dann ziehen Sie sich 2 Kompetenzpunkte ab und holen es bei den Optionen von **1145** nach.
- Falls Sie beides schon erledigt haben, weiter bei **678**.

714 Gehen Sie zu **1196**.

715 «Seit wann geht es ihm schon so schlecht?» «Erst seit gut einer halben Stunde. Er hat sich gemeldet, dass er schlecht Luft bekommt. Ich hab ihm Sauerstoff gegeben und Furosemid i. v., da er mit der Ausscheidung zurückgegangen ist. Es wird aber nicht besser.» «Hat er das öfters?» «Nein, ich betreu' ihn schon länger, aber das ist das erste Mal, dass er über Atemnot klagt. Mir gefällt er wirklich nicht, bitte komm gleich!» «O.k., kein Thema! Hast du schon 'nen Monitor dort und 'ne Sättigung?» «Ja, die Sättigung ist bei 82%, wie gesagt!» Sie legen den Hörer auf und machen sich auf den Weg zu dem Patienten. **(1145)**

716 «Haben Sie Kopfschmerzen? Oder einen Druck im Kopf?» «Es ist eher ein Druck im Kopf?» «Haben Sie sonst noch irgendwelche Beschwerden? Sehstörungen? Ein Dröhnen in den Ohren?» «Nein, nur so einen dumpfen Druck im Kopf.» Zurück zu den Optionen von **832**.

717 Die Patientin präsentiert sich aktuell hämodynamisch, respiratorisch und rhythmologisch stabil, weswegen sie keine intensivmedizinische Überwachung und Therapie benötigt. Begeben Sie sich zurück zu den Optionen von **473**.

718 Wenn Sie sich für den kardiogenen, anaphylaktischen, neurogenen, septischen, hypovolämischen und dessen Sonderform, den hämorrhagischen Schock, entschieden haben, dann schreiben Sie sich 5 Kompetenzpunkte gut. Für jede fehlende Form bzw. nicht offiziell existente Schockform, die Sie gewählt haben, ziehen Sie sich je 1 Kompetenzpunkt ab. **(668)**

719 Sie wissen aktuell nicht, wie lange der Patient bereits das Vorhofflattern hat. Ferner ist das Vorhofflattern aktuell mit der 4:1-Überleitung normofrequent und der Patient ist hierunter asymptomatisch und hämodynamisch stabil. Es besteht also keine Indikation zu einer rhythmuskontrollierenden Therapie. Zurück zu den Optionen von **93**.

720 Sie sehen im Labor den für eine adäquat antibiotisch behandelte Pneumonie typischen Verlauf der Entzündungskonstellation. Ferner sehen Sie ein normwertiges Kreatinin und eine unauffällige Gerinnung. Die Thrombozytenzahl ist ebenfalls im Normbereich. Wie interpretieren Sie die Schilddrüsenkonstellation?
- Vor Kontrastmittelgabe sollte eine Therapie mit Perchlorat begonnen werden. **(45)**
- Es liegt eine manifeste Hyperthyreose vor. **(270)**
- Etwas anderes. **(425)**

Treffen Sie Ihre Auswahl und dann zurück zu den Optionen von **992**.

721 Nach dem Algorithmus des «Advanced Life Support» sollten Sie sich für die Phase der kardiopulmonalen Reanimation weniger Zeit nehmen. Überlegen Sie nochmals genau und zurück zu den Optionen von **771**.

722 Sie sollten nochmals einen kurzen Blick auf das Labor bei **667** werfen. Da Sie eine wichtige Information wohl in der Eile übersehen haben, ziehen Sie sich 5 Kompetenzpunkte ab.

723 Sie überlegen, was Sie machen, um einen kurzen Überblick über den Patienten zu bekommen. Sie entscheiden sich für …
- … die Erhebung der Vitalparameter. **(787)**
- … eine orientierende Anamnese. **(1106)**
- … eine ausführliche Anamnese. **(922)**

- … eine vollständige internistische Untersuchung. **(72)**
- … eine orientierende Untersuchung nach dem ABC-Schema und mittels Body-Check. **(206)**

Treffen Sie eine Auswahl, dann weiter bei **191**.

724 Dafür besteht zum aktuellen Zeitpunkt keine Indikation. Weiter bei den Optionen von **97**.

725 «Sandra, zieh doch bitte eine Ampulle á 10 mg Metoclopramid in eine Kurzinfusion auf und hänge es der Patientin an!» Während die Infusion langsam vor sich hin tröpfelt, dürfen Sie sich 5 Kompetenzpunkte abziehen. Nicht nur, dass Sie ein Medikament ohne bestehende Symptomatik angeordnet haben, vielmehr besteht für dieses Medikament eine Kontraindikation bei einer aktiven gastrointestinalen Blutung aufgrund der Erhöhung der Darmmotilität durch Metoclopramid. Zurück zu den Optionen von **51**.

726 «Herr Doktor, mir geht's wirklich nicht gut. Können Sie mir nicht helfen?» «Was soll ich denn holen?» fragt nun auch Markus. Sie knurren innerlich, dass er Sie nun vor der Patientin zu einer Entscheidung drängt. Dabei fallen Ihnen folgende Möglichkeiten ein. Stellen Sie anhand von diesen einen Therapieplan auf.

1. Patientin beruhigen

2. Frequenzkontrolle:
- Bisoprolol 2,5 mg p. o.
- Metoprolol 5 mg i. v.
- Verapamil 80 mg p. o.
- Verapamil 5 mg i. v.
- Digoxin 0,25 mg p. o.
- Digoxin 0,25 mg i. v.
- Digitoxin 0,1 mg p. o.

3. Rhythmuskontrolle:
- Amiodaron 150 mg i. v.
- Flecainid 200 mg p. o.
- elektrische Kardioversion

4. Antikoagulation
- Heparin 2000 IE Bolus und 1000 IE/h
- Enoxaparin 0,8 ml s. c.

- Enoxaparin 0,6 ml s. c.
- ASS 100 mg p. o.
- Markumar

5. keine medikamentöse Therapie

6. Patient für den Folgetag nüchtern lassen.

Treffen Sie nun eine Entscheidung zu Ihrem Vorgehen bei Frau Meier-huber-Heinrichsmeier. Weiter bei **362**.

727 Es gibt keine Studie, die einen Unterschied im Reanimationserfolg zwischen gleich bleibenden Energieniveaus gegenüber einer Steigerung der Energie zeigen konnte. Deswegen wäre auch ein erneuter Schock mit 200 J akzeptabel, wenngleich nach erfolglosem Schock eine Erhöhung des Energieniveaus sinnvoll erscheint. Weiter bei **12**.

728 Bei einem nicht immunkompromittierten Patienten ist eine Computertomographie des Thorax als primärer diagnostischer Schritt nicht gerechtfertigt. Dies sollten Sie natürlich auch unter dem Gesichtspunkt einer Vermeidung von unnötigen Kosten bedenken. In Abhängigkeit von den erhobenen Befunden ist das CT jedoch auf der nächsten Stufe ihres diagnostischen Vorgehens gegebenenfalls zu erwägen. Ziehen Sie sich für eine vorerst unnötige Strahlenbelastung des Patienten 4 Kompetenzpunkte ab. Zurück zu den Optionen von **875**.

729 Welche der folgenden Fragestellungen würden Sie an die transösophageale Echokardiographie richten?
- Ejektionsfraktion
- regionale Wandbewegungsstörungen
- relevante Vitien
- Vorhofgröße
- Bestimmung der Größe des Vorhofohres
- Thrombus im linken Vorhofohr

Treffen Sie eine Auswahl, dann weiter bei **1014**.

730 Da der Patient keine Therapie mit Urikostatika oder Urikosurika erhält, können Sie anhand der Kurve nicht auf eine Hyperurikämie rückschließen. Zurück zu den Optionen von **1027**.

Asthma bronchiale ist keine Kontraindikation für die Verabreichung von **731**
Glyceroltrinitrat. Schauen Sie nochmals im Beipackzettel nach und zurück
zu den Optionen von **963**.

Wenn Sie sich für eine Ziel-Ruhefrequenz zwischen 60 und 80 Schlägen pro **732**
Minute und eine Ziel-Frequenz unter moderater Belastung zwischen 90
und 115 Schlägen pro Minute entschieden haben, dann schreiben Sie sich
4 Kompetenzpunkte gut, für jede falsche Entscheidung ziehen Sie sich je
2 Kompetenzpunkte ab. **(9)**

Sie sollten neben dem Blutbild mit Differentialblutbild und dem Entzün- **733**
dungsparameter CRP auch die Elektrolyte und die renalen Retentionsparameter zur Erfassung der Nierenleistung bestimmen. Ferner sollten
noch der Blutzucker und die Transaminasen analysiert werden. Wenn Ihr
Labor auch eine nächtliche Bestimmung von Procalcitonin durchführen
kann, könnte Sie dieser Wert, insbesondere zur Differenzierung zwischen
bakteriellem und viralem Infekt, interessieren. Falls diese Parameter von
Ihnen auf dem Bogen angeklickt wurden, können Sie sich 3 Kompetenzpunkte gutschreiben und zurück zu **875** gehen. Wenn Sie aufgrund der
respiratorischen Situation noch eine BGA mit abnehmen wollen, gehen Sie
zu **900**. Bedenken Sie aber, dass bis auf die BGA die weiteren Laborwerte
einige Zeit auf sich warten lassen werden und vermutlich Ihre primäre
Therapieentscheidung nicht beeinflussen.

Die Aussage ist falsch! Im Gegenteil: Eine Arzneimittelnebenwirkung von **734**
Verapamil ist die Obstipation. Wenn Sie die Aussage als «falsch» erkannt
haben, dürfen Sie sich 2 Kompetenzpunkte gutschreiben. Zurück zu den
Aussagen bei **786**.

Falls das Nitro-Spray keinen dauerhaften Effekt zeigt, bzw. nach rezidivie- **735**
renden Applikationen, sollte ein Glyceroltrinitrat-Perfusor erwogen werden. Starten Sie den Perfusor, je nach Ausgangsblutdruck, mit 1 bis 3 mg/h,
dies unter engmaschigen Blutdruckkontrollen. Sie sollten aber nicht primär mit einem Perfusor Ihre Therapie beginnen. Zurück zu den Optionen
von **963**.

Sie nehmen die Kurve in die Hand (s. **Abb. 14**). **736**
Sie betrachten die Kurve eingehend. Dabei überlegen Sie sich, dass die
Kurve …

Besonderheiten

Allergien: keine

RR	Puls	Temp.	Sonntag	Montag	Dienstag	Mittwoch	Donnerstag	Freitag	Samstag
250	140	40°							
200	120	39°							
150	100	38°							
100	80	37°							
50	60	36°							
0	40	35°							

Gewicht	Sonntag	Montag	Dienstag	Mittwoch	Donnerstag	Freitag	Samstag
	86 kg	84,3 kg					
Ramipril 2,5 mg	1-0-1	1-0-1	1-0-1				
Furosemid 40 mg p.o.	Pause	Pause	Pause				
Bisoprolol 5 mg	1-0-1/2	1-0-1/2	1-0-1/2				
Eisen2+ 100 mg		<1-0-0	1-0-0				
Kalium Brausetablette		<1> <1>					
Furosemid 40 mg i.v.	1-1-0	1-1-0	1-1-0				
Enoxaparin 0,8 ml s.c.	<1	1-0-1	1-0-1				

Abbildung 14

- … keine für Sie relevanten Informationen preisgibt. **(81)**
- … für Sie relevante Informationen enthält. **(1027)**

737 Es besteht zwar eine Anordnung für einen Protonenpumpeninhibitor, aber diese besteht nicht seit längerem, sondern erst seit dem heutigen Tag. Zurück zu den Optionen von **883**.

738 Das sollten Sie machen. Primär sollte Morphin verwendet werden. Falls die initiale Dosis nicht helfen sollte, sind bis zur Schmerzfreiheit weitere Gaben durchzuführen. Die Leitlinien empfehlen eine initiale intravenöse Gabe von 4 bis 8 mg Morphin. Bei sehr ängstlichen Patienten kann man auch die Gabe eines Benzodiazepin-Präparates erwägen. Wichtig ist die Stressreduktion zur Senkung des myokardialen Sauerstoffverbrauchs. Zurück zu den Optionen von **247**.

739 Ziehen Sie sich 2 Kompetenzpunkte ab. Weiter bei **625**.

740 Nach dem Algorithmus des «Advanced Life Support» sollten Sie sich für die Phase der kardiopulmonalen Reanimation länger Zeit nehmen. Überlegen Sie nochmals genau und zurück zu den Optionen von **771**.

741 «Lass uns noch ein EKG schreiben.» Weiter bei **1117**.

742 Sie überlegen sich nun sowohl die Differentialdiagnose einer regelmäßigen als auch einer unregelmäßigen Schmal-QRS-Komplex-Tachykardie.

- Sinustachykardie
- ventrikuläre Tachykardie
- Vorhofflattern
- Vorhofflimmern
- Fokale atriale Tachykardie
- AV-Knoten-Reentry-Tachykardie
- Kammerflattern
- Torsade-de-pointes-Tachykardie
- AV-Reentry-Tachykardie

Welche der genannten Tachykardien passt zu der jeweiligen Form eine Schmal-QRS-Komplex-Tachykardie, wenn sie überhaupt passt? Treffen Sie eine Auswahl, dann weiter bei **1094**.

743 «Sandra, könntest du bitte noch einen U-Stix machen?» «Den habe ich vorhin schon gemacht. Dachte ich's mir doch, dass du einen U-Stix sehen willst!» «Und?» «Komplett unauffällig.» **(875)**

744 Nun haben Sie genügend Informationen, dass Sie eine Anordnung zur Insulingabe treffen können. Sie sagen:
- «Spritz ihr doch erstmal kein Insulin. Warten wir noch ab und messen später nach.» **(198)**
- «Spritz ihr doch 6 Einheiten Insulin.» **(356)**
- «Spritz ihr doch 10 Einheiten Insulin.» **(937)**
- «Ich komm gleich vorbei, da müssen wir die Therapie auf längere Sicht anpassen.» **(160)**

745 Ziehen Sie sich 2 Kompetenzpunkte ab und weiter bei **647**.

746 Dies ist nicht zu empfehlen, insbesondere aufgrund der Gesamtkonstellation des Patienten. Ein Makrolid als Monotherapeutikum könnte bei einem jungen Patienten ohne Begleiterkrankungen bei einer ambulant behandelten Pneumonie erwogen werden. Im Hinterkopf sollte man aber die zunehmende Resistenzrate von Pneumokokken gegen Makrolide haben. Ziehen Sie sich 3 Kompetenzpunkte ab und wählen Sie unter **381** ein anderes Antibiotikaregime.

747 Bevor Sie groß mit Diagnostik in Aktion treten, sollten Sie die Sauerstoffgabe erhöhen. Sie erhöhen die Sauerstoffgabe auf 10 l/min. Falls das Ihr erster Schritt war, können Sie sich 2 Kompetenzpunkte gutschreiben. Zurück zu den Optionen von **1145**.

748 In der aktuellen Situation gibt es keine Indikation für Amiodaron. Der Patient zeigt am Monitor einen stabilen Sinusrhythmus. Eine prophylaktische Gabe von Amiodaron zur Erhaltung des Sinusrhythmus durch Vermeidung des Auftretens von Vorhofflimmern oder ventrikulären Tachykardien ist nicht evidenzbasiert. Deswegen verzichten Sie doch auf die Gabe von Amiodaron und gehen zurück zu **976**.

749 Der Patient wird mittels intravenöser Furosemid-Gaben rekompensiert. Hierunter ist bislang ein Gewichtsverlust von 1,7 kg zu verzeichnen, mit einem Gewicht von 84,3 kg am heutigen Tag. Wenn Sie diese Information erkannt haben, dann schreiben Sie sich 2 Kompetenzpunkte gut. Zurück zu den Optionen von **1027**.

Es ist gut, dass Sie an die Blutkulturen denken. Um jedoch die Wahrscheinlichkeit, einen Erreger anzuzüchten, zu erhöhen, sollten zwei Blutkulturen mit jeweils einer aeroben und einer anaeroben Flasche abgenommen werden. **(1181)**

750

Schwester Sandra folgt Ihren Anweisungen und drückt tapfer weiter. Sie selbst werden unruhig, da der Reanimationswagen nicht vor Ort ist. Was wäre nun der nächste wichtige Schritt im Reanimationsablauf und welches wichtige Utensil des Reanimationswagens benötigen Sie hierfür?
- den Defibrillator
- das Laryngoskop
- die Absaugpumpe
- Medikamente

Treffen Sie eine Entscheidung und weiter bei **941**.

751

Ein Hypoglykämie sollte immer, egal ob symptomatisch oder nicht, durch die Einnahme von Kohlenhydraten bekämpft werden. Ziehen Sie sich 2 Kompetenzpunkte ab und zurück zu den Optionen von **827**.

752

Natürlich kann es sein, dass der eine oder andere Patient bei brady- oder tachyarrhythmischen Episoden Katecholamine bedarf, aber eine Katecholamintherapie gehört nicht zu den drei Grundpfeilern der Vorhofflimmertherapie, die bei jedem Patienten bedacht werden sollten. Zurück zu **28**.

753

Bei jedem akuten Abdomen ist die Zusammenarbeit mit dem Chirurgen obligat. Deswegen rufen Sie bei dem Kollegen frühzeitig an, um mit ihm den Patienten zu besprechen.
- Wenn Sie sich bereits ein Bild von dem Patienten mit Anamnese, körperlicher Untersuchung und Kurven- und Aktenstudium gemacht haben, dann weiter bei **307**.
- Wenn Sie noch kein vollständiges Bild des Patienten haben, weiter bei **471**.

754

Diese Information ist richtig. Vor Kontrastmittelexposition erfolgt bei bekanntem Diabetes mellitus eine Hydrierung zur Nephroprotektion. Zurück zu den Optionen von **87**.

755

«Sollten wir den Patienten nicht zuerst sonographieren?» Da hat der Kollege nicht unrecht. Sie entschließen sich also zunächst gegen die Computer-

756

tomographie des Abdomens. Sie sind sich aber bewusst, dass bei einem unklaren Befund diese Untersuchung zur weiteren Abklärung durchgeführt werden sollte. Zurück zu den Optionen von **259**.

757 Sie sollten sich das Bild nochmals genau anschauen. Überlegen Sie dabei, wo auf einem Röntgenbild rechts und links ist. Gehen Sie zurück zu **503**. Vergessen Sie aber nicht, sich noch 2 Punkte für die Fehldiagnose abzuziehen.

758 Damit gefährden Sie potenziell den Patienten, und Sie hätten bei dieser Anordnung die PTT nicht kontrollieren müssen. Dieser Meinung scheint auch Pfleger Markus zu sein, der zögerlich nachfragt, ob Sie wirklich bei einer PTT von über 120 s den Heparin-Perfusor noch weiter erhöhen wollen. Der Patient sei doch bereits überheparinisiert. Nun verstehen Sie selbst Ihre vorherige Anordnung nicht mehr. Ziehen Sie sich deswegen 10 Kompetenzpunkte ab. Zurück zu den Optionen von **1103**.

759 Ein mögliches optimales Vorgehen wäre, neben der Bestimmung der Vitalparameter inklusive der Sauerstoffsättigung, eine ausführliche Anamnese zu erheben und die Patientin klinisch zu untersuchen. Danach sollte man sich überlegen, welche diagnostischen Schritte nötig sind. Primär sollten bei Fieber, insbesondere bei unklarer Ursache und möglicher Bakteriämie, Blutkulturen abgenommen werden. In diesem Zusammenhang kann auch eine Laborentnahme, insbesondere auch mit der Frage nach laborchemischen Entzündungszeichen, durchgeführt werden. Zur weiteren Fokussuche sollte zum primären Screening eine Röntgen-Thorax-Aufnahme und eine Urin-Stix-Untersuchung, bei positivem Befund mit Urinkultur, veranlasst werden. Erst in Abhängigkeit dieser Befunde sollte man im nächsten Schritt weitere der angegebenen diagnostischen Möglichkeiten bedenken. Wenn Sie nach der oben genannten Reihenfolge vorgegangen sind, schreiben Sie sich 5 Kompetenzpunkte gut, für jeden zusätzlichen oder nicht gewählten Schritt ziehen Sie sich bitte jeweils 2 Kompetenzpunkte ab, falls Sie Ihr Vorgehen nicht adäquat begründen können. **(503)**

760 Während das Volumen über die Braunüle in die Vene tröpfelt und die Schocklage beibehalten wird, bessert sich die klinische Situation geringfügig. Die Patientin zeigt weiter eine Sinustachykardie mit einer Herzfrequenz von 110 Schlägen pro Minute, jedoch bessert sich der Blutdruck, der zuletzt mit 95/60 mmHg gemessen wird. Sie überlegen weiter, was die Ursache sein könnte. Die Patientin, die inzwischen wieder voll orientiert ist, verneint in der inzwischen nochmals durchgeführten Anamnese jegliche Symptome. Sie fragen explizit nach Angina pectoris und Dyspnoe, was beides erneut verneint wird. Dann gibt die Patientin an, dass sie dringend auf Toilette müsse. Sie lassen sich aber bewusst Zeit, damit sich die Kreislaufsituation noch weiter stabilisieren kann. Als die Patientin jedoch erneut betont , dass sie dringend Stuhlgang machen müsse, entscheiden Sie sich mit Pfleger Markus und Schwester Sandra letztendlich, der Patientin wieder ins Bett zu helfen und ihr dort mit der Bettschüssel Erleichterung zu verschaffen. Als Pfleger Markus und Schwester Sandra der Patientin aufhelfen, hören Sie einen Aufschrei. Die Patientin jammert entschuldigend, dass sie es nicht mehr ausgehalten habe. Unbewusst schauen Sie auf den Boden. Dann blicken Sie voller Erstaunen auf und erkennen, dass Sie nicht der Einzige sind, dem gerade ein Licht aufgegangen ist. Auch Pfleger Markus und Schwester Sandra ist die Farbe des flüssigen Stuhlgangs, der sich auf dem Boden gesammelt hat, aufgefallen: dunkelrot, die Farbe von Blut. Kurz darauf muss sich die Patientin noch erbrechen. Sie blicken nun alle drei auf das Erbrochene, das «schwarz-grießelig» ausschaut, wie Kaffeesatz. Damit hat sich Ihre Differentialdiagnose innerhalb von wenigen Momenten auf eine einzige reduziert, nämlich …

- … eine obere gastrointestinale Blutung.
- … eine untere gastrointestinale Blutung.
- … Erbrechen des Abendessens samt Nachmittagskaffee.
- … Hämorrhoidenblutung.
- … bronchiale Blutung.
- … Epistaxis.

Entscheiden Sie sich, dann weiter bei 1178.

761 Sie wissen, dass es verschiedene Insuline gibt: schnell wirksame Insuline, sogenannte Normalinsuline, wozu das Alt-Insulin gehört, und Verzögerungsinsuline, hier zum Beispiel das von Schwester Katharina genannte Insulin glargin. Bei einer Hyperglykämie wollen Sie einen zeitnahen Effekt Ihrer Insulingabe haben, weswegen ein Verzögerungsinsulin hier nicht angewandt wird. Zum Nachspritzen wird normalerweise das Alt-Insulin verwendet. (411)

762 Die Person, die gerade die Thoraxkompressionen durchführt, sollte nicht mit einer untergeordneten Funktion, hier das Herrichten der Intubation, betreut werden. Ziehen Sie sich 4 Kompetenzpunkte ab und zurück zu den Optionen von 953.

763 Sie haben recht, die Antikoagulation ist einer der Grundpfeiler der Vorhof-flimmertherapie, insbesondere aufgrund eines erhöhten Risikos für thrombembolische Ereignisse unter Vorhofflimmern.

Wählen Sie die Möglichkeiten der Antikoagulation bei Patienten mit Vorhofflimmern aus, dann weiter bei **281**.

- unfraktioniertes Heparin
- niedermolekulares Heparin
- Acetylsalicylsäure
- orale Antikoagulation mit Marcumar
- neue Antikoagulanzien (Rivaroxaban, Dabigatran)
- Fondaparinux

764 «Der Patientin muss gleich Blut abgenommen werden. Ich hole schnell die Röhrchen», sagen Sie. Weiter bei **1144**.

765 Nein, dieses Medikament sollten Sie aktuell nicht aufziehen lassen. Zurück zu den Optionen von **1112**.

766 Weiter bei **183**.

767 «Haben die Schmerzen akut eingesetzt? Waren sie von Anfang massiv und haben sich seitdem nicht verändert?» «Nein, so war es nicht.»

Perforationsschmerzen sind typisch für …

- … eine Gallenblasen-, Ulcus- oder Divertikelperforation.
- … eine Cholecystitis.
- … ein Aortenaneurysma.
- … einen Mesenterialinfarkt.
- … eine Gallen- oder Nierenkolik.
- … eine Appendizitis oder Divertikulitis.
- … einen mechanischen Ileus.
- … eine Pankreatitis.

Treffen Sie eine Auswahl, dann weiter bei **574**.

768 Bei einer einseitigen Verschattung? Gehen Sie zurück zu **503** und schauen Sie sich das Bild nochmals genau an. Vergessen Sie aber nicht, sich noch 2 Punkte für die Fehldiagnose abzuziehen.

769 Die Patientin ist hyperglykäm. Deswegen sollten Sie etwas dagegen unternehmen. Ziehen Sie sich 2 Kompetenzpunkte ab und zurück zu den Optionen von **659**.

«Sandra, hör mal kurz auf zu drücken!» Sofort hält Sandra inne, und Sie **770**
schauen auf den Monitor und sehen folgendes EKG. **(53)**

Sie fügen noch hinzu: «Das Ganze für insgesamt … **771**
… 1 Minute.» **(740)**
… 2 Minuten.» **(661)**
… 3 Minuten.» **(1132)**
… 4 Minuten.» **(721)**

Welche Informationen entnehmen Sie der Kurve? Blättern Sie nicht zurück. **772**
- Die Patientin war zuvor immer hämodynamisch stabil. **(413)**
- Die Patientin hat einen Hypertonus. **(260)**
- Die Immunsuppression könnte Ursache für die gastrointestinale Blutung sein. **(829)**
- Die Patientin hat einen Diabetes mellitus. **(1098)**
- Die Patientin muss eine bekannte KHK haben. **(524)**
- Die Patientin hat eine COPD. **(1063)**
- Die Patientin hat eine Penicillin-Allergie. **(1214)**
- etwas anderes **(316)**

Treffen Sie eine Auswahl, dann geht's weiter bei **794**.

Pfleger Markus fängt zu drücken an, und Sie überlegen Ihre nächsten **773**
Schritte. Da Pfleger Markus gerade voll und ganz mit Drücken beschäftigt
ist, bleibt Ihnen Schwester Sandra, an die Sie sich wenden. «Sandra, könnten Sie …
- … die Intubation vorbereiten.» **(696)**
- … mir Beatmungsmaske und den Beatmungsbeutel geben, zusätzlich noch einen Guedel-Tubus.» **(1152)**
- … sich ein wenig hinsetzen? Sie schauen vollkommen geschafft aus. Ruhen Sie sich doch aus.» **(309)**
- … auf Intensivstation anrufen. Langsam sollte doch mal jemand hier sein.» **(2)**

Sie entscheiden sich nun zu folgendem Vorgehen. Dabei erinnern Sie sich, **774**
dass der Heparin-Perfusor bei 1200 Einheiten pro Stunde läuft:
- Den Heparin-Perfusor unverändert weiterlaufen lassen. **(692)**
- Den Heparin-Perfusor pausieren und nach 1 Stunde mit 1000 Einheiten pro Stunde weiterlaufen lassen. **(1162)**

- Einen Bolus von 1000 Einheiten geben und dann den Heparin-Perfusor um 200 Einheiten pro Stunde erhöhen und damit mit 1400 Einheiten pro Stunde weiterlaufen lassen. **(1154)**
- etwas anderes **(1139)**

775 Einen A-Griff gibt es nicht. Also können Sie damit auch keine effiziente Maskenbeatmung durchführen. Zurück zu den Optionen von **512**.

776 «Habt Ihr die Kurve oder die Akte oder beides hier?», fragen Sie. Sowohl Schwester Sandra als auch Pfleger Markus schütteln den Kopf, aber schon springt Pfleger Markus auf, um beides zu holen. Alsbald halten Sie die Kurve in der Hand (s. **Abb. 15**).
Sie betrachten die Kurve eingehend. Dabei überlegen Sie sich, dass die Kurve …
- … keine für Sie relevanten Informationen preisgibt. **(538)**
- … für Sie relevante Informationen enthält. **(772)**

777 Sie führen eine internistische klinische Untersuchung durch. Bei der Inspektion fällt Ihnen auf, dass die Patientin angestrengt atmet. Die Atemfrequenz beträgt 22/min. Beim Berühren der Haut spüren Sie, wie die Patientin aktuell schwitzt. Außerdem fühlt sie sich aufgrund des Fiebers sehr warm an. Bezogen auf die Lunge finden Sie ein deutliches feinblasiges Rasselgeräusch rechts basal. Hier zeigt sich perkutorisch auch eine Dämpfung. Der weitere klinische Untersuchungsbefund der anderen Organsysteme bleibt ohne weiteren wegweisenden pathologischen Befund. **(875)**

778 Eine Sequenztherapie gehört nicht zu den drei Grundpfeilern der Vorhofflimmertherapie. Zurück zu **28**.

779 Nachdem Sie nicht antworten, redet Schwester Katharina von sich aus weiter: «Der Patient bekommt ja grad mal wieder Chemo wegen seinem Bronchial-Karzinom. Er hat schon die letzten Chemos immer nicht vertragen. Ich habe ihm seine antiemetische Bedarfsmedikation gegeben und jetzt ist alles gut.» Weiter bei **1091**.

780 Welche Schlaftablette verordnen Sie nun als Bedarfsmedikation?
- Benzodiazepin, z. B. Lorazepam
- Z-Medikament, z. B. Zopiclon
- Barbiturat, z. B. Phenobarbital

Abbildung 15

Besonderheiten — Allergien: Penicillin — Blatt 1

	RR	Puls	Temp.	Sonntag	Montag	Dienstag	Mittwoch	Donnerstag	Freitag	Samstag
	250	140	40°							
	200	120	39°							
	150	100	38°							
	100	80	37°							
	50	60	36°							
	0	40	35°							
Gewicht				93 kg						
Ramipril 2,5 mg				1-0-1	2-0-1	1-0-1	1-0-1			
HCT 12,5 mg				<1-0-0	<1-0-0	1-0-0	1-0-0			
Metoprolol 95 mg				1-0-0	1-0-0	1-0-0	1-0-0			
Marcumar				1/2	1/2	1/4	1/2			
Insulin 30/70				16IE-0-10IE	16IE-0-12IE	18IE-0-12IE	18IE-0-12IE			
Metformin 850 mg				1-0-1	1-0-1	1-0-1	1-0-1			
Sitagliptin 100 mg				1-0-0	1-0-0	1-0-0	1-0-0			

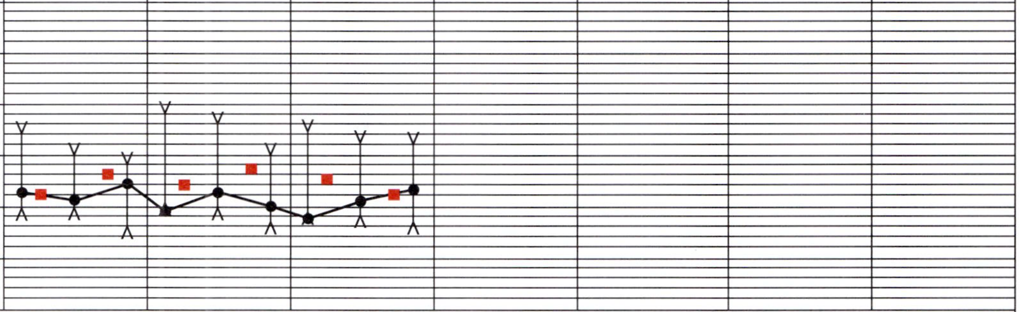

- Baldrian
- Trizyklisches Andidepressivum, z. B. Trimipramin
- Melperon

Treffen Sie eine Anordnung, dann weiter bei **868**. Für nähere Informationen zu den einzelnen Wirkstoffen können Sie nochmals bei **34** nachlesen, falls noch nicht geschehen.

781 Weiter bei **92**.

782 Sie blättern kurz durch die Akte. Wie bereits von Pfleger Markus erwähnt, erfolgte die stationäre Aufnahme aufgrund eines schwer einstellbaren Diabetes mellitus. Neben meist deutlich erhöhten Blutzuckerwerten erleidet die Patientin immer wieder auch hypoglykämische Episoden. Sie blättern weiter. Dabei fällt ein Blick auf einen alten Arztbrief mit Vor-Diagnosen der Patientin. Neben dem Diabetes mellitus und einer durch diesen bedingten diabetischen Nephropathie wurde die Patientin aufgrund eines Mamma-Karzinoms behandelt. Dieses wurde operativ in sanu entfernt, ferner hat die Patientin eine Strahlentherapie erhalten. Außerdem wurde vor gut einem Jahr eine KHK mittels Koronarangiographie ausgeschlossen. Ein Hypertonus ist schon seit längerem bekannt. Eine Therapie mit Marcumar wurde begonnen, nachdem bei der Patientin intermittierendes Vorhofflimmern mehrmals dokumentiert wurde. Vor zwei Jahren hat sie eine Totalendoprothese des rechten Hüftgelenks erhalten. Sie finden ferner einen Vermerk, dass die Patientin vor vier Jahren gastroskopiert und koloskopiert worden war. In der Gastroskopie hatte sich eine leichte Gastritis gezeigt. Die Koloskopie war komplett unauffällig gewesen. Allergien sind bekannt gegen Penicilline. Sie blättern weiter und stoßen auf die Laborblätter der Patientin.
- Sie beenden Ihr Aktenstudium, ohne sich das Labor näher anzuschauen. **(616)**
- Sie begutachten den Laborverlauf. **(343)**

783 Während Sie gerade das Blut wegschicken, werden Sie von dem chirurgischen Kollegen angepiepst. Er bittet Sie, in die Notaufnahme zu kommen. Sie machen sich auf den Weg. Weiter bei **493**. Falls Sie vergessen haben, das Blut wegzuschicken, sollten Sie sich 2 Kompetenzpunkte abziehen.

784 Dies ist im Fall von Frau Spalter nicht zu empfehlen. Ziehen Sie sich 3 Kompetenzpunkte ab und wählen Sie unter **381** ein anderes Antibiotikaregime.

Sie haben recht, die Echokardiographie ist bei der hämodynamisch stabilen **785** Patientin aktuell nicht unbedingt notwendig. Dennoch sollten Sie sie für den nächsten Tag anmelden. Zurück zu **921**.

Im nächsten Schritt erinnern sich aber, dass man eine gewisse Vorsicht bei **786** der Verwendung der vier genannten Medikamentengruppen walten lassen sollte. Sie sind sich aber nicht mehr sicher, welche der folgenden Aussagen «falsch» oder «richtig» sind. Treffen Sie dennoch eine Entscheidung bei jeder der Aussagen, dann geht's weiter bei **283**.

- «Meist ist eine Kombination von zwei der Medikamente notwendig, um eine ausreichende Frequenzkontrolle zu erreichen.» **(119)**
- «Betablocker sollten nicht mit einem Kalziumantagonisten vom Non-Dihydropyridin-Typ kombiniert werden.» **(521)**
- «Betablocker dürfen nicht bei Patienten mit Asthma bronchiale verwendet werden.» **(1193)**
- «Digitalis ist das Mittel der Wahl bei aktiven Patienten, da es eine gute Frequenzkontrolle unter Belastung gewährleistet.» **(337)**
- «Verapamil verursacht als bekannte Arzneimittelnebenwirkung Diarrhoen.» **(734)**
- «Mit Amiodaron muss man aufpassen, wenn zuvor keine adäquate Antikoagulation bestanden hat bzw. die Dauer des Vorhofflimmerns unklar ist.» **(897)**
- «Bei hämodynamisch instabilen Patienten muss immer der Frequenzkontrolle der Vorzug vor allen anderen Therapiealternativen gegeben werden.» **(823)**

Der Puls fühlt sich kräftig an, jedoch schnell. Sie zählen: 110 Schläge pro **787** Minute. Sie wenden sich an Pfleger Markus: «Kannst du 'nen Druck messen, während ich ihn untersuche?» Dies wird prompt ausgeführt: «180/90 mmHg!» Zurück zu **723**.

«Genau, gut erkannt», meint der Kardiologe, wenn das Ihr erster Versuch **788** war, Ihre EKG-Interpretation zu verbalisieren. Nun geht's schnell weiter bei **923**.

Im Anschluss werden weiter nach dem Algorithmus 30 Thoraxkompressi- **789** onen und zwei Beatmungen durchgeführt. Auf dem Gang hören Sie plötzlich schnelle Schritte und gleich darauf stürmen zwei in Blau gekleidete Gestalten in das Zimmer: Endlich kommt der Kollege von der Intensivstation mit einem Intensivpfleger. Er ist noch vollkommen außer Atem. Mit wenigen Worten erklärt er, dass er einen anderen Notfall zeitgleich auf der Intensivstation hatte und deswegen erst jetzt kommen konnte. «... 26, 27, 28, 29, 30», sagt Pfleger Markus dazwischen. Sie führen erneut zwei Beatmungen durch und machen dann eine kurze Übergabe: «Herrn Blaucher kennst du ja, er wurde vorhin erst nach einem ST-Hebungsinfarkt von der Intensivstation verlegt. Er hatte Kammerflimmern am Monitor. Schwester Sandra hat sofort mit der Reanimation begonnen. Inzwischen ist zwei Mal geschockt worden, Medikamente wurden noch nicht gegeben.» «Wir haben wieder 2 Minuten voll», unterbricht Schwester Sandra. Pfleger Markus blickt zu Ihnen hoch und Sie nicken. Er hört kurz mit dem Drücken auf. Gespannt schauen Sie auf den Monitor und sehen erneut Kammerflimmern. «Weiter Kammerflimmern» sagen Sie. Unaufgefordert fängt Pfleger Markus wieder mit dem Drücken an. «Sandra, laden Sie den Defibrillator!» Inzwischen routiniert setzt Sandra dann die Paddles auf und sagt: «Weg vom Bett!» Dann gibt sie den Schock ab. In der Zwischenzeit haben sich Pfleger Markus und der Intensivpfleger darauf verständigt, dass Pfleger Markus abgelöst wird. Der Intensivpfleger führt mit frischer Kraft die Thoraxkompressionen im direkten Anschluss an die Schockabgabe fort. Nach der nun dritten Schockabgabe werden über den venösen Zugang noch 1 mg Adrenalin verabreicht. **(434)**

790 Sie schließen mit den Worten: «Könntest du dir den Patienten einmal anschauen?» Der chirurgische Kollege sagt: «Würde ich gerne, aber ich bin eigentlich schon auf dem Weg in den Op zu deinem Patienten mit der Schenkelhalsfraktur. Aber vielleicht muss ich ihn mir auch nicht sofort anschauen.» Sie schweigen, da Sie ihn nicht ganz verstehen. Der Patient hat ein akutes Abdomen und sollte sofort von einem Chirurgen gesehen werden, um dann den Bauch aufzumachen. Aber anscheinend wird nicht sofort jeder Bauch bei einem akuten Abdomen aufgeschnitten, lernen Sie gerade. Da Sie nicht antworten, fragt der Kollege: «Was ist denn deine Arbeitsdiagnose?» «Ich bin mir nicht so sicher». «Na ja, er erfüllt die Kriterien der Charcot-Trias» antwortet der Kollege. Sie überlegen fieberhaft, was die Charcot-Trias war und für welches Krankheitsbild sie steht:

- Fieber, Ikterus und Schmerzen im rechten Oberbauch; bei Cholangitis.
- Fieber, Ikterus und Schmerzen im rechten Oberbauch; bei Cholecystitis.
- Fieber, Schmerzen im rechten Oberbauch, dekompensierte Herzinsuffizienz; bei Lungenembolie.

- Fieber, Schmerzen im rechten Oberbauch, dekompensierte Herzinsuffizienz; subakuter Myokardinfarkt mit Dressler-Syndrom.
- Fieber, Schmerzen im rechten Oberbauch, Eisenmangelanämie; bei mechanischem Ileus bei Kolonkarzinom.
- Ikterus, Schmerzen im rechten Oberbauch, Juckreiz; bei primär sklerosierender Cholangitis.

Treffen Sie eine Entscheidung. Dann weiter bei 259.

791 Vancomycin allein ist nicht ausreichend zur Behandlung einer Pneumonie, insbesondere als nur im grampositiven Bereich wirkendes Antibiotikum. Ziehen Sie sich 3 Kompetenzpunkte ab und wählen Sie unter 381 ein anderes Antibiotikaregime.

792 Das ist sicher die beste Alternative. Dementsprechend entschließen Sie sich, den Patienten zeitnah auf die Intensivstation zu bringen. Der Kollege von der Intensivstation lässt Sie weiter bebeuteln, während er alles für die Fahrt vorbereitet. Schnell machen Sie sich einen Überblick, ob Sie auch nichts Wichtiges vergessen haben. Welche der folgenden Optionen sollten Sie auf jeden Fall mitnehmen?
- Defibrillator
- Persönliche Gegenstände des Patienten
- Notfallmedikamente
- Monitor
- Notfalltasche
- Set zur ZVK-Anlage
- Blutentnahmeröhrchen
- Akte und Kurve des Patienten
- die dritten Zähne des Patienten
- Schwester Sandra und Pfleger Markus

Treffen Sie eine Auswahl und weiter bei 1149.

793 Die Patientin mag eine KHK haben, aber das können Sie nicht aus der Kurve ablesen. Eine für einen KHK-Patienten spezifische sekundärprophylaktische medikamentöse Therapie ist in der Kurve nicht verzeichnet. Zurück zu den Optionen von 883.

794 Falls Sie aus der Kurve herausgelesen haben, dass die Patientin zuvor hämodynamisch stabil war, antihypertensiv behandelt wird und einen Diabetes mellitus hat, ferner noch unter einer oralen Antikoagulation mit

Marcumar steht und eine Penicillin-Allergie hat, dann schreiben Sie sich 3 Kompetenzpunkte gut. Für jede zu viel oder nicht ausgewählte Information ziehen Sie sich jeweils 1 Kompetenzpunkt ab. Weiter bei **1031**.

795 «Wir können Herrn Bauer nicht hier auf dem Boden liegen lassen» sagen Sie. Pfleger Markus und Schwester Sandra nicken beide. «Wir müssen Ihn in sein Bett heben.» Dabei stöhnt der Patient abermals vor Schmerzen. Er muss Ihnen zugehört haben.
- Falls bisher noch keine Analgesie durchgeführt worden ist, weiter bei **1126**.
- Falls eine Analgesie durchgeführt wurde, weiter bei **43**.

796 Sie sollten nochmals einen kurzen Blick auf das Labor bei **343** werfen. Da Sie mindestens eine wichtige Information wohl in der Eile übersehen haben, ziehen Sie sich 5 Kompetenzpunkte ab.

797 Während Sie sich die Laborwerte und den Verlauf anschauen, fällt Ihnen Folgendes auf. Beurteilen Sie, ob die jeweiligen Aussagen «richtig» oder «falsch» sind, dann weiter bei **1086**. Blättern Sie nicht zurück.
- Die Patientin ist nicht mehr adäquat marcumarisiert. **(810)**
- Die Patientin leidet unter einer manifesten Hypothyreose. **(409)**
- Es ist eine Elektrolytstörung auffällig. **(213)**
- Die Patientin muss eine Eisenmangelanämie haben. **(444)**
- Die Patientin hat eine normale Nierenfunktion. **(357)**
- Bei Aufnahme hatte die Patientin eine Infektion. **(49)**
- Die Patientin ist Hb-stabil in Zusammenschau mit der BGA. **(439)**

798 Gehen Sie zu **265**.

799 «Piepspiepspieps!» Sie gehen kurz ans Telefon und rufen die Nummer an. Es ist der Kollege der Chirurgie. «Du, stör ich?», fragt er. «Nein, nicht schon wieder ein Patient, den ich mir anschauen darf», denken Sie sich, sagen aber: «Nein, um was geht's denn?» «Ich bin aus dem Op raus und war gerade bei mir auf Station. Bei Herrn Flieger ist alles in Ordnung. Das Piritramid hat echt gewirkt. Dass mir das mit den Schmerzen nicht aufgefallen ist. Der Patient sagt aber auch nie was. Ich wollte mich nur ganz herzlich bedanken.» «Piepspiepspieps!», schon wieder Ihr Begleiter, der sich meldet. Zuerst antworten Sie aber dem Kollegen: «Kein Thema, gern geschehen!» «Du hast mir echt geholfen. Ich konnte einfach nicht aus dem Op weg.» Sie verabschieden sich und schauen auf das Display: Station 3. Sie rufen zurück und Schwester Katharina meldet sich, dass ein Patient thorakale Schmerzen angibt. Sie fragen nach, was für Schmerzen er hat oder ob es mehr ein thorakales Druckgefühl ist. Dies kann Ihnen Schwester Katharina nicht beantworten. Der Patient sei aber von den Vitalparametern her gut.

- Die Situation bei Frau Mantel ist leidlich stabil und Sie verabschieden sich, um sich den Patienten mit den Schmerzen anzusehen. **(452)**
- Die Situation ist leidlich stabil. Dennoch bringen Sie die Patientin noch auf die Intensivstation und schauen sich dann den neuen Fall an. **(71)**
- Die Situation ist leidlich stabil. Dennoch bringen Sie die Patientin noch auf die Intensivstation und gehen dann zu dem neuen Fall. Sie bitten Schwester Katharina, bereits ein EKG zu schreiben. **(15)**

800

Es kann zwar sein, dass Sie bei einem pulslosen Patienten so lange brauchen, um sicher zu sein, dass wirklich kein Puls zu tasten ist. Sie sollten aber maximal 10 Sekunden für das Tasten des Pulses aufwenden. 30 Sekunden wären viel zu lange. Ziehen Sie sich 2 Kompetenzpunkte ab. **(1169)**

801

Nein, das sollten Sie nicht machen. Natürlich ist es sinnvoll, im Laufe einer protrahierten Reanimation den Patientenwillen zu erfahren. Aber im Moment fangen Sie erst mit den Reanimationsmaßnahmen an. Aktuell sollte Ihr einziges Augenmerk auf den Patienten gerichtet sein. Ziehen Sie sich 5 Kompetenzpunkte ab und zurück zu den Optionen von **246**.

802

Sie geben schon den Röntgen-Thorax für den Folgetag ein. Da erinnern Sie sich, dass die röntgenologische Normalisierung von Infiltraten Wochen bis Monate dauern kann. Deswegen ist eine Röntgenkontrolle frühestens nach zwei Wochen empfohlen, und dies auch nicht bei jedem Patienten. Insbesondere bei Rauchern, Patienten > 65 Jahren und Patienten mit schweren Begleiterkrankungen sollte ein Röntgen-Thorax im Verlauf angefertigt werden, beispielsweise mit der Fragestellung nach einem Bronchialkarzinom. Zurück zu den Optionen von **1006**.

803

Ein funktioneller Schenkelblock entsteht dadurch, dass unter der Tachykardie Teile des spezifischen Reizleitungssystems refraktär sind und es deswegen zu einer schenkelblockartigen Deformierung und Verbreiterung des QRS-Komplexes kommt. Dies wird auch als Aberranz bezeichnet. In diesem Fall präsentiert sich eine supraventrikuläre Tachykardie als Breit-

QRS-Komplex-Tachykardie. Unter normofrequenten Bedingungen leitet das gesamte Reizleitungssystem ungestört, weswegen ein schmaler QRS-Komplex vorliegt. Zurück zu den Optionen von **1134**.

804 «Da müssen wir noch ein Röntgenbild von der Lunge machen», meinen Sie zu der Patientin. Dieses wird im Verlauf durchgeführt werden. Zurück zu den Optionen von **875**.

805 «Na ja, bei der Vorgeschichte? Stentthrombose und Perikardtamponade, oder?», geben Sie zu bedenken. «Stimmt, daran hätte ich auch gedacht», sagt der Kollege. Schreiben Sie sich bei diesen beiden Differentialdiagnosen je einen Kompetenzpunkt gut, wenn Sie sie erwogen haben. Natürlich müsste bei Ihrem Patienten noch der im rechten Ventrikel liegende passagere Schrittmacher als Ursache für das Kammerflimmern erwogen werden. Deswegen entschließen Sie sich mit Ihrem Kollegen, diesen zurückzuziehen: Zum einen brauchen Sie ihn aktuell sowieso nicht und zum anderen können Sie sich nicht sicher sein, ob er durch die Reanimation, wenn nicht sowieso schon geschehen, disloziert ist. **(578)**

806 Bis dato haben Sie noch keinen H. a. auf eine Infektion bei dem Patienten. Ihre Arbeitshypothese war bisher eine kardiale Dekompensation. Es gibt aktuell keinen Grund für eine Umstellung der antibiotischen Therapie. Gehen Sie zurück zu den Optionen von **816**.

807 Das sollte auf jeden Fall erledigt werden. Auch wenn der Anästhesist aktuell keine Zeit haben sollte, sich den Patienten auf Station anzuschauen, so ist er dann wenigstens über den Patienten von Ihrer Seite her informiert. Außerdem haben Sie die Möglichkeit, noch gewisse Dinge abzusprechen. So werden Sie von ihm gebeten, zwei Erythrozytenkonzentrate von der Blutbank bereitstellen zu lassen. Dafür werde er sich um ein Intensivbett kümmern, falls der Patient postoperativ noch überwacht werden sollte. Zurück zu den Optionen von **449**.

808 Dann schauen Sie sich die Kurve bei **231** noch einmal genau an. Ziehen Sie sich noch 3 Kompetenzpunkte ab.

809 Genau, Sie sollten eine Dosisanpassung durchführen, da die PTT mit über 120 s deutlich zu hoch ist. Doch bevor Sie dies tun, sollten Sie noch etwas anderes machen. **(344)**

810 Diese Aussage ist falsch, da die Patientin aktuell adäquat marcumarisiert ist. Schreiben Sie sich 1 Kompetenzpunkt gut, wenn Sie dies erkannt haben. Zurück zu **797**.

811 Cyclophosphamid besitzt keine relevante blutzuckererhöhende Wirkung. Hoffentlich gehen Sie jetzt nicht alle weiteren Chemotherapeutika mit Schwester Katharina durch, die Ihnen in den Kopf kommen. Sie hätten nach Kortison fragen sollen, das im Klinikalltag häufig jede zuvor stabile Blutzuckereinstellung durcheinander bringt oder sogar erst eine Blutzuckerproblematik auffallen lässt. Ziehen Sie sich 2 Kompetenzpunkte ab. Weiter bei **212**.

812 Sie sehen auf dem Monitor erneut Kammerflimmern. Deswegen sagen Sie zu Pfleger Markus:
- «Markus, warte noch, bis Sandra geschockt hat.» **(637)**
- «Markus, sofort weiterdrücken!» **(676)**

813 Folgende Gedanken gehen Ihnen durch den Kopf, nachdem Sie sich die Kurve angeschaut haben. Entscheiden Sie, ob die jeweilige Information «richtig» oder «falsch» ist! Blättern Sie dabei nicht zurück.
- Der Patient zeigt einen stabilen Gewichtsverlauf. **(1194)**
- Der Patient hat einen Diabetes mellitus. **(472)**
- Der Patient kann keine Infektion haben, da er kein Fieber hat. **(351)**
- Der Patient erhält eine geringe Volumensubstitution. **(522)**
- Der Patient erhält eine Therapie mit einem Protonenpumpeninhibitor im Rahmen einer Helicobacter-Eradikations-Therapie. **(120)**
- Die Steigerung der diuretischen Therapie hätte forcierter durchgeführt werden können. **(462)**
- Es besteht eine antibiotische Therapie. **(1137)**

Schreiben Sie sich für jede korrekt als «richtig» oder «falsch» erkannte Aussage jeweils 2 Kompetenzpunkte gut. Weiter bei **558**.

814 Falls Sie den Patienten in Herzbettlagerung gebracht, die Infusion gestoppt und versucht haben, den Patienten zu beruhigen, dann schreiben Sie sich 3 Kompetenzpunkte gut. Für jede nicht oder zu viel durchgeführte Maßnahme, die Sie nicht adäquat begründen können, ziehen Sie sich je 2 Kompetenzpunkte ab. Zurück zu den Optionen von **96**.

815 Herr Blaucher ist über 75 Jahre alt und hat zudem einen Schlaganfall in der Anamnese. Falls Sie diese beiden Punkte berücksichtigt haben, schreiben

Sie sich 3 Kompetenzpunkte gut. Andernfalls ziehen Sie sich jeweils 2 Kompetenzpunkte ab. Ferner sollte Prasugrel nicht verwendet werden bei Patienten mit einem Körpergewicht kleiner als 60 kg. Bei Patienten mit diesen Charakteristika hat sich ein erhöhtes Blutungsrisiko unter Prasugrel gezeigt. Während Sie über die neuen Thrombozytenaggregationshemmer nachdenken, fällt Ihnen noch Ticagrelor ein. Sie wissen, dass dieser Wirkstoff eine effektive und vergleichbar sichere Alternative zu Clopidogrel bei Patienten mit akutem Koronarsyndrom darstellt. Während Sie überlegen, Ihre Anordnung zu ändern, schauen Sie auf Ihren Patienten, der gerade tapfer seine 8 Tabletten Clopidogrel schluckt. Deswegen bleiben Sie bei Ihrer Anordnung. Zurück zu den Optionen von **1051**.

816   Sie überlegen fieberhaft, was Sie neben Medikamenten noch für den Patienten tun können. Dabei fällt Ihnen Folgendes ein:
- Herzbettlagerung **(193)**
- Schocklagerung **(446)**
- stabile Seitenlagerung **(993)**
- Stoppen der vorbestehenden Infusion **(284)**
- Den Patienten beruhigen und die Angehörigen informieren. **(124)**
- Ein EKG schreiben. **(741)**
- Die Intensivverlegung organisieren. **(279)**
- Eine Nicht-invasive Beatmung auf Station durchführen. **(915)**
- Die Antibiotika-Therapie umstellen. **(806)**

Treffen Sie zunächst eine Auswahl, dann weiter bei **814**.

817   Falls Sie sich zur alleinigen Kaliumsubstitution entschieden haben, schreiben Sie sich 2 Kompetenzpunkte gut. Für jede nicht oder zu viel durchgeführte Maßnahme, die Sie nicht adäquat begründen können, ziehen Sie sich je 2 Kompetenzpunkte ab. Zurück zu den Optionen von **126**.

818   Während Sie noch gedanklich mit PTTs und Heparin-Umstellungen beschäftigt sind, ertönt mal wieder das laute, unbarmherzige «PiepsPiepsPieps!» Sie schauen auf das Display und sehen die Nummer von Station 3. Sie wählen die Telefonnummer und haben sofort Schwester Katharina am Telefon. «Entschuldigung für die Störung. Ich habe hier einen Patienten, Herrn Esser, der hat starke Bauchschmerzen. Ist der Patient übergeben worden?» Sie verneinen die Frage mit einem Blick auf Ihren Übergabezettel. Bauchmerzen? Das kann ja alles Mögliche sein! Sie überlegen, was Sie machen könnten und entscheiden sich für:

- Sie ordnen ein Schmerzmittel an und bitten Schwester Katharina, bei Beschwerdepersistenz über den Patienten informiert zu werden. In der Zwischenzeit lesen Sie einen Beitrag im Ärzteblatt, der Sie schon länger interessiert: «Die Patientenversorgung in Krankenhäusern: in der Nacht schlechter als am Tag.» **(147)**
- Sie sagen zu Schwester Katharina, dass Sie schon auf dem Weg sind. Sie legen auf und laufen los. **(1095)**
- Bevor Sie sich auf dem Weg zu dem Patienten machen, bitten Sie Schwester Katharina noch etwas zu tun. **(236)**

819 Diese Behauptung stimmt so nicht. Zurück zu den Optionen von **973**, wobei Sie sich noch 3 Kompetenzpunkte abziehen.

820 An sich sind alle relevanten diagnostischen Schritte angeführt. Diesbezüglich sollten Sie sich 2 Kompetenzpunkte abziehen für unnötige Diagnostik und zurück zu **875**.

821 Es kann zwar sein, dass Sie bei einem pulslosen Patienten so lange brauchen, um sicher zu sein, dass wirklich kein Puls zu tasten ist. Sie sollten aber maximal 10 Sekunden für das Tasten des Pulses aufwenden. 60 Sekunden wären viel zu lange. Ziehen Sie sich 4 Kompetenzpunkte ab. **(1169)**

822 «Dann schauen wir mal zu ihr. Wo liegt sie denn?», fragen Sie. Sie gehen gemeinsam zu dem Zimmer. «Ich war schon drinnen, sie hat tief geschlafen», berichtet Schwester Katharina. Sie nicken ihr zu und treten in das Zimmer. Das Licht ist noch eingeschaltet. Frau Thoma schaut Sie ziemlich verschlafen an und versteht nicht so recht die Aufregung. Sie gehen zu ihr, stellen sich vor und erklären ihr Folgendes:
- «Sie hatten am Monitor eine Rhythmusstörung. Wir wollen nur wissen, ob Sie etwas bemerkt haben. Schwindel oder ‹Schwarz-vor-Augen-Werden›?» **(983)**
- «Sie hatten am Monitor eine bösartige Rhythmusstörung. Aber Sie hatten Glück, dass Sie noch leben!» **(310)**
- «Es ist nichts Schlimmes gewesen, machen Sie sich keine Sorgen. Es war ein Fehlalarm. Dennoch: Haben Sie gerade irgendetwas Komisches bemerkt? Schwindel oder ‹Schwarz-vor-Augen-Werden›?» **(972)**

823 Die Aussage ist falsch. Wenn der Patient unter einem tachyarrhythmischen Vorhofflimmern hämodynamisch instabil wird, muss man sich aller zur

Verfügung stehenden Therapien bewusst sein und eventuell auch den Patienten elektrisch notfallmäßig kardiovertieren. Wenn Sie die Aussage als «falsch» erkannt haben, dürfen Sie sich 2 Kompetenzpunkte gutschreiben. Zurück zu den Aussagen bei **786**.

824 Ein Diuretikum sollte bei diesem Patienten auf jeden Fall gegeben werden. Dabei ist jedoch ein Thiazid-Diuretikum zu schwach, um die geschilderte Akutsituation schnell und effektiv zu behandeln. Zurück zu **976**.

825 Sie haben noch die ein oder andere Frage an Schwester Katharina.
- «Weswegen ist die Patientin denn stationär?» **(528)**
- «Hat die Patientin einen bekannten Diabetes mellitus? Typ 1 oder Typ 2?» **(1038)**
- «Wie ist denn das Kreatinin der Patientin?» **(1189)**
- «Wurde schon öfters Insulin gespritzt?» **(47)**
- «Gibt es denn kein Nachspritzschema?» **(485)**
- «Weswegen hast du denn den Blutzucker überhaupt gemessen?» **(143)**

Treffen Sie eine Auswahl, dann weiter bei **744**.

826 «Hatten Sie zuletzt öfter mal Fieber?» «Nein, hatte ich nicht!» «Also ist es das erste Mal?» «Ja.» «Hatten Sie Nachtschweiß oder haben Sie ungewollt Gewicht abgenommen?» «Nein.» Damit lassen Sie es auf sich bewenden und sparen sich die Fragen nach dem «Wie oft?», «Seit wann?» und «Wie hoch?» Zurück zu **585**.

827 Sie entscheiden sich primär zu folgendem Vorgehen:
- 2 Traubenzucker geben. **(566)**
- 1/2 Scheibe Vollkornbrot geben. **(182)**
- 1 I. E. Glucagon spritzen. **(506)**
- 10 g Glucose spritzen. **(328)**
- Nichts machen. **(752)**

828 «Was mach ich nur?», denken Sie verzweifelt. Sie atmen nochmals tief durch. «Zunächst einen kühlen Kopf bekommen», denken Sie. Nochmals atmen Sie tief durch, dann versuchen Sie sich und die Situation zu ordnen. Sie sagen:
- «Wir brauchen den Rea-Wagen.» **(901)**
- «Der Notruf ist abgesetzt?» **(1055)**
- «Kannst du noch drücken? Soll ich dich ablösen?» **(920)**
- «Wann kommt denn das Rea-Team von der Intensivstation?» **(1075)**

829 Diese Aussage kann nicht aufrecht erhalten werden. Vorneweg erhält die Patientin keine Immunsuppression. Bezüglich des Risikos für ein gastro-duodenales Ulcus sollte man ferner im Hinterkopf behalten, dass Kortiko-steroide in Kombination mit nichtsteroidalen Antirheumatika das Ulkus-risiko erhöhen, aber allein meist keine Geschwüre verursachen. Zurück zu den Optionen von 772. Ziehen Sie sich einen Kompetenzpunkt ab.

830 Das wäre nicht das optimale Vorgehen. Zurück zu den Optionen von 837.

831 Die PTT ist im gewünschten Zielbereich. Sie sollten deswegen keine Verän-derungen durchführen und den Heparin-Perfusor unverändert weiterlau-fen lassen. Weiter bei 691. Falls Sie wissen wollen, wie Sie eine optimale Einstellung des Heparin-Perfusors bei PTT-Werten außerhalb des Zielbe-reichs erreichen, dann machen Sie einen Abstecher zu 1139.

832 Sie fragen, in welchem Zimmer der Patient liegt. «Auf Zimmer 15.» Sie machen sich auf den Weg zu dem Patienten, klopfen an die Tür, treten in das Zimmer und finden den Patienten in seinem Bett liegend vor. Zunächst stellen Sie sich als internistischer Dienstarzt vor, der wegen des hohen Blut-drucks zu dem Patienten gerufen wurde. Der Patient liegt unruhig im Bett. Am Monitor sehen Sie einen zuletzt gemessenen Blutdruck von 220/110 mmHg. Ferner eine Herzfrequenz von 94 Schlägen pro Minute. Die Raum-luftsättigung beträgt 99 %. Sie fragen den Patienten …
- … allgemein nach seinen Beschwerden. (128)
- … speziell nach Kopfschmerzen. (716)
- … speziell nach Angina pectoris. (1061)
- … speziell nach Herzrhythmusstörungen. (317)
- … speziell nach dem Grad eventuell vorhandener Schmerzen. (951)
- … speziell nach Atemnot. (332)
- … speziell nach Teerstuhl. (562)

Treffen Sie eine geeignete Auswahl an Fragen, dann weiter bei 1172.

833 Ziehen Sie sich 2 Kompetenzpunkte ab und weiter bei 647.

834 «O.k., alle weg vom Patienten!» Markus gibt den Schock ab. Im nächsten Moment hören Sie ein kurzes schnalzendes Geräusch und der Patient zuckt leicht. Es ist Ihnen bewusst, dass nach den aktuellen Leitlinien nur noch einmal nach jeder Rhythmuskontrolle defibrilliert wird. Sie werfen einen kurzen Blick auf Schwester Sandra, die von dem gut ein bis zwei Minuten

Drücken schon sichtlich erschöpft wirkt. «Sandra, genug gedrückt, Markus, lös' sie bitte ab.» Ferner sagen Sie:

- «Warte kurz. Lass' uns noch schnell den Rhythmus kontrollieren und gegebenenfalls noch mal schocken!» **(909)**
- «Fang sofort mit dem Drücken an. Der Rhythmus ist momentan egal!» **(695)**

835 «Gut, ich hol es ihm. Schreibst du mir die Anordnung noch in die Kurve!» Zurück zu den Optionen von **473**.

836 «Ich habe hier bei mir auf Station einen 62-jährigen Patienten, Herrn Flieger. Der hat einen Blutdruck von 220 zu 120 mmHg. Mein Problem ist, dass ich immer noch im Op feststehe wegen der Bauchblutung. Die Schwester hat mich schon mehrmals angepiepst. Könntest du eventuell mal nach dem Patienten schauen?» «Weswegen liegt denn der Patient bei dir?» «Der Patient hat gestern wegen einer Coxarthrose eine neue Hüft-TEP bekommen.» Wie gehen Sie vor?

- «Ich komme gleich vorbei.» **(984)**
- «Hat der Patient einen bekannten Hypertonus? Welche Tabletten nimmt er denn? Wir können ja die Dosis anpassen.» **(334)**
- «Gib Ihm doch zwei Hub Nitro-Spray, dann passt es schon.» **(69)**
- Sie sagen etwas anderes. **(940)**

837 Pfleger Markus und Schwester Sandra machen die Patientin zur Abfahrt bereit. Dann erbricht die Patientin nochmals eine Nierenschale voll kaffeesatzartigen Mageninhalts. Von der hämodynamischen Situation bleibt die Patientin auf niedrigem Niveau stabil. Sie nützen die Zeit, um das Labor wegzuschicken. Von der Blutbank lassen Sie dabei optimalerweise …

- … 2 EKs bereitstellen und 0 auf die Intensivstation schicken. **(269)**
- … 2 EKs bereitstellen und 2 auf die Intensivstation schicken. **(218)**
- … 4 EKs bereitstellen und 4 auf die Intensivstation schicken. **(597)**
- … keine EKs bereitstellen und keine auf die Intensivstation schicken. **(830)**

838 Aktuell gibt es bei einer bis auf Palpitationen kardial völlig beschwerdefreien Patientin mit anamnestisch wohl bereits bekanntem intermittierendem Vorhofflimmern und keinen Erregungsrückbildungsstörungen im EKG keine Indikation zur Bestimmung von Herzenzymen. Falls Sie jedoch nur einen geringen Verdacht auf eine KHK haben, sollten Sie die Werte bestimmen. Zurück zu **938**.

839 Wenn Sie an die Unterscheidung zwischen regelmäßigen und unregelmäßigen Schmal-QRS-Komplextachykardien gedacht haben, dann haben Sie recht und schreiben sich weitere 3 Kompetenzpunkte gut. (742)

840 «Markus, die Akte brauch' ich nicht.» «Aber ich hätte sie hier!», bietet er sie Ihnen nochmals an. Sie sehen, wie er Ihnen die Akte reichen will und überlegen nochmals kurz.

- Sie nehmen die Akte in die Hand und werfen einen kurzen Blick hinein. (1087)
- Sie entscheiden sich dagegen und lehnen die Akte dankend ab. (848)

841 Mit Paracetamol werden Sie die Schmerzen des Patienten sicher nicht in Griff bekommen. Auch Pfleger Markus scheint dieser Ansicht zu sein, da er keinerlei Anstalten macht, das Paracetamol zu holen. Dagegen schaut er Sie nur fragend an. Ziehen Sie sich 2 Kompetenzpunkte ab und überlegen Sie erneut bei 461.

842 Sollte es aber. Ziehen Sie sich 2 Kompetenzpunkte ab und weiter bei 892.

843 Sie überlegen sich nun, welchen CHA_2DS_2-VASc-Score-Wert wohl Frau Meierhuber-Heinrichsmeier hat. Wenn Sie zu dem Score bei 94 zurückblättern müssen, dann ziehen sich 2 Kompetenzpukte ab. (905)

844 Sie haben gerade den chirurgischen Kollegen angepiepst. Sie müssen nicht lange warten, schon ruft er zurück. «Hallo, vielen Dank für die schnelle Antwort.» Er antwortet: «Du schon wieder?» «Ja, jetzt rufe ich wegen eines anderen Patienten an. Aber, wenn wir uns schon sprechen, wie geht es denn Herrn Bauer?» «Oh, der wird gerade erst in den Op abgerufen. Es kam leider etwas anderes dazwischen. Was hast du denn diesmal?» «Auf Station 3 liegt ein 56-jähriger Patient, Herr Esser, der seit gut einer Stunde über starke Bauchschmerzen klagt. Der Patient wurde wegen Thrombose in der linken Vena poplitea, AZ-Verschlechterung und dekompensierter Herzinsuffizienz gestern aufgenommen. Nun klagt er über Bauchschmerzen. Er beschreibt sie als kolikartig. Die Schmerzen sind vor allem im rechten Oberbauch lokalisiert. Hier hat er auch einen lokalisierten Peritonismus mit Druckschmerz, Loslassschmerz und Abwehrspannung.» Damit haben Sie aber noch einiges Wichtiges vergessen. Welche fünf Informationen sollten Sie dem Chirurgen noch geben? Sie überlegen kurz und reden dann bei 335 weiter.

845 Sie schauen sich folgendes Laborzettel an. Typischerweise findet sich nur das Routinelabor bei stationärer Aufnahme (s. **Tab. 8**).

Während Sie den Laborzettel begutachten, wird Ihnen klar, dass Sie für sich …

- … keine relevanten Informationen hieraus gewinnen können. **(105)**
- … relevante Informationen ableiten können. Welcher Laborwert ist auffällig? **(986)**

846 Nein, dieses Medikament sollten Sie aktuell nicht aufziehen lassen. Zurück zu den Optionen von **1112**.

847 Das Long-QT-Syndrom gehört zu den Ionenkanalerkrankungen. Die Patienten haben ein erhöhtes Risiko für einen plötzlichen Herztod, der durch ventrikuläre Arrhythmien, von Torsades-de-pointes-Tachykardien bis Kammerflimmern, verursacht wird. Das Long-QT-Syndrom verursacht keine supraventrikuläre Tachykardien mit schmalem QRS-Komplex. Zurück zu den Optionen von **1134**.

848 Da Ihnen wenigstens eine wichtige Information durch das Nicht-Beachten der Akte entgangen ist, ziehen Sie sich 5 Kompetenzpunkte ab. Zurück zu den Optionen von **1178**.

849 Diese Kombination stellt ein mögliches Antibiotikaregime zur Behandlung von Frau Spalter dar. Zu erwägen wäre Amoxicillin/Clavulansäure in Kombination mit Clarithromycin. Letzteres gewährleistet eine zusätzliche

Tabelle 8

Natrium mmol/l	[136–145]	139
Kalium mmol/l	[3,5–5,1]	4,2
Kreatinin mg/dl	[0,51–0,95]	0,8
Harnstoff mg/dl	[15–39]	37
Quick/INR	[>70/0,9–1,15]	100/1,1
PTT sec	[25,9–36,6]	30
Leukozyten/nl	[3,98–10,0]	15,5
Hämoglobin g/dl	[11,2–15,7]	15,8
Thrombozyten/nl	[182–369]	255
TSH mIU/ml	[0,3–4,0]	2,6

Abdeckung gegen Chlamydien, Legionellen und Mykoplasmen, die mögliche Erreger einer ambulant erworbenen Pneumonie darstellen. Statt Amoxicillin und Clavulansäure könnte auch Ceftriaxon in Kombination mit einem Makrolid verwendet werden. Weiter bei **1148**.

850 Ihnen ist immer noch bewusst, dass Sie für den Blick auf den Monitor keine zusätzliche Zeit aufwenden sollten. Sie schauen dementsprechend kurz auf den Monitor, sehen aber nur schnelle Zacken. Dann drückt Schwester Sandra schon weiter und das Monitor-EKG ist nicht mehr beurteilbar. Zurück zu den Optionen von **511**.

851 Es gibt keine rationale Begründung dafür, mehr aerobe als anaerobe Blutkulturen abzunehmen. Ziehen Sie sich 3 Kompetenzpunkte ab und zurück zu den Optionen von **1010**.

852 «Markus, ich brauche mal die Akte von Frau Meierhuber-Heinrichsmeier!» Zunächst finden Sie den Aufnahmebogen, in dem Sie den Aufnahmegrund finden: Abklärung unklare Diarrhoen und Erbrechen. Sie blättern zahlreiche Blätter mit gastroenterologischen Untersuchungen durch, ohne großen Erkenntnisgewinn. Alle Untersuchungen, von der ÖGD bis zur Koloskopie, von gastroenterologischen Funktionstests bis zu Stuhluntersuchungen sind ohne wegweisenden pathologischen Befund geblieben. Auch eine mikrobiologische Diagnostik blieb ergebnislos. Lediglich eine leichte Gastritis wurde in der ÖGD gesehen und eine Therapie mit einem Protonenpumpenhemmer wurde empfohlen. Ansonsten ist die Akte relativ sparsam an Informationen. Sie finden fast nichts an Vorerkrankungen der Patientin. Entweder ist Frau Meierhuber-Heinrichsmeier eine äußerst gesunde Frau oder die relevanten Dokumente liegen der Klinik nicht vor. Sie blättern nochmals zurück zum Aufnahmedokument: Sie haben vorhin nichts überlesen. Bei Vorerkrankungen finden sich lediglich ein St. nach Appendektomie vor 45 Jahren und ein Hypertonus. Sie finden noch einen Laborzettel und das EKG vom Aufnahmetag.
- Sie schauen sich das EKG und das Labor an. **(396)**
- Sie schauen sich nur das Labor an. **(693)**
- Sie schauen sich nur das EKG an. **(1042)**
- Sie schauen sich weder EKG noch Labor an. **(465)**

853 Denken Sie daran, dass Ihr Patient aktuell immer noch Beschwerden hat. Sie sollten nicht unbedingt zu viel Zeit mit dem Kurven- und Aktenstudium verlieren. Deswegen lieber zielorientiert die wichtigsten Informationen sammeln. Sie verlieren 1 Kompetenzpunkt und weiter bei 547.

854 Sie haben Glück: Gleich beim ersten Versuch treffen Sie die Arteria radialis. Sie bitten Schwester Katharina, schnell auf die Intensivstation zu laufen. Schon wenig später halten Sie folgende Blutgasanalyse in den Händen (s. **Tab. 9**).
Sie überlegen sich kurz, wie Sie diese BGA bewerten und entscheiden sich für:

- Hyperkaliämie
- Hypokaliämie
- respiratorische Partialinsuffizienz
- respiratorische Globalinsuffizienz
- akute respiratorische Alkalose
- kompensierte respiratorische Alkalose
- akute metabolische Alkalose
- kompensierte metabolische Alkalose
- akute respiratorische Azidose
- kompensierte respiratorische Azidose

Treffen Sie eine Auswahl, dann weiter bei 927.

855 Diese Information ist richtig. Zurück zu den Optionen von 87.

856 Wie Sie dem Patienten zuvor versprochen hatten, telefonieren Sie nun mit der Ehefrau. Sie klären diese über die aktuelle Situation auf, insbesondere auch darüber, dass Ihnen bezüglich einer Intensivverlegung und einer invasiven Beatmung auf den ausdrücklichen Wunsch ihres Ehemannes die

Tabelle 9

pH	7,53
pCO_2	28 mmHg
HCO_3^-	22 mmHg
PO_2	54 mmHg
SO_2	85 %
Hb	9,5 g/dl
K^+	3,7 mmol/l
Na^+	136 mmol/l

Hände gebunden seien. Natürlich ist die Ehefrau aufgrund dieser Nachricht zunächst geschockt. Sie versuchen, sie zu beruhigen. Letztendlich bestätigt die Ehefrau, dass sie schon öfters mit ihrem Mann über eine derartige Situation gesprochen habe und er immer wieder sagen würde, dass er keine lebensverlängernden Maßnahmen haben wolle. Sie ist deswegen mit Ihrem Vorgehen einverstanden und meint unter Tränen, dass sie sofort vorbeikommen würde. Sie beruhigen sie, dass sich die Situation bereits weitgehend stabilisiert habe. Ferner sagen Sie ihr, dass sie nicht hetzen und bei der Autofahrt auf sich aufpassen solle. Weiter bei **126**.

857 Im Algorithmus des «Advanced Life Support» sollte nach dem dritten Defibrillationsversuch mit der medikamentösen Therapie begonnen werden. Dabei sollte 1 mg Adrenalin, entsprechend 1 ml, das mit 9 ml NaCl in einer 10ml-Spritze aufgezogen wurde, mit Wiedereinsetzen der Thoraxkompressionen injiziert werden. Die Adrenalin-Gabe sollte alle 3 bis 5 Minuten wiederholt werden. Ferner sollten noch 300 mg Amiodaron gegeben werden, wenn ein schockbarer Rhythmus auch nach dem dritten Defibrillationsversuch noch weiter besteht. Weder Adenosin noch Atropin finden Platz im Rahmen der medikamentösen Therapie bei einer kardiopulmonalen Reanimation, unabhängig, ob hierbei schockbare oder nicht schockbare Rhythmen ursächlich vorliegen. Falls Sie Schwester Sandra 1 mg Adrenalin und 300 mg Amiodaron aufziehen lassen, dann schreiben Sie sich 3 Kompetenzpunkte gut. Für zusätzlich gewählte Medikamente oder eine falsche Dosierung ziehen Sie sich jeweils 1 Kompetenzpunkt ab. **(1150)**

858 Der Patient hat Schmerzen und aufgrund dessen erhöhte Blutdruckwerte. Ihr oberstes Ziel sollte eine adäquate Schmerzbehandlung sein. Dann werden sich auch die Blutdruckwerte wieder normalisieren. Dies geben Sie an die Schwester weiter, die zustimmend nickt. Sie wollen gerade ein Schmerzschema aufschreiben, da hören Sie erneut das so bekannte «Piepspiepspieps!» Sie schauen auf das Display und sehen «00-2». Schnell springen Sie auf. Es handelt sich hierbei um den hausinternen Notruf, den Sie sofort an der vorausgehenden «Doppel-Null» erkennen. Zwar keine Reanimation, aber ein Notfall, bei dem die Pflege nicht lange auf einen Rückruf warten will, sondern erwartet, dass Sie sofort kommen. Sie haben nun keine Zeit mehr. Schnell sagen Sie noch: «Sorry, ich habe einen Notfall auf einer meiner Stationen.» Sie vergessen aber nicht, noch zu sagen, dass der Patient zunächst eine halbe Ampulle Piritramid als Kurzinfusion bekommen soll. Dies entspricht 7,5 mg. Dann laufen Sie aber auch schon los. **(101)**

859 Natürlich stimmt es, dass Sie so schnell wie möglich mit der antibiotischen Therapie beginnen sollten, insbesondere bei der im Rahmen der Sepsis sehr plakativ benannten «goldenen Stunde». Aber eine vor Entnahme der Blutkultur begonnene antibiotische Therapie kann Ihnen die wertvolle Erregerisolierung und damit auch die Möglichkeit der Erstellung eines Antibiogramms zunichtemachen. Deswegen sollte immer die Entnahme der Blutkulturen vor Beginn der antibiotischen Therapie stattfinden. Wenn Sie daran gedacht haben, dürfen Sie sich 2 Kompetenzpunkte gutschreiben. Zurück zu den Optionen von **591**.

860 Gehen Sie zurück zu **98** und schauen Sie sich das EKG nochmals genau an. Vergessen Sie nicht, sich noch 2 Kompetenzpunkte abzuziehen.

861 Bei dem aktuellen Fall hatten Sie mit zwei Problemen zu kämpfen. Zum einen mit der Akutsituation des Lungenödems, zum anderen mit einem hoch palliativen Patienten, bei dem auf dessen eigenen Wunsch hin jegliche Form von weiterer invasiver Diagnostik zu unterbleiben hatte.

Sie haben deswegen, gemäß dem Wunsch des Patienten, alle Ihnen zur konservativen Therapie zur Verfügung stehenden Maßnahmen ausgeschöpft. Hierunter ist es Ihnen sowohl mittels Sauerstoffgabe, mechanischer Vorlastsenkung durch die Herzbettlagerung als auch medikamentöser Vor- und Nachlastsenkung gelungen, den Patienten zu stabilisieren. In einer nicht-palliativen Situation hätte man natürlich versucht, den Patienten rasch einer intensivmedizinischen Therapie zuzuführen, insbesondere zur nicht-invasiven, aber vielleicht auch invasiven Beatmung. **(36)**

862 In Studien konnte gezeigt werden, dass in einem direkten Vergleich zwischen einem Körpergewichts-basierten Heparin-Protokoll und einem Standard-Heparin-Protokoll, welches das Körpergewicht nicht berücksichtigt, das Körpergewichts-basierte Protokoll den therapeutischen Bereich häufiger erreichte. Deswegen ist auch ein Rezidiv einer Thrombembolie bei einer Steuerung der Heparin-Therapie anhand des Körpergewichts-basierten Protokolls deutlich unwahrscheinlicher. Dennoch muss beachtet werden, dass bei einer Steuerung der Heparin-Laufgeschwindigkeit nach dem Körpergewicht die PTT häufiger über dem Ziel-Bereich lag.

Anzumerken ist, dass viele Krankenhäuser ein «hauseigenes» Protokoll zur Heparin-Dosiseinstellung benützen, welches erfragt werden sollte. Sie haben von einem Kollegen im Vorfeld folgendes Protokoll erhalten:

- aPTT < 35 sec: 70 Einheiten pro kg KG als Bolus, Infusionsrate pro Stunde um 4 Einheiten pro kg KG steigern.
- aPTT 35–45 sec: 35 Einheiten pro kg KG Bolus, Infusionsrate pro Stunde um 2 Einheiten pro kg KG steigern.
- aPTT 46–70 sec: keine Änderung
- aPTT 71–90 sec: Infusionsrate pro Stunde um 2 Einheiten pro kg KG reduzieren
- aPTT > 90 sec: 1 Stunde pausieren, dann Infusionsrate pro Stunde um 3 Einheiten pro kg KG reduzieren.

Ziel bei diesem Protokoll ist es, die PTT auf das 1,5- bis 2,5-Fache des Ausgangswertes zu steigern. Weiter bei **403**.

Diese Information können Sie richtigerweise aus der Kurve ablesen. Zurück zu den Optionen von **179**. **863**

Ein Aminoglykosid allein ist nicht ausreichend zur Behandlung einer Pneumonie, insbesondere als fast nur im gramnegativen Bereich wirkendes Antibiotikum. Außerdem ist aufgrund der Resistenzentwicklung eine Monotherapie nicht ratsam. Ziehen Sie sich 3 Kompetenzpunkte ab und wählen Sie unter **381** ein anderes Antibiotikaregime. **864**

«Also, wie gibt man das im Computer ein? Welchen Bogen?» «Oh nein», denken Sie sich an der anderen Leitung. Das sollte ich vielleicht doch lieber selber machen. Sie versuchen noch einige Minuten, Schwester Sandra das System zu erklären, dann fragt Schwester Sandra: «Wollen Sie das nicht lieber später selber machen? Das geht schneller. Dann könnte ich wieder zum Patienten gehen?» Damit hat Schwester Sandra vollkommen recht, und Sie brechen das Vorhaben ab. Zurück zu den Optionen von **698**. Ziehen Sie sich aber noch 4 Kompetenzpunkte ab. **865**

Einen D-Griff gibt es nicht. Also können Sie damit auch keine effiziente Maskenbeatmung durchführen. Zurück zu den Optionen von **512**. **866**

Gehen Sie zu **1196**. **867**

Es bleibt Ihnen die Wahl zwischen Zopiclon, einem Benzodiazepin und Baldrian. Da Sie der Patientin gerne helfen wollen, entscheiden Sie sich primär gegen Baldrian. Aufgrund des Nebenwirkungsprofils wird Zopiclon die beste Wahl sein. Aber auch hierbei sollten Sie aufgrund des Fentanyl- **868**

Pflasters bei der Verwendung an eine Sättigungsüberwachung denken. Zusammenfassend ordnen Sie nun eine Bedarfsmedikation von Zopiclon an, mit nächtlicher Sättigungsüberwachung. Zunächst sollte die Patientin jedoch nochmal versuchen, spontan einzuschlafen. Weiter bei **423**.

869 Weiter bei **162**.

870 Bevor Sie die Sonographie anmelden, sollten Sie die Patientin anamnestiziert und untersucht haben. Anhand der hierdurch gewonnenen Erkenntnisse gibt es keinen Hinweis auf eine abdominelle Ursache für das Fieber. Deswegen besteht zum aktuellen Zeitpunkt keine Indikation für die Durchführung einer Abdomen-Sonographie. Diese sollte jedoch immer beim Auftreten von Bauchschmerzen beziehungsweise bei sonst unauffälliger Fokussuche erwogen werden. **(875)**

871 «Handelt es sich um einen langsam zunehmenden Schmerz. Es ist auch unklar, wann die Schmerzen begonnen haben?» «Nein, das nicht. Ich kann genau sagen, wann die Schmerzen losgegangen sind.»
Entzündliche Schmerzen sind typisch für …
- … eine Gallenblasen-, Ulcus- oder Divertikelperforation.
- … eine Cholecystitis.
- … ein Aortenaneurysma.
- … einen Mesenterialinfarkt.
- … eine Gallen- oder Nierenkolik.
- … eine Appendizitis oder Divertikulitis.
- … einen mechanischen Ileus.
- … eine Pankreatitis.

Treffen Sie eine Auswahl, dann weiter bei **655**.

872 Damit haben Sie unrecht. Schauen Sie bei **53** nochmals auf den Monitor und ziehen Sie sich 3 Kompetenzpunkte ab.

873 Noch ahnen Sie nicht, dass Sie am nächsten Morgen zu Ihrem Chef zitiert werden, der mit der gewählten Entscheidung und dem damit verbundenen Zeitverlust überhaupt nicht einverstanden ist. Dafür ziehen Sie sich jetzt schon mal 10 zusätzliche Kompetenzpunkte ab. **(484)**

874 Bei einer fast komplett «weißen» Lunge? Gehen Sie zurück zu **257** und schauen Sie sich das Bild nochmals genau an. Vergessen Sie aber nicht, sich noch 2 Punkte für die Fehldiagnose abzuziehen.

875 Als Sie auf Station kommen, steht Schwester Sandra gerade im Schwesternzimmer und trinkt einen heißen frischgebrühten Kaffee. Den hätten Sie jetzt auch gerne, aber zuvor müssen Sie noch ein wenig arbeiten. «Wo liegt denn die Patientin?», fragen Sie. «Zimmer 10, am Fenster. Frau Spalter. Ich komme gleich dazu.» «Wie alt ist denn die Patientin?» «70 Jahre!» «Danke, bis gleich.» Sie stehen inzwischen vor Zimmer 10, klopfen an die Tür und betreten das Zimmer. Die Bemerkung «am Fenster» hätte sich Schwester Sandra sparen können, es liegt nur eine Patientin im Zimmer. «Guten Abend, Frau Spalter, ich bin der für Sie zuständige Dienstarzt und wollte nach Ihnen sehen.» «Guten Abend, Herr Doktor. Danke fürs Vorbeischauen.»

Welche diagnostischen Schritte überlegen Sie sich zur initialen Evaluation dieser Patientin? Bedenken Sie auch eine Reihenfolge, in der Sie vorgehen werden.

- Computertomographie des Thorax **(728)**
- Sauerstoffsättigung bestimmen. **(989)**
- Röntgen-Thorax **(804)**
- Blutkulturen abnehmen. **(1010)**
- Urin-Stix abnehmen. Urinkultur abnehmen. **(743)**
- In die Kurve der Patientin sehen. **(999)**
- Anamnese erheben. **(585)**
- In die Akte der Patientin sehen. **(918)**
- Quantiferon-Test durchführen. **(456)**
- Klinische Untersuchung durchführen. **(777)**
- Blutentnahme durchführen, verbunden mit einer Blutgasanalyse. **(252)**
- Sonographie des Abdomens **(870)**
- noch etwas anderes **(820)**

Treffen Sie eine Auswahl, dann weiter bei **759**.

Treffen Sie eine Auswahl, dann weiter bei **759**.

876 Das Brugada-Syndrom gehört zu den Ionenkanalerkrankungen. Die Patienten haben ein erhöhtes Risiko für einen plötzlichen Herztod, der durch ventrikuläre Arrhythmien, von Torsades-de-pointes-Tachykardien bis Kammerflimmern, verursacht wird. Das Brugada-Syndrom verursacht keine supraventrikuläre Tachykardien mit schmalem QRS-Komplex. Zurück zu den Optionen von **1134**.

Zurück zu den Optionen von **1134**.

877 Es ist gut, dass Sie sich an die Blutröhrchen, die Sie vorhin abgenommen haben, erinnern. Diese sollten noch an das Labor versandt werden. Sonst haben Sie an alles gedacht. Weiter bei **567**.

Weiter bei **567**.

878 Sie überlegen kurz und es fällt Ihnen sofort eine Reihe von Fragen ein:
- «Weswegen sind Sie stationär?»
- «Seit wann sind Sie hier?»
- «Hatten Sie so etwas schon einmal?»
- «Hatten Sie schon einmal einen Herzinfarkt oder eine Lungenembolie?»
- «Hat das Herz davor schnell oder langsam geschlagen?»
- «Haben Sie etwas davor bemerkt? Ich meine damit: ein «Schwarzwerden vor Augen», «Dröhnen in den Ohren?»
- «Sind Herzrhythmusstörungen bekannt?»
- «Hatten Sie zuletzt Fieber?»

Treffen Sie eine Auswahl der wichtigsten Fragen. Weiter bei **319**.

879 Sinusrhythmus mit einer Herzfrequenz von 80 Schlägen pro Minute. Linkstyp. Pardee-Q in III und aVF. Regelrechte R-Progression. R/S-Umschlag V3/V4. Keine Erregungsrückbildungsstörungen. Weiter bei **918**.

880 Sie melden im Verlauf die Untersuchung an. Im Vergleich zum Vortag zeigt sich die pulmonalvenöse Stauung rückläufig, sonst keine Veränderungen. Insbesondere zeigt sich kein Hinweis auf ein pneumonisches Infiltrat. Zurück zu den Optionen bei **259**.

881 Aufgrund seines coronary steal-Effekts ist der Kalziumantagonist aktuell bei einem Patienten mit einem ST-Hebungsinfarkt nicht indiziert. Ziehen Sie sich 2 Kompetenzpunkte ab und zurück zu den Optionen von **247**.

882 «Habe ich schon gemacht: Die Herzfrequenz liegt bei 110 Schlägen pro Minute. Der Blutdruck ist bei 120/80 mmHg.» «Super! Danke, ich bin gleich da.» **(875)**

883 Welche Informationen konnten Sie der Kurve entnehmen? Blättern Sie nicht zurück.
- Die Patientin muss schon mehrere Episoden von Vorhofflimmern während dieses stationären Aufenthaltes gehabt haben. **(570)**
- Die Patientin hat eine KHK. **(793)**
- Die Patientin hat einen Diabetes mellitus. **(1035)**
- Die Patientin hat eine COPD. **(24)**
- An Untersuchungen ist die nächsten Tage eine komplette endoskopische Abklärung geplant. **(916)**

- Die Patientin hat seit längerem eine Therapie mit einem Protonenpumpeninhibitor. **(737)**
- Die Patientin erhält eine therapeutische Antikoagulation mit einem niedermolekularen Heparin. **(1153)**
- Die Patientin wird mit Schilddrüsenhormon substituiert. **(52)**
- etwas anderes **(469)**

Treffen Sie eine Auswahl, dann weiter bei **946**.

884

Sie erinnern sich an Ihre Pharmavorlesung. Bevor Sie das Nitrospray verabreichen, auskultieren Sie das Herz des Patienten mit der Frage nach einem Systolikum, das durch eine hochgradige Aortenklappenstenose bedingt sein könnte. In diesem Fall wäre die Gabe von Glyceroltrinitrat durch dessen vor- und nachlastsenkende Wirkung kontraindiziert. Natürlich müssen Sie bedenken, dass aufgrund der pulmonalen Rasselgeräusche ein Systolikum eventuell nicht auskultierbar ist. In diesem Fall hilft das Aktenstudium weiter. Da Sie kein Systolikum hören und auch in Ihrer selbst durchgeführten Echokardiographie bzw. im Echokardiographiebefund, soweit Sie sich erinnern können, keinen H. a. eine hochgradige Aortenklappenstenose gefunden haben, können Sie das Nitrospray beruhigt anwenden. Zurück zu den Optionen von **963**.

885

Nach den nicht gerade geringen Mengen an blutigem Stuhl zu urteilen und angesichts der hämodynamischen Situation der Patientin sollten Sie weiter Volumen substituieren. Wenn Sie diesbezüglich schon einen zweiten Zugang gelegt haben, schreiben Sie sich 1 Kompetenzpunkt gut. Sie hängen noch einmal 1000 ml Ringer-Lösung an und infundieren zusätzlich Volumen. Zurück zu den Optionen von **1178**.

886

An sich keine schlechte Idee, aber es ist inzwischen bereits lange nach Mitternacht.
- Falls Sie selbst die Echokardiographie nicht beherrschen, weiter bei **713**.
- Falls Sie echokardiographieren können, weiter bei **1104**.

887

Dieses Vorgehen sollten Sie sich nochmals genau überlegen. Der Patient gibt kardiale Beschwerden an. Hierbei kann eine Volumengabe, insbesondere eine von größeren Volumina, sehr kontraproduktiv sein. Ziehen Sie sich 4 Kompetenzpunkte ab und zurück zu den Optionen von **698**.

888

Sie überlegen fieberhaft die Definition von einer nosokomialen Pneumonie.

- Ihrer Meinung nach müsste bei Frau Spalter eine nosokomiale Pneumonie vorliegen, da diese während eines stationären Aufenthaltes aufgetreten ist. **(220)**
- Ihrer Meinung nach handelt es sich um eine ambulant erworbene Pneumonie, da die Symptome binnen 48 Stunden seit Aufnahme im Krankenhaus aufgetreten sind. **(639)**

889 Sie lassen sich erneut über die Pforte mit dem zuständigen Kollegen verbinden. Als Sie sich melden, fragt er sofort, ohne Sie zu Wort kommen zu lassen: «Und, ist es nun eine typische Angina?» «Ja, es ist eine typische Angina pectoris.» «Und, was sagt das EKG?» «Naja, das wird gerade geschrieben?» «Was? Das kann doch nicht wahr sein. Und weswegen werde ich dann jetzt schon kontaktiert? Ich habe doch …»

Da hat der Kollege nicht unrecht. Er könnte sich zwar sparen, Sie über Minuten zu beschimpfen, aber nachdem er sich nun in Rage geredet hat, ist er schwer zu besänftigen. Sie entschuldigen sich mehrmals bei ihm, oder besser: versuchen sich zu entschuldigen, kommen aber nicht zu Wort. Das Gespräch wird dann von ihm relativ abrupt beendet: «Nur melden, wenn im EKG was ist!» Geknickt ziehen Sie sich 15 Kompetenzpunkte ab. Zurück zu den Optionen von **992**.

890 Ohne Auto-Antikörperdiagnostik können Sie anhand der vorliegenden Werte nicht die Diagnose eines Morbus Basedow stellen. Ferner spricht noch etwas anderes gegen diese Diagnose. Ziehen Sie sich 2 Kompetenzpunkte ab. Zurück zu den Optionen von **425**.

891 «Markus, schnell, eine Infusion.» «Was soll ich holen?» «Vorerst 500 ml Ringer-Lösung!» Sie schauen schnell auf beide Armen und sehen in der linken Ellenbeuge eine Braunüle. «Funktioniert die Braunüle noch?» «Ja, die ist in Ordnung. Die wurde heute erst gelegt.» Zurück zu den Optionen von **347**.

892 Der Diabetes-Typ kann Einfluss auf Ihr Nachspritzschema haben. Diabetiker mit Typ-1-Diabetes brauchen weniger Insulin als Patienten mit Typ-2-Diabetes, die aufgrund der Insulinresistenz mehr Insulin benötigen. Hierbei lohnt es sich auch, auf das Gewicht des Patienten zu schauen: Je mehr ein Patient wiegt, desto ausgeprägter ist meist die Insulinresistenz und umso mehr Insulin benötigt der Patient zur Korrektur. Auch Patienten, die schon von Haus aus hohe Insulindosen benötigen, müssen mit höheren Dosen korrigiert werden, ebenso wie Patienten, die eine Gluko-kortikoid-Therapie erhalten. Zurück zu den Optionen von **825**.

893

Der Patient hat sich hämodynamisch verschlechtert, ist aber noch stabil. Es gibt aktuell keinen Grund für eine eilige Intensivverlegung. Sie sollten aber ein Intensivbett bereit stellen lassen, falls es zu Komplikationen im Rahmen der ERCP kommen sollte bzw. sich der Zustand des Patienten weiter verschlechtert. Zurück zu den Optionen von **141**.

894

Sie rufen an der Pforte an und lassen sich mit dem gastroenterologischen Endoskopiedienst verbinden. «Ja, hallo?», meldet sich eine verschlafene Stimme. «Nein, nicht die», denken Sie sich, als Sie die Stimme der Kollegin erkennen. Sie haben schon mehrere unangenehme Erfahrungen mit ihr gemacht. Nervös und unsicher scheint sie grundsätzlich in Notfall-situationen überfordert zu sein. Das merken Sie auch sofort. Denn als Sie beginnen, eine Übergabe zu machen, werden Sie barsch unterbrochen: «Na ja, so wichtig scheint es nicht zu sein, die Patientin ist doch jetzt stabil.»

- Sie lassen sich einschüchtern und legen den Telefonhörer auf. **(61)**
- Sie beginnen von neuem mit Ihrer Übergabe und betonen die nicht vorhandene Stabilität der Patientin. **(904)**

895

Sie stehen inzwischen vor der Tür. Das Einzige, an das Sie gerade denken, ist: «Toll, Lehrerinnen mit Doppelnamen, das sind mir die Liebsten.» Markus öffnet die Tür und geht in das Zimmer, während Sie kurz stehen bleiben und überlegen, ob Sie

- noch mal zurück zum Stützpunkt laufen, um die Kurve zu holen. **(665)**
- … noch ins Arztzimmer gehen, um einen Blick in die Akte der Patientin zu werfen. **(1107)**
- etwas anderes machen könnten, um den Kontakt zu dieser Patientin noch etwas hinauszuzögern. Ihnen fällt aber nichts Sinnvolles ein. **(1163)**

896

Schwester Sandra kommt bald wieder und hängt der Patientin die Kurzinfusion an. Zurück zu den Optionen von **51**.

897

Da Amiodaron auch effektiv eine Konversion von Vorhofflimmern in den Sinusrhythmus bewirken kann, sollte vor der Gabe eine adäquate Antikoagulation bestanden haben bzw. die Dauer des Vorhofflimmerns bekannt sein. Die Aussage ist richtig! Wenn Sie dies gewusst haben, dürfen Sie sich 2 Kompetenzpunkte gutschreiben. Zurück zu den Aussagen bei **786**.

898   Gut, dass Sie daran gedacht haben. Weiter bei **399**.

899   Pfleger Markus fängt an, in dem Reanimationswagen nach Ambubeutel und Beatmungsmaske zu suchen. Dabei vergehen wertvolle Sekunden. Mit dieser Anordnung verletzen Sie den Grundsatz der «frühestmöglichen Defibrillation». Ziehen Sie sich hierfür 4 Kompetenzpunkte ab und zurück zu den Optionen von **703**.

900   Sie sehen folgende venöse BGA, abgenommen unter Raumluft (s. **Tab. 10**). Sie überlegen sich kurz, wie Sie diese BGA bewerten:
- keine neue Information **(80)**
- Die BGA gibt Ihnen eine wichtige Information. **(224)**

901   «Der wird gerade geholt. Markus ist unterwegs», stöhnt Schwester Sandra, während sie weiterdrückt. **(542)**

902   Ein Fluorchinolon kann aufgrund seiner Wirksamkeit als Monotherapie angeordnet werden. Denn Fluorchinolone zeigen auch eine gute Wirksamkeit gegen Chlamydien, Legionellen und Mykoplasmen, die mögliche Erreger einer ambulant erworbenen Pneumonie darstellen. In der Behandlung der ambulant erworbenen Pneumonie sollte es aber nur dann verwendet werden, wenn die Antibiotika, die zur Initialtherapie empfohlen werden, nicht verwendet werden dürfen oder können.

Tabelle 10

pH	7,44
pCO_2	32 mmHg
pO_2	35 mmHg
HCO_3^-	21 mmHg
SO_2	70 %
Hb	15,5 g/dl
K^+	4,5 mmol/l
Na^+	138 mmol/l

Spricht bei Frau Spalter etwas für die Therapie mit einem Fluorchinolon?

- ja **(289)**
- nein **(187)**

Jetzt ist der Zeitpunkt zur Blutentnahme gegeben, wenn Sie auch nicht un- **903**
bedingt notwendig wäre. Mit dem ST-Hebungsinfarkt steht die Indikation
zur Koronarangiographie, unabhängig von den Laborwerten. Sie machen
aktuell aber auch nichts falsch, wenn Sie Blut abnehmen. Es sollte nur keine
Zeitverzögerung des Transportes in das Herzkatheterlabor durch Ihre
Blutentnahme eintreten, was aber aktuell nicht der Fall ist. Welche Laborwerte interessieren Sie insbesondere?

- Kreatinin und Harnstoff
- Hämoglobin
- Leukozyten
- Thrombozyten
- TSH und freie Schilddrüsenhormone
- Quick und PTT
- GOT, GPT und Bilirubin
- Blutgruppe
- Troponin und CK

Treffen Sie eine Auswahl und weiter bei **392**.

Sie ärgern sich darüber, dass die Kollegin anscheinend nicht zuhören will **904**
oder kann. Natürlich haben Sie ein gewisses Verständnis, weil diese offensichtlich gerade aus ihrem Schlaf gerissen wurde, aber auf der anderen Seite haben Sie hier eine Patientin im hämorrhagischen Schock mit einer aktiven gastrointestinalen Blutung. Mit Nachdruck beschreiben Sie erneut
die klinische Situation der Patientin. **(89)**

Frau Meierhuber-Heinrichsmeier erhält einen Punkt für Ihr Alter von **905**
66 Jahren. Ferner ist sie weiblich und erhält damit einen weiteren Punkt.
Für den behandelten Hypertonus bekommt Sie noch einen weiteren
Punkt. Zusammenfassend hat sie somit 3 Punkte im Score. Schreiben Sie
sich für diesen Wert 3 Kompetenzpunkte gut. Für jeden Punkt Abweichung nach oben oder nach unten ziehen Sie sich je 1 Kompetenzpunkt
ab. **(129)**

Sie haben recht, die Rhythmuskontrolle ist einer der Grundpfeiler der **906**
Vorhofflimmertherapie. Was verstehen Sie hierunter? **(1100)**

907 Genau, Sie sollten eine Dosisanpassung durchführen, da die PTT mit über 120 s deutlich zu hoch ist. Sie pausieren den Heparin-Perfusor für eine Stunde und reduzieren dann die Heparingabe auf 1000 Einheiten pro Stunde. Ihnen sollte aber bewusst sein, dass Sie eine bessere Heparin-Einstellung erreichen, wenn Sie diese nach einem festen Protokoll durchführen. Weiter bei **1139**.

908 Nein, das sollten Sie nicht machen. Das kann zu viel Insulin sein. Ziehen Sie sich 2 Kompetenzpunkte ab. Zurück zu den Optionen von **659**.

909 Sie schauen auf den Monitor und überlegen sich, welcher Rhythmus sich einstellen wird. Es bleibt beim Kammerflimmern. Ziehen Sie sich 2 Kompetenzpunkte ab. **(22)**

910 Sie schauen auf den Patienten und merken aktuell noch die Folgen der Reanimation: der Patient atmet sehr flach mit wenigen Atemzügen pro Minute. Unterstützend beatmen Sie ihn mit dem Beatmungsbeutel. **(490)**

911 Aufgrund des Fiebers und der Entzündungskonstellation entscheiden Sie sich bei akuter Cholangitis zu einer kalkulierten Antibiotikatherapie. Dafür wählen Sie:
- Piperacillin/Combactam und Metronidazol
- Ceftriaxon und Metronidazol
- Ciprofloxacin und Metronidazol
- Metronidazol
- Piperacillin/Combactam
- Ceftriaxon

Weiter bei **1005**.

912 Wenn Sie daran gedacht haben, zunächst eine zweite Braunüle zu legen, Blut abzunehmen, Volumen zu geben und die Patientin in Schocklage zu bringen, ferner dann noch sich Informationen über die Patientin durch Kurve und Akte eingeholt haben, Pantoprazol und Vitamin K verabreicht haben und sowohl die weiterführende Diagnostik und Therapie mittels Endoskopie als auch die Intensivverlegung organisiert haben, dann schreiben Sie sich 7 Kompetenzpunkte gut. Für jede nicht bzw. unnötig durchgeführte Maßnahme ziehen Sie sich jeweils 2 Kompetenzpunkte ab. **(837)**

913 Sie sehen auf dem Röntgen-Bild eine deutliche Verschattung rechts. Diese muss, aufgrund der klaren Abgrenzbarkeit des Herzschattens, anatomisch hinter dem Herzen liegen, also im Bereich des Unterlappens. Dazu erinnern Sie sich an Ihre Radiologie-Vorlesung an der Uni und an das Stichwort «Silhouettenphänomen». Ferner fällt Ihnen ein Bronchopneumogramm im Bereich der Verschattung auf. **(1180)**

914

Die Frage ist insbesondere sinnvoll, da Patienten mit Herzerkrankungen und Patienten über 60 Jahre, was beides auf Ihre Patientin zutrifft, empfohlen wird, sich impfen zu lassen. Sie überlegen, welche Impfungen empfohlen werden.
- Hepatitis A
- Hepatitis B
- FSME
- Pneumokokken
- Influenza
- Tollwut
- Tuberkulose

Treffen Sie eine Auswahl und fragen Sie Frau Spalter nach dem jeweiligen Impfstatus, dann weiter bei **1034**.

915

Sie nicken Schwester Katharina zu, dass sie Ihnen vor die Tür folgen soll. «Du, der Patient soll ja aufgrund der palliativen Situation nicht mehr auf eine Intensivstation verlegt werden. Dann machen wir eine nicht-invasive Beatmung hier auf Station». «Was willst du?» Sie schaut Sie verständnislos an. Sie zögern: «Den Patienten auf Station nicht-invasiv beatmen …» «Und wie? Wir sind keine Intensivstation. Wir können das nicht, abgesehen davon, dass wir nicht die Ausrüstung dafür haben.» «Oh.» Zurück zu den Optionen von **816**.

916

Die endoskopische Abklärung wurde bereits am heutigen Tag durchgeführt. Zurück zu den Optionen von **883**.

917

«O.k., das war wohl ein Fehlalarm», meint Schwester Katharina. Sie antworten: «Na ja, lieber einmal zu viel als einmal zu wenig nachschauen. Und: Es hat schon böse ausgeschaut!» Sie zerknüllen den Monitor-Streifen und werfen ihn in den Mülleimer. Dann verabschieden Sie sich von Schwester Katharina und begeben sich in Ihr Dienstzimmer. Vielleicht haben Sie Glück und können nun endlich ein wenig schlafen. **(130)**

918

Da die Patientin heute erst stationär aufgenommen wurde, ist die Akte noch relativ überschaubar. Die Einzelbefunde wurden noch nicht abgeheftet, weswegen die losen Einzelblätter erstmal verstreut auf dem Boden landen. Sie sammeln sie zusammen und versuchen ein wenig Ordnung hineinzubringen. An relevanten Informationen erhalten Sie, dass die Patientin vom Hausarzt eingewiesen wurde. Dieser hatte aufgrund von typischen Angina-pectoris-Beschwerden bei vorbekannter KHK ein Belastungs-EKG durchgeführt, das pathologisch war. Bei der Patientin ist ein Zustand nach Hinterwandinfarkt vor zwei Jahren, damals mit ACVB-Anlage, und einem weiteren Infarkt im Bereich der Seitenwand vor einem halben Jahr bekannt. Dieser wurde mittels PTCA und Stent-Implantation interventionell versorgt. Sonst ist bei der Patientin ein langjähriger, fortbestehender Nikotinabusus und ein Diabetes mellitus bekannt. An relevanten Vorerkrankungen sind eine COPD GOLD 1 und eine Schilddrüsenunterfunktion, die mit L-Thyroxin substituiert wird, zu erwähnen. In einer auswärts durchgeführten Echokardiographie hatte sich eine noch normale Pumpfunktion gezeigt. Als Nächstes fällt Ihnen ein EKG in die Hände und das Labor von heute Vormittag.

- EKG anschauen. **(98)**
- Labor anschauen. **(845)**
- Wenn Sie beides nicht anschauen mögen, zurück zu **875**.

919 Sie entscheiden sich noch, …
- … in die Kurve des Patienten zu schauen. **(565)**
- … das Aufnahme-EKG in der Akte zu begutachten. **(323)**
- … für den nächsten Tag ein TEE und die Kardioversion anzumelden. **(600)**
- … für nichts Weiteres. Zurück zu den Optionen von **93**.

920 Dies ist nicht die Frage, die Sie gerade stellen sollten. Sie sind der Arzt und Ihr Platz ist am Kopf des Patienten. Außerdem gibt es aktuell andere Dinge zu organisieren. Ziehen Sie sich 2 Kompetenzpunkte ab und zurück zu den Optionen von **828**.

921 Für welche der folgenden diagnostischen Optionen entscheiden Sie sich? Versuchen Sie dabei in einer sinnvollen Reihenfolge vorzugehen.
- Monitor beobachten. **(1114)**
- Anamnese erheben. **(245)**
- Klinische Untersuchung durchführen. **(457)**
- Kurve der Patientin anschauen. **(930)**
- Akte der Patientin durchforsten. **(852)**

- Labor abnehmen. **(1187)**
- transthorakale Echokardiographie **(1130)**
- transösophageale Echokardiographie **(729)**
- Belastungs-EKG **(326)**
- Koronarangiographie **(221)**

Treffen Sie eine Auswahl, dann geht's weiter bei **649**.

922

Sie versuchen, eine ausführliche Anamnese zu beginnen. Doch schon nach kurzer Zeit müssen Sie erkennen, dass dies im aktuellen Zustand des Patienten nicht möglich ist. Er stöhnt mehr vor Schmerzen als dass er Ihnen adäquat antworten könnte. Sie machen einen erneuten Ansatz, fragen nach Angina pectoris, Dyspnoe, Herzrhythmusstörungen, da schreit der Patient auf: «Hab ich alles nicht. Ich habe nur so starke Schmerzen. Bitte, machen Sie doch etwas.» Sie brechen nun den Versuch einer ausführlichen Anamnese ab und entschließen sich zu einer kurzen problemorientierten Anamnese. Weiter bei **1106**. Ziehen Sie sich noch 3 Kompetenzpunkte ab.

923

Der Patient toleriert die Bradykardie klinisch sehr gut. Deswegen wird er umgelagert und danach wird zunächst von dem Kardiologen ein passagerer Schrittmacher eingeschwemmt, um die Bradykardie zu behandeln. Leider können Sie die weitere Prozedur nicht mehr verfolgen, denn Sie werden erneut von Schwester Katharina angepiepst. Sie erinnern sich, dass da ja noch ein erhöhter Blutzucker zu behandeln ist. Sie verabschieden sich und machen sich auf den Weg zu einem Telefon. **(1018)**

924

Es gibt keine Nomenklatur, die Tachykardien nach unterschiedlichen Herzfrequenzen einteilt. Natürlich ist die Frequenz ein interessanter Punkt bei der Interpretation des EKGs, aber eine andere Information, die Sie aus dem EKG gewinnen könnten, interessiert Sie noch mehr. Zurück zu den Optionen von **460**.

925

Da haben Sie voll und ganz recht. Sie haben aber nicht bedacht, dass Kortison häufig Bestandteil von Chemotherapien ist. Deswegen hätten Sie auf die explizite Durchgabe der Chemotherapie verzichten können, sondern nur nach Kortison als Bestandteil der Chemotherapie fragen sollen. Denn Kortison bringt im Klinikalltag häufig jede zuvor stabile Blutzuckereinstellung durcheinander oder lässt sogar erst eine Blutzuckerproblematik auffallen. Ziehen Sie sich 2 Kompetenzpunkte ab. Weiter bei **212**.

926   Entsprechend Ihrer gewählten Zahl gibt Ihnen Pfleger Markus nun folgende PTT durch:

- Zahl 0 bis 3: «Die PTT ist weiterhin bei über 120 s!» **(1103)**
- Zahl 4 bis 6: «Die PTT ist bei 68 s!» **(671)**
- Zahl 7 bis 9: «Die PTT ist bei 44 s!» **(774)**

927   Bei erniedrigtem pO_2 und SO_2 und noch nicht erhöhtem pCO_2 liegt eine respiratorische Partialinsuffizienz vor. Ferner ist der pH-Wert erhöht. In Zusammenhang mit dem erniedrigten pCO_2 und dem noch normwertigen HCO_3^- zeigt die BGA das Bild einer akuten respiratorischen Alkalose. Wenn Sie sich für diese zwei Optionen entschieden haben, dann schreiben Sie sich 3 Kompetenzpunkte gut. Für jede falsch gewählte oder fehlende Option ziehen Sie sich jeweils 2 Kompetenzpunkte ab. Zurück zu den Optionen von **1145**.

928   Sicher ist ein Blutgas keine schlechte Idee. Aber bedenken Sie den Zeitverlust durch die Blutabnahme und den Weg zum Bestimmungsgerät und zurück. Optimaler ist es, dies auf der Intensivstation, schon wegen der kurzen Wege, zu machen. Zurück zu den Optionen von **490**.

929   Sie sollten sich maximal 10 Sekunden Zeit nehmen, um die Atmung des Patienten zu untersuchen. Wenn Sie sich nach dieser Zeit unsicher sind, ob eine effektive Atmung vorhanden ist oder nicht, sollten Sie im Zweifel mit den Reanimationsmaßnahmen beginnen bzw. wie in diesem Fall fortfahren. Bedenken Sie, dass die effektive Thoraxkompression mit das wichtigste Therapieprinzip darstellt, das so kurz wie möglich unterbrochen werden sollte. Im aktuellen Fall stellen Sie fest, dass keine effektive Atmung bei Ihrem Patienten vorliegt. «Sandra, bitte drücken Sie weiter», sagen Sie. Zurück zu den Optionen von **511**. Falls Sie sich zuvor bereits dazu entschieden haben, kurz auf den Monitor zu schauen, dann geht's weiter bei **850**.

930   «Markus, wo ist denn die Kurve von Frau Meierhuber-Heinrichsmeier? Zeig' bitte mal her!» (s. **Abb. 16**)

Sie betrachten die Kurve eingehend. Dabei überlegen Sie sich, dass die Kurve …

- … keine für Sie relevanten Informationen preisgibt. **(679)**
- … für Sie relevante Informationen enthält. **(883)**

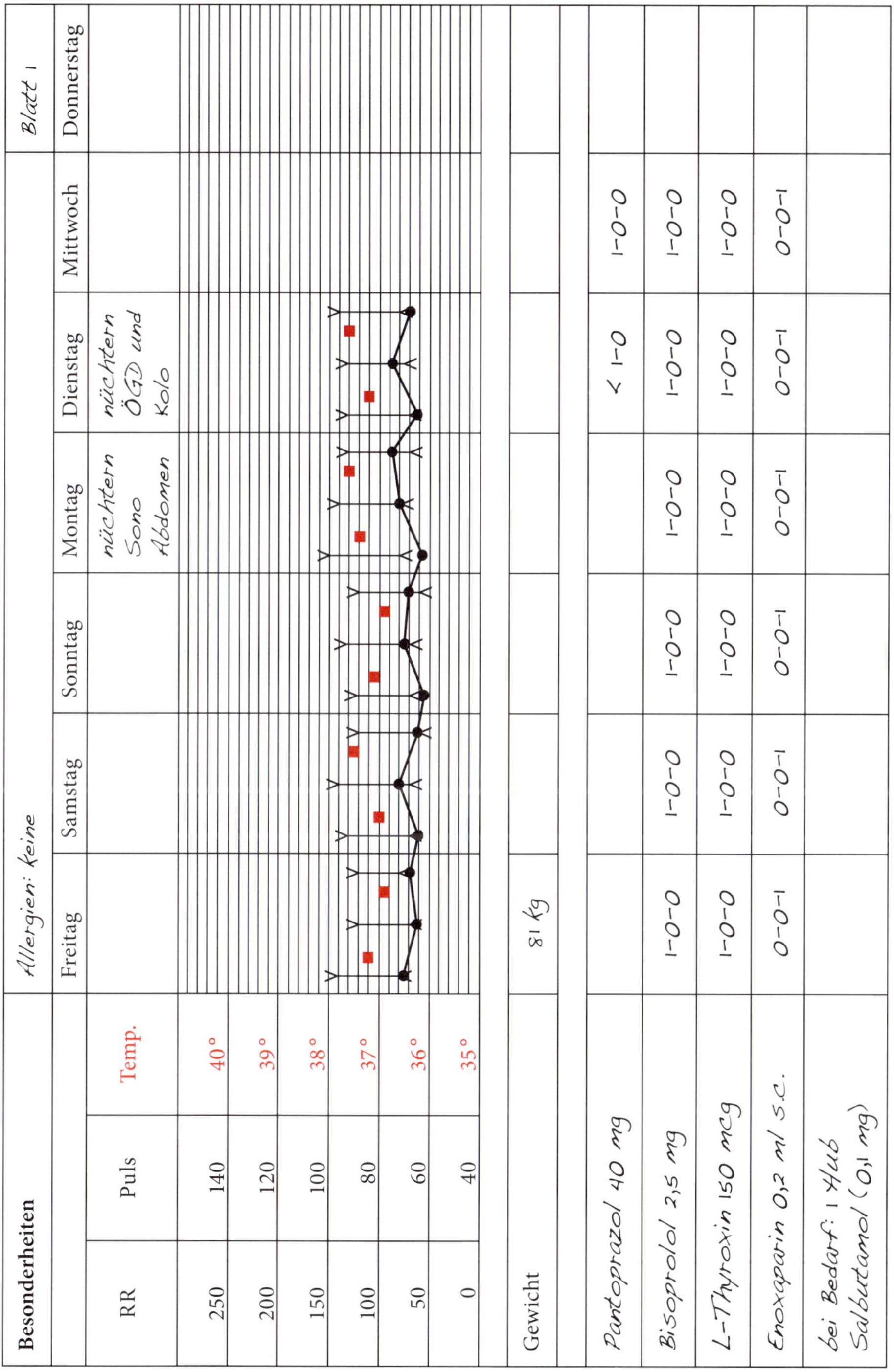

Besonderheiten			Allergien: keine						Blatt 1
			Freitag	Samstag	Sonntag	Montag	Dienstag	Mittwoch	Donnerstag
						nüchtern Sono Abdomen	nüchtern ÖGD und Kolo		
RR	Puls	Temp.							
250	140	40°							
200	120	39°							
150	100	38°							
100	80	37°							
50	60	36°							
0	40	35°							
Gewicht			81 kg						
Pantoprazol 40 mg							1-0	1-0-0	
Bisoprolol 2,5 mg			1-0-0	1-0-0	1-0-0	1-0-0	1-0-0	1-0-0	
L-Thyroxin 150 mcg			1-0-0	1-0-0	1-0-0	1-0-0	1-0-0	1-0-0	
Enoxaparin 0,2 ml s.c.			0-0-1	0-0-1	0-0-1	0-0-1	0-0-1	0-0-1	
bei Bedarf: 1 Hub Salbutamol (0,1 mg)									

Abbildung 16

931 Schreiben Sie sich 4 Kompetenzpunkte gut, wenn sie dem Patienten primär die Sauerstoffgabe erhöht haben, um dann die Vitalparameter zu bestimmen und schließlich eine symptomorientierte Anamnese und klinische Untersuchung durchzuführen. Als nächste Schritte wären ein Blick in die Kurve und in die Akte des Patienten zu erwägen, gefolgt von einer Blutgasanalyse und Blutentnahme. Wenn Sie eine andere Abfolge gewählt haben und es nicht ausreichend begründen können, dann sollten Sie sich für jede Abweichung 2 Kompetenzpunkte abziehen. Welche Verdachtsdiagnose haben Sie?

- dekompensierte Herzinsuffizienz
- Pneumonie
- Pneumothorax
- Lungenembolie
- Myokardinfarkt
- dekompensierte Niereninsuffizienz
- Fremdkörperaspiration

Entscheiden Sie sich, dann weiter bei **215**.

932 Anhand der Temperaturdokumentation der Kurve ist kein Fieber abzulesen, ferner wurde keine Antibiotika-Therapie begonnen. Zurück zu den Optionen von **1027**.

933 Schwester Katharina fährt noch fort: «Außerdem ist sie ein wenig unruhig. Das beschreibt sie selber. Beim Messen ist mir noch aufgefallen, dass sie kaltschweißig ist. Sonst ist sie aber nicht auffällig.» Deswegen entscheiden Sie sich zu folgendem Vorgehen:

- «Spritz ihr doch jetzt 2 Einheiten Alt-Insulin.» **(123)**
- «Spritz ihr doch jetzt 6 Einheiten Alt-Insulin.» **(1008)**
- «Spritz ihr doch jetzt 10 Einheiten Alt-Insulin.» **(430)**
- etwas anderes **(827)**

934 Wenn Sie sich für «Gallen- oder Nierenkolik» und «mechanischen Ileus» entschieden haben, schreiben Sie sich 3 Kompetenzpunkte gut. Für jede falsche oder fehlende Ursache ziehen Sie sich 1 Kompetenzpunkt ab. Zurück zu den Optionen von **159**.

935 Hierbei handelt es sich sicher nicht um ein Vorhofflimmern. Schauen Sie sich nochmal das EKG bei **654** an und dann zurück zu den Optionen von **1065**. Ziehen Sie sich 2 Kompetenzpunkte ab.

Wenn Sie sich dazu entschieden haben, die Vitalparameter erheben zu lassen, eine Einschätzung des Patienten eingeholt haben und sich die Akte und Kurve haben bereitlegen lassen, dann schreiben Sie sich 4 Kompetenzpunkte gut. Für jede nicht durchgeführte Maßnahme oder zu viel durchgeführte Maßnahme ziehen Sie sich je 2 Kompetenzpunkte ab. Unabhängig hiervon machen Sie sich auf den Weg zu dem Patienten. **(203)**

936

Das kann zu viel Insulin sein. Ziehen Sie sich 2 Kompetenzpunkte ab. Zurück zu den Optionen von **744**.

937

Welche Werte nehmen Sie ab?
- Schilddrüsenwerte kontrollieren. **(489)**
- Elektrolyte bestimmen. **(533)**
- Herzenzyme abnehmen. **(838)**

Treffen Sie eine Auswahl, dann zurück zu den Optionen von **921**.

938

Sie kommen auf die Station und sehen, wie Schwester Katharina gerade das EKG-Gerät über den Gang schiebt. Das geschriebene EKG hat sie in der Hand.
- Sie befragen Schwester Katharina, um welchen Patienten es sich akut handelt und welche genauen Beschwerden er aufweist. **(657)**
- Sie befragen Schwester Katharina nach dem aktuellen Grund für den stationären Aufenthalt. **(365)**
- Sie schauen sich das EKG an. **(364)**
- Sie machen sofort die Tür auf und gehen zu dem Patienten, ohne sich das EKG anzuschauen und Schwester Katharina zu befragen. **(612)**

Treffen Sie eine Auswahl, dann weiter bei **175**.

939

«Hat der Patient Schmerzen?», fragen Sie. «Nein, ich glaube nicht», antwortet der Kollege. Er scheint sich aber am Telefon seiner Antwort nicht besonders sicher zu sein. Zurück zu den Optionen von **836**.

940

Falls Sie sich für den Defibrillator entschieden haben, können Sie sich 3 Kompetenzpunkte gutschreiben. Neben der effektiven Ausführung von Thoraxkompressionen hat sich in Studien die Frühdefibrillation als die effektive Maßnahme im Reanimationszyklus herauskristallisiert, natürlich bei den sogenannten schockbaren Rhythmen. Je eher sie durchgeführt wird, umso besser. In der Initialphase jeder Reanimation sollte ein Schock sofort abgegeben werden, wenn der Defibrillator geladen und damit ein-

941

satzbereit ist. Doch für eine Defibrillation brauchen Sie einen Defibrillator und der ist auf dem Reanimationswagen. Dieser muss erst geholt werden. Um die Zeit zu überbrücken, sollten Sie nicht vergessen, dass neben den Thoraxkompressionen der Patient auch beatmet werden sollte. Gerade wollen Sie in Ermangelung einer Beatmungsmaske und eines Beatmungsbeutels zur Mund-zu-Mund-Beatmung ansetzen, da kommt Pfleger Markus mit dem Reanimationswagen um die Ecke geprescht. Er ist ebenfalls sehr angespannt und murmelt entschuldigend etwas von «… Stecker mitsamt der Steckdose aus der Wand gerissen …» Sie achten jedoch nicht darauf. Der Patient erfordert Ihre ganze Konzentration. Kurz überlegen Sie und …

- … bitten dann Pfleger Markus, Schwester Sandra bei den Thoraxkompressionen abzulösen. **(1125)**
- … bitten dann Schwester Sandra, kurz mit den Thoraxkompressionen für eine Analyse des Herzrhythmus zu pausieren. **(770)**
- … führen dann die Mund-zu-Mund-Beatmung durch, nachdem Sie Schwester Sandra aufgefordert haben, die Thoraxkompressionen zu pausieren. **(189)**

942 Weiter bei **556**.

943 «Der Nachbarpatient ist am Monitor. Der ist aber stabil. Da kann ich schnell Herrn Blaucher an diesen Monitor nehmen.» Zurück zu den Optionen von **698**.

944 Weiter bei **1174**.

945 Ihre Verdachtsdiagnose sollte eine Schenkelhalsfraktur sein. Kurz überprüfen Sie noch Motorik, Sensibilität und Durchblutung im Bereich des linken Fußes des Patienten. Erleichtert stellen Sie fest, dass alles vorhanden ist. Falls Sie daran gedacht haben, gibt es 2 Kompetenzpunkte, und es geht zurück zu den Optionen von **447**.

946 Sie können aus der Kurve einige Informationen entnehmen. Wichtig ist die Information, dass die bisher dokumentierten Pulsfrequenzen immer normofrequent waren. Es besteht eine Betablocker-Therapie. Dabei ist nicht aus der Kurve herauszulesen, ob zur Behandlung eines Hypertonus allein oder auch zur Senkung der Herzfrequenz bei intermitterendem Vorhofflimmern. Ferner steht die Patientin unter einer Schilddrüsenhormonsubstitutionstherapie. Sonst ist noch zu erwähnen, dass die Patientin heute endoskopiert wurde und eine Therapie mit einem Protonenpumpeninhibitor begonnen wurde. Bei der Patientin scheint noch eine leichtgradige obstruktive Lungenerkrankung zu bestehen. Schreiben Sie sich für jede der genannten Informationen, die Sie richtigerweise erkannt haben, 1 Kompetenzpunkt gut. Falls Sie es begründen können, schreiben Sie sich auch für weitere Informationen je 1 Kompetenzpunkt gut. Für jede fälschlicherweise gemachte Annahme sollten Sie sich aber je 2 Kompetenzpunkte abziehen. Zurück zu den Optionen von **921**.

947

Haben Sie sowohl medikamentöse als auch nicht-medikamentöse Maßnahmen zur Therapie angewandt?
- ja **(1093)**
- nein **(82)**

948

«Er hat ganz starke Schmerzen, die kommen und gehen. Dabei hält er sich die ganze Zeit den Bauch und ist massiv im Stress.» Zurück zu den Optionen von **236**.

949

Das Einzige, das Sie von der Patientin aktuell wissen, ist der Blutzucker. Sie wissen weder Umstände des aktuellen Krankenhausaufenthaltes noch ob die Patientin entweder einen bekannten Typ 1 oder Typ 2 Diabetes mellitus hat. Deswegen sollten Sie sich, bevor Sie unreflektiert Insulin anordnen, zuerst weitere Informationen über die Patientin einholen **(825)**.

950

Diese Information ist nicht die gesuchte. Zurück zu den Optionen von **969**.

951

«Haben Sie Schmerzen wegen der Operation?» «Ich habe ziemlich Schmerzen.» «Auf einer Skala, von 1 bis 10, auf der 1 keinen Schmerzen und 10 den maximal möglichen Schmerzen entspricht: Wo würden Sie aktuell Ihre Schmerzen einordnen?» «Oh, bei 8!» «Waren Sie seit der Operation schon einmal schmerzfrei?» «Nein, kein einziges Mal. Die Schmerztropfen helfen nicht viel.» Zurück zu den Optionen von **832**.

952

«Dann ruf ich mal Ihre Frau an, Herr Esser», sagen Sie. Als Sie zum Telefon greifen, wird Ihnen klar, dass Sie gar nicht wissen, was Sie dieser sagen sollen. Nur um zu sagen, dass ihr Ehemann gerade starke Bauchschmerzen hat, müssen Sie die Ehefrau weder aufwecken noch beunruhigen. Deswegen entscheiden Sie sich um und legen das Telefon beiseite. Zurück zu den Optionen von **107**. Ziehen Sie sich noch 1 Kompetenzpunkt ab.

953 Sie sagen: «Er hat Kammerflimmern!» Schließlich handelt es sich um eine absolut ungeordnete und sehr schnelle Erregungsabfolge, und es sind keine QRS-Komplexe auszumachen. Sie erinnern sich, dass die Frequenz von Kammerflimmern größer als 350 Schläge pro Minute ist. Sie wenden sich an Schwester Sandra:
- «Sandra, fangen Sie wieder zu drücken an.» **(1079)**
- «Sandra, wir müssen intubieren, bereiten Sie es schon mal vor. Dann weiterdrücken!» **(762)**
- «Sandra, holen Sie mir die Beatmungsmaske und den Beatmungsbeutel, während wir defibrillieren.» **(140)**

954 «Hier im Bad?», fragt Markus mit einem Stirnrunzeln und einem Blick auf den immer noch schmerzgeplagten Patienten. Sie schauen verschämt und ziehen sich 2 Kompetenzpunkte ab und zurück zu den Optionen von **447**. Ein Röntgenbild ist sicher wertvoll, aber nicht hier und nicht jetzt.

955 Sie kommen in Ihr Dienstzimmer zurück. Erst jetzt wird Ihnen bewusst, wie sehr Sie diese Reanimationssituation mitgenommen hat – psychisch und physisch. Wenigstens ist es nun angenehm warm, dank der funktionierenden Heizung. Sie legen sich hin und können zunächst nicht schlafen. Lange wälzen Sie sich hin und her, ohne dass der Schlaf kommen will. Immer wieder denken Sie an Herrn Blaucher und die Reanimationssituation, gehen im Kopf die verschiedenen Stationen durch. **(1000)**

956 Sie sollten auf jeden Fall eine zweite Braunüle zur Volumensubstitution legen, denn Sie wissen nicht, wie viel Volumen die Patientin im Verlauf noch benötigen wird. Deswegen sollten Sie einen möglichst großlumigen Zugang legen. Gut, dass Sie dabei nicht vergessen, die Chance zu nützen und Blut abzunehmen. «Sandra, ich muss noch eine Braunüle legen. Kannst du mir bitte das Blutentnahmetablett holen? Bring doch bitte gleich Blutröhrchen mit.» «Welche soll ich denn mitbringen?»
- «1 EDTA-, 1 Zitrat-, 1 Lithium-Heparin und 1 Magnesiumphosphat-Röhrchen» **(397)**
- «2 EDTA-, 1 Zitrat-, 1 Lithium-Heparin- und 1 BGA-Röhrchen» **(1067)**
- «1 EDTA-, 2 Zitrat-, 1 Lithium-Heparin- und 1 Magnesiumsulfat-Röhrchen» **(197)**

- «2 EDTA-, 2 Zitrat-, 2 Lithium-Heparin- und 2 BGA-Röhrchen» **(8)**
- «Egal, bring irgendwelche mit.» **(1120)**

Das ist nicht die richtige Antwort. Ziehen Sie sich 1 Kompetenzpunkt ab. **957**
Zurück zu den Optionen von **590**.

Dann sollten Sie sich die Kurve bei **547** nochmals genau anschauen. Da **958**
Ihnen die in der Kurve enthaltenen Informationen anscheinend entgangen
sind bzw. Sie sie als nicht wichtig erachtet haben, ziehen Sie sich 2 Kompetenzpunkte ab.

«Dann fangen wir jetzt mit Antibiotika an», wenden Sie sich an Schwester **959**
Katharina. «Was willst du? Das scheint nicht sein Problem zu sein, oder?»,
entgegnet sie entgeistert. Sie verlieren die Hälfte aller Kompetenzpunkte.
Bei Schwester Katharina scheinen Sie schon alle Punkte verspielt zu haben.
Natürlich ist eine Pneumonie eine Differentialdiagnose der akuten Dyspnoe, aber vor der Antibiotikagabe sollten Sie sich den Patienten zuerst
genauer anschauen. Dabei werden Sie feststellen, dass er klinisch eher unter
einem Lungenödem leidet und deswegen von einer Antibiotikagabe wenig
profitieren wird, insbesondere jetzt, da er sich schon augenscheinlich respiratorisch erschöpft hat. Zurück zu den Optionen von **402**.

«Hat der Patient einen venösen Zugang?», fragen Sie Schwester Sandra. «Ja, **960**
hat er!» Sie atmen erleichtert auf. «Fangen Sie schon mal an, was aufzu-
ziehen», sagen Sie zu Schwester Sandra.
- «Atropin 1 mg»
- «Atropin 2 mg»
- «Atropin 3 mg»
- «Adrenalin 1 mg»
- «Adrenalin 2 mg»
- «Adrenalin 3 mg»
- «Adenosin 3 mg»
- «Adenosin 6 mg»
- «Adenosin 9 mg»
- «Amiodaron 100 mg»
- «Amiodaron 150 mg»
- «Amiodaron 300 mg»

Treffen Sie eine Auswahl. Ferner sollten Sie noch festlegen, nach der
wievielten Schockabgabe Sie nach dem Algorithmus des «Advanced Life

Support» mit der medikamentösen Therapie beginnen sollten. Nach der …

- … 1. Schockabgabe
- … 2. Schockabgabe
- … 3. Schockabgabe
- … 4. Schockabgabe
- … 5. Schockabgabe

Dann geht's weiter bei **857**.

961 Sie erinnern sich, dass bei einer Sepsis eine Infektion vorliegen muss und zwei von den vier Kriterien für ein SIRS, also ein *systemic inflammatory response syndrome*. Die SIRS-Kriterien sind:

- Körpertemperatur > 38°C oder < 36°C
- Tachykardie: Herzfrequenz > 90/min
- Tachypnoe: Atemfrequenz > 20/min oder Hyperventilation ($PaCO_2$ < 4,3 kPa bzw. 33 mmHg)
- Leukozytose (> 12 000 weiße Blutkörperchen/mm^3) oder Leukopenie (< 4000/mm^3) oder > 10 % unreife neutrophile Granulozyten im Differentialblutbild

Wenn dies der von Ihnen gewählten Sepsis-Definition entspricht, dann schreiben Sie sich 3 Kompetenzpunkte gut. Für jede Abweichung ziehen Sie sich jeweils 2 Kompetenzpunkte ab. Zurück zu den Optionen von **141**.

962 Sie hoffen, dass bei Herrn Bauers Operation alles gut gehen wird. Dabei gehen Ihnen nochmals alle Ihre Maßnahmen durch den Kopf, die Sie durchgeführt haben. Sie hatten einen Patienten, der ein für Sie fachfremdes Problem entwickelt hat: nämlich eine Fraktur nach einem Sturz. Sehen Sie diesen Patienten als Beispiel dafür, dass Sie immer bereit sein müssen, über Ihren Tellerrand hinauszuschauen. Zuallererst mussten Sie sich einen Überblick über das Sturzereignis machen, dann den Patienten gezielt untersuchen, um dann rasch mit einer adäquaten Analgesie zu beginnen. Die dann anschließend vorgenommene Absprache mit dem chirurgischen Kollegen ist wichtig, damit er frühzeitig über den Patienten informiert ist und eventuelle operative Therapieoptionen rechtzeitig mit anderen anstehenden Operationen abgleichen kann. Das Röntgenbild ist nötig zur Diagnosesicherung, dann sollte der Patient für die Operation vorbereitet werden. Weiter bei **1056**.

963 Das Nitrospray bedingt insbesondere ein venöses Pooling und damit eine deutliche Vorlastsenkung. Außerdem kommt es durch das Nitrospray zu einer Reduktion des erhöhten Blutdrucks und damit auch zu einer Nach-lastsenkung. Zusammenfassend verbessert es die systolische und diasto-lische Herzfunktion und führt damit zu einer Steigerung des Herzzeit-volumens. Was müssen Sie vor der Gabe eines Nitrosprays beachten und wie dosieren Sie es?

- Kontraindikation hochgradige Aortenklappenstenose **(884)**
- Blutdruckkontrollen wegen möglicher hypotoner Reaktionen **(266)**
- Nitro-Spray: zwei Hub (0,4 mg/Hub), wenn nötig alle fünf bis zehn Minuten wiederholen. **(1068)**
- Nitro-Spray: einmalige Gabe von zwei Hub (0,4 mg/Hub) **(415)**
- Mit einem Glyceroltrinitrat-Perfusor beginnen. **(735)**
- Kontraindikation Asthma bronchiale **(731)**
- wegen Gefahr von Kopfschmerzen keine Glyceroltrinitratgabe **(121)**
  Treffen Sie eine Auswahl, dann weiter zu **498**.

964

Das sollten Sie machen, wenn Sie einen Verdacht auf einen kardiogenen Schock haben. Soweit Sie jedoch die Patientin befragen konnten, wurden Angina-pectoris-Beschwerden verneint. Somit haben Sie keinen Hinweis auf eine akute myokardiale Ischämie. Im Hinterkopf sollten Sie aber behal-ten, dass ein Diabetiker auch einen stummen Myokardinfarkt haben kann. In der klinischen Untersuchung finden sich bei fehlenden pulmonalen Ras-selgeräuschen und fehlenden Beinödemen keine Hinweise auf eine kardiale Dekompensation. Auch haben Sie kein Herzgeräusch als Ausdruck eines Vitiums auskultieren können. Klinische Zeichen einer Thrombose haben Sie ebenfalls nicht erheben können. Es besteht also aktuell keine Rationale, die Schocklage aufzugeben. Zurück zu den Optionen von **347**. Anzumer-ken ist noch, dass bei Ausschluss der anderen Schockformen unbedingt zeitnah ein 12-Kanal-EKG angefertigt werden sollte.

965

«Piepspiepspieps!» Sie schrecken auf. «Nicht schon wieder», denken Sie. Sie wollen gerade auf Ihre Uhr schauen, da werden Sie erneut durch das «Pieps-piepspieps!» Ihres Piepsers gestört. Da scheint jemand ganz ungeduldig zu sein. Die Nummer auf dem Display kommt Ihnen zwar bekannt vor, gehört aber nicht zu Ihrer Abteilung. Es hilft so und so nichts, Sie sollten antwor-ten. Sie wählen und kurz darauf meldet sich der Kollege aus der Chirurgie: «Hallo, sorry, dass ich stören muss. Ich hätte ein kleines internistisches Problem. Könntest du mir eventuell helfen?» Sie antworten:

- «Hat das nicht bis morgen Zeit?» **(432)**
- «Welches internistische Problem denn?» **(836)**

966   «Herr Esser, Sie haben einen Gallenstein, der abgegangen ist. Der verlegt aktuell den Gallengang. Dazu hat sich der Gallengang infiziert. Das ist der Grund für Ihre Schmerzen und Ihr Fieber. Wir müssen heute noch eine Untersuchung machen, um den Stein zu entfernen und den Gallengang zu entlasten. Die Untersuchung ist wie eine Magenspiegelung, kennen Sie die?» Herr Esser nickt. Sie fahren fort: «Man geht nur ein Stück tiefer, in den Zwölffingerdarm. Dann stellt man sich den Gallengang dar und versucht den Stein zu bergen.» Zurück zu den Optionen von **141**.

967   Natürlich kann es dazu kommen, dass Sie demnächst einen Vasopressor zur Kreislaufunterstützung geben müssen. Aber aktuell haben Sie noch andere Möglichkeiten zur Verfügung. Diese sollten Sie zunächst ausschöpfen. Außerdem sollte Adrenalin nicht primär beim kardiogenen Schock verwendet werden. Zurück zu den Optionen von **347**.

968   «Wie meinen Sie das?» «Ich trau es mir einfach nicht zu. Ich habe nicht genügend Erfahrung. Was soll ich machen, wenn mit einem Patienten etwas Schlimmes passiert?» «Jetzt enttäuschen Sie mich aber. Beim Vorstellungsgespräch haben Sie noch ganz anders gesprochen.» «Ich kann es einfach nicht.» «Ist das Ihre endgültige Entscheidung?» Sie nicken. «Gut» sagt er kurz angebunden. Nicht nur, dass Sie gerade sämtliche Kompetenzpunkte bei Ihrer ersten und gleichzeitig letzten Entscheidung verloren haben und damit das Buch schon vorbei ist, bevor Sie den ersten Nachtdienst begonnen haben, nein, auch Ihre Karriere an diesem Haus hat bereits vor dem eigentlichen Start einen gehörigen Dämpfer erhalten. Natürlich versteht jeder Ihre Angst vor der Verantwortung und der eigenen Courage, aber auf der anderen Seite wachsen Sie mit Ihren Aufgaben. Sie sind in der Medizin nie auf irgendeine Situation vorbereitet und auch mit einem halben Jahr zusätzlicher Erfahrung wird Ihnen manche Entscheidung nicht leichter fallen. Fangen Sie nochmals von vorne mit dem Lesen an, falls Sie Ihre Entscheidung überdenken und doch noch Ihren ersten Nachtdienst durchleben wollen.

969   Sie finden in dem Labor von Frau Meierhuber-Heinrichsmeier keine Auffälligkeiten. Sie sollten aber bedenken, dass auch ein normaler Laborwert eine Information enthält. Welche Information ist für Sie besonders wichtig:
- normwertiges Blutbild **(254)**
- normwertige Gerinnung **(1116)**
- normwertige Elektrolyte **(950)**

- normwertige Retentionsparameter **(151)**
- normwertige Leberwerte **(419)**
- normwertiger CRP-Wert **(675)**
- normwertige Schilddrüsenwerte **(322)**

970

«So, Herr Esser», wenden Sie sich an Ihren Patienten und fahren fort: «Es kommt gleich der zuständige Oberarzt ins Haus, dann wird die Untersuchung so gemacht, wie wir es besprochen haben.» Der Patient wirkt besorgt und Sie versuchen, ihn zu beruhigen. Gerade wird erneut Blutdruck gemessen und der Monitor, den Schwester Katharina inzwischen besorgt hat, zeigt einen Wert von 105/60 mmHg an bei einer Herzfrequenz von 114 Schlägen pro Minute. Aktuell ist für Sie nichts mehr zu tun, der Patient stabilisiert sich durch die vorsichtige Volumengabe. Sie bedanken sich bei Schwester Katharina für die Unterstützung und freuen sich endlich auf Ihr Bett. Es ist inzwischen spät geworden. **(1026)**

971

Falls Sie auf die folgenden Punkte bei der Thoraxkompression geachtet haben, können Sie sich 4 Kompetenzpunkte gutschreiben.
- Drucktiefe mindestens 5 cm
- Druckort Mitte des Sternums
- Kompressionsfrequenz mindestens 100/min
- Nach der Kompression auf eine vollständige Entlastung des Brustkorbs achten.
- Kompressionen, wenn nötig, unterbrechen, aber so kurz wie möglich.

Für jede falsche oder nicht gewählte Angabe ziehen Sie sich je 2 Kompetenzpunkte ab. Falls Sie die Effektivität der Kompressionen anhand der Anzahl der gebrochenen Rippen abschätzen wollen, dürfen Sie sich weitere 3 Kompetenzpunkte für ein falsches Grundverständnis einer effektiven Reanimation abziehen. Sie versuchen die Qualität der Thoraxkompressionen von Schwester Sandra nach den oben angegebenen Gesichtspunkten zu optimieren. **(751)**

972

«Nein, gar nichts, ich habe doch geschlafen!» «Sie müssen sich keine Sorgen machen, es ist alles in Ordnung!» Sie verabschieden sich und wünschen noch eine gute Nacht. Weiter bei **1065**.

973

«Hat die Patientin irgendwelche Diabetes-Medikamente? Metformin? Glimepirid? Oder sogar Insulin?» Sie warten kurz, während Schwester Katharina die Kurve durchgeht und dann antwortet: «Hier steht: Metformin 500 mg 1-0-1, sonst nichts.» Na, da haben Sie doch Ihren Diabetes mellitus gefunden. Unter welchem Diabetes-Typ leidet die Patientin?

- Diabetes mellitus Typ 1 **(615)**
- Diabetes mellitus Typ 2 **(420)**
- Es kann bei Frau Schimmel nicht anhand der Medikamente unterschieden werden, unter welchem Diabetes-Typ die Patientin leidet. **(819)**

974 Naja, sicher, so etwas sollte nicht passieren. Aber man kann nicht alle Patienten 24 Stunden nonstop überwachen. Außerdem kann Pfleger Markus nicht verhindern, dass ein Patient aus Unachtsamkeit stolpert. Sicher, der Vorfall wird später noch genauer untersucht werden müssen, aber aktuell macht es keinen Sinn, Pfleger Markus Vorwürfe zu machen. Das merken Sie auch an seiner Reaktion, da er sie ganz entgeistert und entrüstet anschaut. Entschuldigen Sie sich bei Pfleger Markus, während Sie sich 7 Kompetenzpunkte abziehen. Zurück zu den Optionen von **447**.

975 Clopidogrel ist das richtige Medikament zur dualen Thrombozytenaggregationshemmung. Leider haben Sie nicht die in den Leitlinien festgeschriebene «loading dose» verwendet. Deswegen ziehen Sie sich 2 Kompetenzpunte ab und zurück zu den Optionen von **1051**.

976 «Katharina, wir müssen schauen, dass wir ihm helfen. Hol doch bitte schon mal Folgendes an Medikamenten»:

- 3 mg Morphin, zur intravenösen Injektion **(366)**
- 150 mg Amiodaron, zur intravenösen Injektion **(748)**
- 20mg/h Furosemid via Perfusor **(1089)**
- 40 mg Furosemid als Tablette **(30)**
- 25 mg Hydrochlorothiazid als Tablette **(824)**
- 1 mg Suprarenin, auf 10 ml aufgezogen **(1124)**
- Nitro-Spray **(963)**
- 5 mg Metoprolol, zur intravenösen Injektion **(674)**
- 95 mg Metoprolol als Tablette **(1007)**

Treffen Sie zunächst eine Auswahl, dann weiter bei **388**.

977 Eine Alternative. Da Sie jedoch Schwester Katharina mehrere Aufträge gegeben haben, kann es noch ein bisschen dauern, bis sie wieder auf den Gang kommt. Sie entscheiden sich doch, an der Patientafel selbst das Zimmer des Patienten herauszufinden. Ziehen Sie sich 1 Kompetenzpunkt ab und weiter bei **1123**.

«Kann ich nicht was trinken, ich habe so einen Durst?», fragt Herr Esser. **978**
Katharina will ihm gerade ein volles Glas Wasser reichen, da meinen Sie:
«Nein, es tut mir leid, aber Sie müssen nüchtern bleiben.» Zurück zu den
Optionen von **141**.

Gehen Sie zu **265**. **979**

Sie sollten nochmals einen kurzen Blick auf das Labor bei **525** werfen. Da **980**
Sie wichtige Informationen wohl in der Eile übersehen haben, ziehen Sie
sich 5 Kompetenzpunkte ab.

Schwester Katharina fährt fort: **981**
- Zahl 0 bis 3: «Der BZ liegt nun bei 65 mg/dl.» **(933)**
- Zahl 4 bis 6: «Der BZ liegt bei 154 mg/dl.» **(467)**
- Zahl 7 bis 9: «Der BZ liegt bei 270 mg/dl.» **(659)**

«Hast du Blutdruck gemessen?» «Ja, der ist bei 140/70 mmHg.» Damit ist **982**
die Patientin aktuell hämodynamisch stabil. Was interessiert Sie noch?
- Ist die Herzfrequenz regelmäßig oder unregelmäßig? **(515)**
- Nichts mehr, Sie sind schon auf dem Weg zur Station. **(645)**

«Nein, garnichts, ich habe doch geschlafen!» Sie sagen: «Jetzt ist gerade **983**
alles in Ordnung …
- … Dennoch müssen wir Sie jetzt auf Intensivstation legen, bevor es
  nochmal passiert!» **(686)**
- … Wenn es noch mal passiert, dann müssten wir Sie aber auf die Intensivstation legen.» **(1203)**
- Sie sagen etwas anderes. **(172)**

Von den angegebenen Alternativen ist das sicher die beste. Deswegen bege- **984**
ben Sie sich auf den Weg zu dem Patienten. **(231)**

Wenn Sie … **985**
- … bis auf die Anordnung der Pneumoniekost alle genannten Optionen
  in Ihrem Vorgehen berücksichtigt haben, dann schreiben Sie sich 3
  Kompetenzpunkte gut. Weiter bei **1070**.
- … Optionen, unabhängig von der Anordnung der Pneumoniekost,
  nicht berücksichtigt haben, dann ziehen Sie sich jeweils 2 Kompetenzpunkte ab und gehen Sie zurück zu **473**.

986 Sowohl bezüglich der Parameter der klinischen Chemie als auch der Gerinnung zeigen sich Normwerte. Auffallend ist jedoch die bereits vormittags im Labor bestehende Leukozytose. Wenn Sie das primär erkannt haben, schreiben Sie sich 2 Kompetenzpunkte gut. **(918)**

987 «Kannst du bitte den Sauerstoff hochdrehen?» «Na ja, viel Spielraum haben wir nicht», antwortet Schwester Katharina. Da hat sie nicht unrecht. Schließlich fällt die Sauerstoffsättigung weiter, trotz des gesteigerten Sauerstoffangebots. Sie dreht den Sauerstoff auf 12 l/min hoch. Zurück zu den Optionen von **402**.

988 Gehen Sie zurück zu **98** und schauen Sie sich das EKG nochmals genau an. Vergessen Sie nicht, sich noch 2 Kompetenzpunkte abzuziehen.

989 «Sandra, kannst du eventuell noch einen Sauerstoff-Clip an den Finger zum Messen der Sauerstoffsättigung geben?» «Ja, den hab ich hier schon liegen!» Schwester Sandra steckt den Clip an den Finger von Frau Spalter, und Sie schauen beide gespannt auf den Monitor. Langsam baut sich eine Sättigungskurve auf, dann dauert es noch ein wenig und Sie sehen eine große weiße «91» am Monitor leuchten. All dies unter Raumluft. «Sandra, kannst du bitte der Patientin Sauerstoff über die Nasenbrille anhängen!» Zurück zu den Optionen von **875**.

990 Sie kommen auf der Station an und rennen Richtung Zimmer 4. Die Tür steht offen. Sie treten ein und das Erste, was Sie sehen, ist Schwester Sandra, die Ihnen den Rücken zudreht und auf den Brustkorb des Patienten drückt. Sie treten rasch an das Bett heran und erkennen Herrn Blaucher. Das Gesicht ist aschfahl und Speichel steht vor dem Mund. Die Gesichtszüge haben sich komplett verändert. Sie atmen tief durch, um sich selbst zu beruhigen, was Ihnen aber nicht unbedingt gelingen will. Was machen Sie zunächst?
- Den Patienten intubieren. **(1032)**
- Den Patienten defibrillieren. **(286)**
- Schwester Sandra fragen, was passiert ist. **(37)**
- Einen venösen Zugang legen. **(330)**
- Schwester Sandra dazu anhalten, die Thoraxkompressionen fortzuführen. **(345)**
- etwas anderes **(246)**

Treffen Sie eine Auswahl, dann weiter bei **463**.

Sie haben jetzt einen Punkt-Wert von 1 erhoben. Was fangen Sie damit an? **991**
Der CRB-65-Score …

- … hilft bei der Unterscheidung zwischen ambulanter und nosokomial erworbener Pneumonie. **(711)**
- … ist ein Mittel, um den Schweregrad einer ambulant erworbenen Pneumonie zu bestimmen. **(1060)**
- … lenkt die Dauer der antibiotischen Therapie. **(1151)**
- … legt die antibiotische Therapie fest. **(138)**
- … wird nur bei immun-inkompetenten Patienten angewendet. **(226)**

Während Schwester Sandra beginnt, akribisch die EKG-Elektroden an die **992** richtigen Stellen zu setzen, überlegen Sie, was Sie zwischenzeitlich machen könnten. Sie werden nur kurz gestört, als Schwester Sandra kurz aufstöhnt, an das EKG-Gerät geht und eine dort angebrachte Tafel studiert. Dann geht sie wieder zu dem Patienten und ändert die Position von 2 EKG-Elektroden. Deswegen wollte sie also primär kein 12-Kanal-EKG schreiben. Sie schmunzeln insgeheim, überlegen dann aber weiter, wobei Sie Folgendes zur Auswahl haben:

- Sie holen Ihren Taschencomputer heraus und schauen die Differential-diagnose nach. **(1081)**
- Sie nehmen sich die Kurve und die Akte des Patienten vor und studieren sie. **(65)**
- Sie legen einen großlumigen Zugang. **(202)**
- Sie informieren den Kardiologen, um die Möglichkeit der Koronar-angiographie zu eruieren. **(634)**
- Sie melden einen Röntgen-Thorax an. **(1043)**

Treffen Sie eine Auswahl, dann zurück zu den Optionen von **1185**.

Seien Sie sich bereits jetzt sicher: Die stabile Seitenlage wird Ihr Patient **993** nicht tolerieren. Deswegen ersparen Sie ihm und sich selbst den Stress und überlegen lieber bei **816** eine andere Option der Lagerung.

Sie fragen weiter: **994**

- «Wie schaut es denn mit den Impfungen aus? Sind sie zuletzt geimpft worden?» **(914)**
- «Hatten Sie auch Fieber, als Sie den Infarkt hatten?» **(475)**
- «Haben Sie zuletzt Antibiotika eingenommen?» **(314)**
- «Trinken Sie regelmäßig Alkohol?» **(466)**

- «Sind bei Ihnen Allergien bekannt?» **(1177)**
- «Haben Sie öfters eine Morgensteifigkeit in den Gelenken?» **(1003)**

Treffen Sie eine Auswahl, dann weiter bei **327**.

995 Sie haben nun Blutkulturen abgenommen und mit einer antibiotischen Therapie begonnen, sodass Sie nicht vergessen sollten, das Fieber zu senken, insbesondere da die Patientin immer noch über Schüttelfrost klagt. Hierzu können Sie entweder Paracetamol oder Metamizol anordnen. Frau Spalter wird es Ihnen danken. Zurück zu den Optionen von **1070**.

996 «Eine Gastroskopie? Weswegen die denn?», fragt der Kollege. Sie wissen auch keine gute Begründung für diese Untersuchung und entscheiden sich deswegen dagegen. Ziehen Sie sich noch 3 Kompetenzpunkte ab, dann zurück zu **259**.

997 Der Patient gibt doch deutliche Schmerzen an. In diesem Fall werden Sie mit Paracetamol und Acetylsalicylsäure die Schmerzen nicht lindern können. Ferner sollten Sie allgemein bedenken, dass Acetylsalicylsäure eine thrombozytenaggregationshemmende Wirkung hat. Deswegen sollten Sie hiermit bei Patienten mit einem akuten Abdomen und potenziell anstehender Op zurückhaltend sein. Als mögliches Vorgehen wäre eine Kombination aus Metamizol und Butylscopalamin zu erwägen. Falls dies nicht hilft, könnte dann zeitnah ein Opioid gegeben werden. Vornehmlich würde man sich für Piritramid, bei einer Cholestase auch für Pethidin zur Vermeidung eines Sphinkterspasmus, entscheiden. Falls Sie die gleichen Überlegungen haben, schreiben Sie sich bitte 2 Kompetenzpunkte gut. Sie ordnen zunächst eine Schmerztherapie mit Metamizol und Butylscopalamin an. Zurück zu den Optionen von **107**.

998 «Eine Koloskopie? Weswegen die denn?», fragt der Kollege. Sie wissen auch keine gute Begründung für diese Untersuchung und entscheiden sich deswegen dagegen. Ziehen Sie sich noch 3 Kompetenzpunkte ab, dann zurück zu **259**.

999 Sie werfen einen Blick in die Kurve der Patientin (s. **Abb. 17**).

Sie betrachten die Kurve eingehend. Dabei überlegen Sie sich, dass die Kurve …

- … keine für Sie relevanten Informationen preisgibt. **(575)**
- … für Sie relevante Informationen enthält. **(87)**

Besonderheiten · Allergie gegen Makrolid-Antibiotika · Blatt 1

RR	Puls	Temp.	Dienstag	Mittwoch	Donnerstag	Freitag	Samstag	Sonntag	Montag
250	140	40°		nüchtern Koro					
200	120	39°							
150	100	38°							
100	80	37°							
50	60	36°							
0	40	35°							

Gewicht									
ASS 100 mg			0-1-0	0-1-0					
Clopidogrel 75 mg			< 4	1-0-0					
Metoprolol 95 mg			1-0-0	1-0-0					
Ramipril 2,5 mg			1-0-0	1-0-0					
Simvastatin 40 mg			0-0-0-1	0-0-0-1					
L-Thyroxin 50 mcg			1-0-0	1-0-0					
Metformin 500 mg			P	P					
NaCl			< 50 ml/min						
Enoxaparin 0,2 ml s.c.			0-0-1						

Abbildung 17

1000 Irgendwann müssen Sie doch eingeschlafen sein. Denn mit einem lauten «PiepsPiepsPieps!» werden Sie unbarmherzig von Ihrem beständigen Begleiter geweckt. Sie denken sich: «Nein, nicht schon wieder, ich will nicht mehr!» Sie schauen auf die Uhr und sehen, dass es halb sieben Uhr ist. Kurz überlegen Sie, mit «stummer Arzt» eine neue Variante des «Toter-Mann-Spiels» einzuführen. Es dauert noch ein, zwei Minuten, bis Sie sich überwinden und die Nummer von Station 1 wählen. Was wohl Schwester Sandra von Ihnen will? «Hallo, Hr. Doktor?», hören Sie. Diese Stimme kennen Sie nicht. Es klingt nach einer älteren Schwester. Vermutlich war wohl schon Schichtwechsel bei den Schwestern gewesen. «Ja?» «Da müsste dringend eine Braunüle gelegt werden!»

- «Nein, um diese Zeit gibt's keine dringenden Braunülen, mach' ich später!» **(670)**
- «Ja, ich bin gleich da!» **(543)**
- etwas anderes **(1033)**

1001 «War denn das Heparin vor der Blutentnahme pausiert?» Pfleger Markus ist sich nicht mehr sicher. Er geht noch schnell zu dem Patienten, um diesen zu fragen, ob das Heparin vor der Abnahme pausiert wurde. Sie hören jedoch am Telefon zunächst nur ein «Häh?», dann spricht Pfleger Markus sehr laut, ein erneutes «Häh?», nun ein schreiender Markus. Doch die Antwort des Patient ist nur: «Das weiß ich nicht!» Sie denken sich noch: «Sind denn heute alle Patienten schwerhörig?» Zurück zu den Optionen von **344**.

1002 Bei jedem zu reanimierenden Patienten sollten Sie unbedingt zunächst die Atemwege beurteilen. Sie stellen sich hierfür an den Kopf des Patienten. Dann sollten Sie den Kopf überstrecken und den Unterkiefer vorschieben. Außerdem sollte in den Mund geschaut werden, ob ein Fremdkörper die Atemwege verlegt. Dieser sollte dann entfernt werden, entweder mittels Finger oder Magill-Zange. Sie gehen dementsprechend vor, aber die Atemwege sind frei. Zurück zu den Optionen von **511**.

1003 Die Patientin antwortet mit «Nein.» Das ist sicher eine aktuell weniger wichtige Frage. Erst wenn Sie eine akute Infektion ausgeschlossen haben, ist es sinnvoll, nach rheumatischen Erkrankungen als Ursache für das Fieber zu suchen. Zurück zu den Fragen von **994**.

1004 Sie halten sich noch mal kurz die Situation vor Augen: Vor Ihnen liegt eine Patientin auf dem Boden, die gerade synkopiert ist. Das primäre Ziel sollte sein, zu versuchen, einen schnellen Überblick über die Situation zu erlangen. Dafür müssen Sie nahe am Patienten sein und nicht irgendwo Akten wälzen oder Untersuchungen anmelden. Zunächst sollten die Vitalparameter erfasst werden. Zeitnah sollten Sie eine gezielte Anamnese erheben, um Hinweise auf die Ursache des akuten Ereignisses zu gewinnen, gefolgt von der klinischen Untersuchung. Wenn Sie sich für dieses Vorgehen entschieden haben, dann können Sie sich 5 Kompetenzpunkte gutschreiben. Für jede zusätzlich gewählte bzw. fehlende Option ziehen Sie sich bitte jeweils 2 Kompetenzpunkte ab. **(271)**

1005

Meist wird zur Antibiotika-Therapie aufgrund der guten Gallegängigkeit Ceftriaxon gewählt, kombiniert mit Metronidazol zur Abdeckung der Anaerobier. Aber auch eine Kombination aus Ciprofloxacin und Metronidazol wäre denkbar. Ferner könnte auch Piperacillin mit Combactam verwendet werden, da dadurch eine ausreichende Wirksamkeit gegen Anaerobier gewährleistet ist. Schreiben Sie sich 2 Kompetenzpunkte gut, wenn Sie eine der Möglichkeiten gewählt hätten. Bei den anderen Optionen kann jeweils keine lückenlose Abdeckung gegen die relevanten Bakterien garantiert werden. Sie ordnen eine kombinierte antibiotische Therapie bestehend aus Ceftriaxon und Metronidazol an. Zurück zu den Optionen von **141**.

1006

Welche Kontrollen geben Sie für den nächsten Tag ein?
- CRP-Wert **(302)**
- Röntgen-Thorax **(802)**
- Computertomographie des Thorax **(380)**

Treffen Sie eine Auswahl, dann weiter bei **346**.

1007

Weiter bei **674**.

1008

Nein, das sollten Sie nicht machen. Ziehen Sie sich 6 Kompetenzpunkte ab. Weiter bei **315**.

1009

«Nur senken? Willst du kein Antibiotikum geben?»
- «Nein, wir wissen ja nicht ob es wirklich ein bakterieller Infekt ist. Einfach nur senken!» **(340)**
- «Du hast recht, dann gib ihr …» Sie machen eine Pause, während Sie überlegen, welche kalkulierte antibiotische Therapie Sie beginnen könnten. **(66)**
- «Ich komm dann mal vorbei und schau mir die Patientin an. Kannst du schon mal die Vitalparameter erheben?» **(697)**

1010 «Willst du Blutkulturen abnehmen?», fragt Schwester Sandra. Sie nicken. Darauf antworten Sie: «Ich bereite sie dann mal vor.» «Super, vielen Dank! Bringst du bitte …

… 2 Fläschchen, einmal aerob und einmal anaerob, mit.» **(750)**

… 3 Fläschchen, zwei aerobe und ein anaerobes, mit.» **(851)**

… 4 Fläschchen, zwei aerobe und zwei anaerobe, mit.» **(428)**

1011 Sie lassen sich über die Pforte mit dem zuständigen Kollegen verbinden. Nachdem die Verbindung hergestellt wurde, berichten Sie all das über den Patienten, was Sie von ihm wissen: «Herr Baucher, 76 Jahre, auf Zimmer 4, Station 1, hat Brustschmerzen.» «Brustschmerzen? Also eine typische Angina?» Sie zögern, da Sie dies nicht beantworten können. «Angina, das kann ich nicht sagen.» «Weswegen? Wie schaut das EKG aus?» «Na ja, ich habe den Patienten noch nicht gesehen. EKG gibt es auch noch keines». «Was? Das kann doch nicht wahr sein. Und weswegen werde ich dann kontaktiert?» «Um zu fragen, ob eine Koronarangiographie durchgeführt werden sollte», denken Sie sich, aber verbalisieren Ihre Gedanken lieber nicht. Letztendlich haben Sie schon am Tonfall bemerkt, dass der Kollege kurz vor dem Explodieren ist. Dennoch beruhigt er sich, bittet Sie, sich doch bitte den Patienten zuerst anzuschauen und sich dann wieder zu melden. Sie sollten sich aber nur dann melden, wenn wirklich ein akutes Koronarsyndrom vorliegt. Dies wiederholt er noch drei Mal, dann legt er auf. Das war kein optimales Vorgehen von Ihrer Seite. Ziehen Sie sich also 6 Kompetenzpunkte ab, dann machen Sie sich auf den Weg zu dem Patienten. Weiter bei **484**.

1012 Nach 30 Minuten hören Sie das bekannte «PiepsPiepsPieps!». Es ist erneut die Nummer von Station 1 und damit Schwester Sandra. «Herr Doktor, die Beschwerden haben sich nicht gebessert. Ich würde sogar sagen, dass sie eher schlimmer geworden sind.»

- Das Schmerzmittel scheint noch nicht geholfen zu haben. Sie verordnen ein stärkeres und bitten, dass Sie erneut nach 30 Minuten verständigt werden. **(155)**
- Sie entschließen sich jetzt doch, den Patienten anzuschauen, und machen sich auf den Weg. **(873)**

1013 Wenn Sie das machen, dann begehen Sie einen gravierenden Fehler. Dies merken Sie, als Sie gespannt auf das Monitor-EKG blicken und Ihnen dabei einfällt, was in Ihrem schlauen Buch unter «EKG beim akuten Koronarsyndrom» gestanden hat. Das Monitor-EKG ist allein zur Rhythmuskontrolle, aber nicht zur Diagnosestellung eines Myokardinfarktes gut. Weiter bei **1155**. Ziehen Sie sich aber noch 3 Kompetenzpunkte ab.

1014

Die wichtige Frage an die transösophageale Echokardiographie ist insbesondere die Frage nach einem intrakardialen Thrombus und hierbei vor allem nach einem Thrombus im Bereich des linken Vorhofohrs, das nur im Rahmen der transösophagealen Echokardiographie eingesehen werden kann. Wenn das Ihre Fragestellung wäre, dann schreiben Sie sich 1 Kompetenzpunkt gut. Die anderen Fragestellungen sind alle mittels transthorakaler Echokardiographie beantwortbar, zum Teil sogar besser als in der transösophagealen Echokardiographie. Die Frage nach der Größe des Vorhofohrs ist irrelevant, weswegen Sie, wenn Sie diese gewählt haben, 2 Kompetenzpunkte zusätzlich verlieren. Jetzt sollten Sie überlegen, ob die transösophageale Echokardiographie wirklich nachts bei dieser Patientin notwendig ist?

- ja **(1066)**
- nein **(318)**

1015

Die Zeit ist fortgeschritten. Sie können aber immer noch nicht schlafen. Es ist zwar inzwischen in Ihrem Dienstzimmer ein bisschen wärmer geworden, aber nun sind Sie bei einem Horror-Film im Fernsehen hängen geblieben. Sie können sich nicht von dem Film lösen. Eine halbe Kleinstadt hat schon aufgehört zu existieren. Nun wird gerade eine Gruppe Jugendlicher von einem Wahnsinnigen verfolgt. In dem Augenblick, als eine blonde Schönheit von hinten mit einer Axt traktiert wird, ertönt ein lautes, heute noch nicht gehörtes Piepsen in einer schnellen Reihenfolge: der Reanimations-Funk, kurz Rea-Funk. Weiter bei **495**.

1016

Nein, diese Information hilft nicht weiter. Ziehen Sie sich 1 Kompetenzpunkte ab. **(811)**

1017

«Kein Thema, wollte ich sowieso grad machen.» Zurück zu den Optionen von **236**.

1018

Sie gehen im Kopf nochmals den letzten Fall durch. Der Patient hatte thorakale Beschwerden. Durch die Anamnese haben Sie die Symptomatik als eine typische Angina pectoris gewertet. Dann war Ihr nächster Schritt die Anfertigung eines 12-Kanal-EKGs, um zu unterscheiden, ob bei diesem Patienten mit akutem Koronarsyndrom ein ST-Hebungsinfarkt auf der einen Seite oder eine instabile Angina pectoris oder ein Nicht-ST-Hebungs-infarkt auf der anderen Seite vorliegt. Da Sie einen ST-Hebungsinfarkt diagnostiziert haben, wurde von Ihnen im nächsten Schritt der Kardio-loge telefonisch verständigt, um zeitnah die Koronarangiographie zur Reperfusionstherapie zu organisieren. Sie haben dann noch das weitere Management des Patienten übernommen, insbesondere auch bezüglich der medikamentösen Therapie. Hierfür wurde von Ihnen, neben einer Sauer-stoffgabe, eine Antikoagulation mit Heparin, eine Thrombozytenaggrega-tionshemmung mit Clopidogrel, zur dualen Thrombozytenaggregations-hemmung bei bestehender Therapie mit ASS, als auch eine anxiolytische Therapie mit Morphin initiiert. Ferner wurde der Patient mit aller nötigen Sorgfalt ins Herzkatheterlabor transportiert, wo die weitere Behandlung erfolgte. Wie Sie später erfahren, stellte sich in der Koronarangiographie, wie erwartet, die rechte Koronararterie verschlossen dar, bei unauffälligem Ramus circumflexus und Ramus interventricularis anterior. Nach einer längeren Prozedur gelang es, das Gefäß wieder zu eröffnen und mittels PTCA und Implantation eines medikamentenbeschichteten Stents inter-ventionell zu versorgen. **(26)**

1019   Diese Kombination sollte als Therapie der zweiten Wahl angesehen wer-den. Ferner stellt diese Kombination eine Therapieoption dar, wenn man Pseudomonas aeruginosa als verursachenden Erreger in Verdacht hat oder es unter einer initialen kalkulierten antibiotischen Therapie zu keiner Symptomverbesserung kommt. Vielleicht finden Sie für Frau Spalter unter **381** ein besser geeignetes Antibiotikaregime.

1020   Sie biegen um die Ecke und treffen Pfleger Markus auf dem Gang, wie er gerade das EKG-Gerät zum Zimmer der Patientin schiebt. «Ein guter Mann», denken Sie. Was fragen Sie ihn auf dem Weg zu der Patientin?
- «Wie heißt die Patientin?»
- «Weswegen ist sie hier?»
- «Hat sie Begleiterkrankungen, insbesondere kardialer Natur?»
- «Ist sie bisher durch Rhythmusstörungen aufgefallen bzw. ist was be-kannt?»

Treffen Sie eine Entscheidung und weiter geht's bei **249**.

1021   «Warte kurz, auf dem Chemoplan steht BEACOPP. Da ist Folgendes dabei ...» «Katharina, warte mal kurz. Mich interessiert eigentlich vor allem, ob ...»

- «… die Chemotherapie Kortison enthält.» **(168)**
- «… die Patientin heute im Rahmen der Chemotherapie Kortison erhalten hat.» **(212)**
- «… die Chemotherapie ein Alkylans enthält.» **(60)**
- «… die Patientin heute ein Alkylans im Rahmen der Chemotherapie erhalten hat.» **(170)**

1022

Weiter bei **874**.

1023

Schwester Katharina antwortet: «Nein. Der Patient bekommt ja grad mal wieder Chemo wegen seinem Bronchial-Karzinom. Er hat schon die letzten Chemos immer nicht vertragen. Ich habe ihm seine antiemetische Bedarfsmedikation gegeben und jetzt ist alles gut.» Weiter bei **1091**.

1024

«Der Puls ist bei 110 Schlägen pro Minute, der Blutdruck bei 170/80 mmHg und die Sauerstoffsättigung bei 95 % unter Raumluft. Die Temperatur beträgt 38,6 °C und der Blutzucker 97 mg/dl.» Zurück zu den Optionen von **107**.

1025

«Markus, nicht unter die linke, unter die rechte Clavicula mit dem Paddle!» «Oh, ja, natürlich!» Schreiben Sie sich 2 Kompetenzpunkte gut und weiter bei **834**.

1026

Während Sie sich auf den Weg zu Ihrem Dienstzimmer machen, denken Sie nochmals über den zurückliegenden Fall nach. Der Patient hatte als Leitsymptome Fieber, Bauchschmerzen und einen leichten Ikterus. Obwohl die Charcot-Trias nur in zwei Drittel der Fälle wegweisend für die Diagnose einer Cholangitis ist, konnte bei Ihrem Patienten im Verlauf sowohl laborchemisch eine Cholestase als auch sonographisch das Bild einer biliären Cholangitis nachgewiesen und damit Ihre Verdachtsdiagnose bestätigt werden. Dadurch bestand nun die Indikation zur ERC (inzwischen wurden Sie von dem gastroenterologischen Oberarzt belehrt, dass er bei der akuten Cholangitis nur den Gallengang darstellt, weswegen der Begriff der ERCP nicht korrekt ist). Aufgrund der hämodynamischen Verschlechterung wurde die Indikation gestellt, diese notfallmäßig noch nachts durchzuführen. Sie kümmerten sich um eine adäquate Schmerztherapie und, nach der Abnahme von Blutkulturen, um die Initiierung einer antibiotischen Therapie. **(594)**

1027 Welche Informationen konnten Sie der Kurve entnehmen? Blättern Sie nicht zurück.

- Der Patient erhält neu eine Eisensubstitution. **(204)**
- Der Patient hatte gestern Fieber und wird seit gestern mit Antibiotika behandelt. **(932)**
- Der Patient wurde adäquat mit Kalium substituiert **(285)**
- Der Patient hat eine Hyperurikämie. **(730)**
- Der Patient erhält eine therapeutische Antikoagulation mit einem niedermolekularen Heparin. **(642)**
- Der Patient erhält eine sequenzielle Tubulusblockade. **(438)**
- Der Patient erhält eine Herzinsuffizienztherapie. **(552)**
- etwas anderes **(749)**

Treffen Sie eine Auswahl, dann weiter bei **1176**.

1028 Das ist sicher eine Möglichkeit vorzugehen. Aber seien Sie sich sicher, dass Sie dann demnächst wieder von Schwester Sandra angepiepst werden. Geschickter ist, jetzt schon mal eine Schlaftablette anzusetzen, die die Patientin im Verlauf bei Bedarf nehmen kann. Weiter bei **780**.

1029 Bevor Sie die Therapie mit einem unfraktionierten Heparin beginnen, sollten Sie wissen, ob der Patient nicht vielleicht bereits antikoaguliert ist. Zurück zu den Optionen von **93**.

1030 Es ist nicht leicht, zu entscheiden, ob der Patient nun atmet oder nicht, insbesondere auch, wenn man die eigene Aufregung mit berücksichtigt. So hören Sie aktuell zwar jemanden atmen, aber das sind Sie selbst. Sie sollten maximal 10 Sekunden für die Beurteilung der Atmung aufwenden. 60 Sekunden wären viel zu lange. Ziehen Sie sich 4 Kompetenzpunkte ab. **(929)**

1031 Ferner bietet Ihnen Pfleger Markus die Akte der Patientin zur Durchsicht an. Wie gehen Sie vor?

- Sie entscheiden sich zu einem intensiven Aktenstudium. **(1179)**
- Sie werfen einen gezielten Blick in die Akte und versuchen innerhalb kurzer Zeit die für Sie wichtigen Fakten zusammenzutragen. **(782)**
- Sie brauchen die Akte nicht. **(840)**

1032 Oh, Sie wollen den Patienten ad hoc intubieren? Das ist sehr schön und sehr ehrenhaft. Aber mal ehrlich, womit wollen Sie das machen? Mit dem Strohhalm im Becher, der auf dem Nachtkästchen steht? Sie haben keinerlei Ausrüstung für ein derartiges Vorgehen vor Ort. Außerdem ist die Intubation nicht das, was Sie als Erstes machen sollten. Ziehen Sie sich 5 Kompetenzpunkte ab und zurück zu den Optionen von **990**.

«Um was für eine wichtige Braunüle kann es sich denn um diese Uhrzeit **1033** handeln?», fragen Sie. «Herr Schwarz auf Zimmer 2. Er hat eine Pneumonie und bekommt Ceftriaxon, immer um 6.00 Uhr.» «Seit wann denn?» «Oh, heute ist der siebte Tag!» «Glauben Sie wirklich, dass es so viel Unterschied macht, ob er das Antibiotikum jetzt oder erst in ein bis zwei Stunden bekommt? Und: Könnt ihr nicht endlich mal die Zeiten für die Antibiotika-Gabe auf 8.00 Uhr ändern?» «Oh ja, das stimmt. Entschuldigen Sie bitte, Herr Doktor!» «Kein Thema!» Mit diesen Worten legen Sie auf. Auf der einen Seite ärgern Sie sich noch über diese Anfrage, auf der anderen Seite sind Sie froh, hinterfragt zu haben, weswegen Sie hätten tätig werden sollen. Sie knipsen noch einmal schnell das Licht an, um sich 2 Punkte gutzuschreiben. Dann versuchen Sie doch noch zu schlafen.

Bevor Sie zur großen Übergabe um 8.00 Uhr gehen, schauen Sie noch auf der Station vorbei, um die Braunüle zu legen. Weiter bei **54**.

«Wurden Sie zuletzt gegen Influenza geimpft?» «Da bin ich mir nicht **1034** sicher.» «Haben Sie die Impfung gegen Pneumokokken erhalten?» «Das weiß ich nicht!» Leider helfen Ihnen diese Antworten nicht weiter. Dennoch gut, dass Sie daran gedacht haben zu fragen. Menschen über 60 Jahren und mit chronischen Erkrankungen, wie Herzpatienten, wird die Impfung gegen Pneumokokken und Influenza empfohlen, da sie zum einen anfällig und zum anderen durch eine Erkrankung besonders gefährdet sind. Wenn Sie sich hierfür entschieden haben, schreiben Sie sich 3 Kompetenzpunkte gut. Ziehen Sie sich für jede falsch oder nicht gewählte Option je 2 Kompetenzpunkte ab. Zurück zu den Fragen von **994**.

Die Patientin mag einen Diabetes mellitus haben, aber das können Sie nicht **1035** aus der Kurve ablesen. Eine für einen Diabetes mellitus spezifische medikamentöse Therapie ist in der Kurve nicht verzeichnet. Zurück zu den Optionen von **883**.

Sie haben sich in das Arztzimmer gesetzt und brüten noch über der Kurve **1036** von Herrn Hammer, um Ihr Vorgehen zu dokumentieren. Da klopft es an der Tür und Schwester Katharina kommt herein. «Es gab grad einen roten Alarm. Den hast du wohl nicht gehört?» Sie waren so in Gedanken, dass Sie den Alarm wohl tatsächlich überhört haben. Sie fährt fort: «Frau Thoma hat am Monitor gerade ein komisches EKG gehabt.» «Was meinst du denn mit «komischem EKG»?» «Naja, es war total schnell und … na ja, es hat einfach böse ausgeschaut, mal groß, mal klein, dazu ganz schnell und nicht normal eben. Schau selber.» **(654)**

1037 Sie haben vor sich einen Patienten mit ST-Hebungsinfarkt. Zum aktuellen Zeitpunkt sollten Sie nicht die Zeit mit einer Blutentnahme vergeuden. Zurück zu den Optionen von **593**. Davor sollten Sie sich aber noch 2 Kompetenzpunkte abziehen.

1038 «Weiß ich nicht, warte, ich schau mal in die Kurve.» Sie hören, wie Schwester Katharina, das tragbare Telefon in der Hand, läuft, sich eine Tür öffnet, sie etwas in die Hand nimmt, beiseite legt, etwas anderes nimmt, blättert, dann endlich: «Nein, hier steht nichts von bekanntem Diabetes.» Darauf antworten Sie:

- «Gut, dann hat sie keinen Diabetes.» **(90)**
- etwas anderes **(973)**

1039 Sie haben den Patienten noch nicht gesehen. Sie können aktuell weder die Beschwerden des Patienten noch die Ursache seiner Beschwerden abschätzen. Diesbezüglich ist weder eine Antikoagulation noch eine Festlegung auf ein spezielles Schmerzmittel möglich noch die Anordnung für einen der weiteren angegebenen Wirkstoffe. Wenn Sie sich primär dafür entschieden haben, keine Medikamente zu geben, dann ziehen Sie sich nur 2 Kompetenzpunkte dafür ab, dass Sie das Thema «Medikamente» überhaupt in dem Telefongespräch thematisiert haben. Für jedes Medikament, das Sie sich aufziehen lassen wollten, ziehen Sie sich jeweils zusätzliche 2 Kompetenzpunkte ab. Zurück zu den Optionen von **698**.

1040 «Gut, dann machen wir das Bild nicht.» Schreiben Sie sich 2 Kompetenzpunkte gut. Zurück zu den Optionen bei **259**.

1041 Bei Kammerflimmern werden Sie mit 100 J wohl zu niedrig schocken. Denn Sie benötigen eine bestimmte Energiemenge zur Defibrillation einer kritischen Myokardmasse. Deswegen sollte der erste Schock bei einem biphasischen Defibrillator mit mindestens 150 J abgegeben werden. Außerdem sollten Sie in diesem Zusammenhang im Hinterkopf haben, dass eine einmalige effektive Schockabgabe mit mehr Energie für den Patienten besser ist als mehrmalige ineffektive Schockabgaben mit weniger Energie, in deren Rahmen unnötig vitales Myokard gefährdet wird. Weiter bei **688**.

1042

Sie sollten sich auch das Labor anschauen. Vielleicht findet sich hierin eine Ursache für das Vorhofflimmern. Ziehen Sie sich 2 Kompetenzpunkte ab, dann weiter bei **1197**.

1043

Der Patient gibt aktuell thorakale Beschwerden an. Klären Sie diese erst einmal von kardiologischer Seite ab, insbesondere, da der Auskultations-befund unauffällig war. Behalten Sie aber den Röntgen-Thorax im Hinter-kopf. Ihnen sollte aber bewusst sein, dass der Patient, der aktuell noch Beschwerden angibt, für das Röntgenbild des Thorax erstmal in die Rönt-gen-Abteilung gebracht werden muss, mit einem nicht unerheblichen zeit-lichen Aufwand. Zurück zu den Optionen von **992**.

1044

Sie bitten Schwester Katharina, ab sofort eine Ein- und Ausfuhrbilanz des Patienten durchzuführen. «Was ist denn unsere Zielbilanz?», fragt Sie.
- «Negativbilanz, mit –4000 ml»
- «Negativbilanz, mit –1000 bis –2000 ml»
- «eine ausgeglichenen Bilanz, mit –500 bis 0 ml»
- «leichte Plusbilanz, mit 500 bis 1000 ml»
Treffen Sie eine Auswahl, dann weiter bei **704**.

1045

Wenn Sie sich primär für «kolikartige Schmerzen», «entzündliche Schmer-zen» und den «Perforationschmerz» entschieden haben, schreiben Sie sich 3 Kompetenzpunkte gut. Für jeden falsch gewählten Schmerztyp ziehen Sie sich je 1 Kompetenzpunkt ab.

Im Folgenden versuchen Sie noch herauszuarbeiten, ob die Schmerzen mehr diffus und somit schwer lokalisierbar sind und von dem Patienten als brennend oder dumpf empfunden werden oder ob die Schmerzen gut loka-lisierbar sind und einen eher schneidenden Charakter haben und sich bei jeder Form von Bewegung verschlimmern. Wie so oft ist dem Patienten eine genaue Unterscheidung nicht möglich. Für ihn sind die Schmerzen aber relativ schwer zu lokalisieren. Mit den Begriffen «brennend», «dumpf» und «schneidend» kann er nichts anfangen und Sie geben auf.
- Erstere Beschreibung spricht für viszerale Schmerzen, letztere für pa-rietale Schmerzen. **(1166)**
- Erstere Beschreibung spricht für parietale Schmerzen, letztere für visze-rale Schmerzen. **(1170)**

1046 Sie schauen sich erneut das aktuelle Labor an, das inzwischen fertig ist. Auffallend ist lediglich ein weiterer Anstieg der Leukozyten auf 20,2/nl, ein CRP-Wert von 73 mg/l (Norm < 5 mg/l) und ein Procalcitonin-Wert von 1,7 ng/ml (Norm < 0,5 ng/ml). Damit haben Sie nun die laborchemische Bestätigung der bereits klinisch gestellten Diagnose einer bakteriellen Infektion als Ursache für das Fieber. Zurück zu den Optionen von **1070**.

1047 Dieser Röntgen-Thorax ist sicher kein Normalbefund. Gehen Sie zurück zu **257** und schauen Sie sich das Bild nochmals genau an. Vergessen Sie aber nicht, sich noch 2 Punkte für die Fehldiagnose abzuziehen.

1048 Sie pausieren den Heparin-Perfusor für 1 Stunde und lassen ihn dann mit 900 IE pro kg KG weiterlaufen, was einer Reduktion um 300 Einheiten entspricht. Weiter bei **691**.

1049 «Das ist schön. Dann tragen wir Sie ein. Sie machen das schon. Vielen Dank!», und schon ist er weg. «Sie machen das schon», hat er gesagt. Eigentlich haben Sie in dieser Situation keine andere Möglichkeit, als sich der Angst vor der Verantwortung und der eigenen Courage zu stellen, insbesondere, da ja Ihr Chef davon überzeugt ist, dass Sie schon geeignet für diese Aufgabe sind. Denken Sie daran, dass Sie mit Ihren Aufgaben wachsen. Außerdem können Sie es als Chance sehen, sich zu beweisen. Ferner sind Sie in der Medizin nie auf irgendeine Situation vorbereitet und auch mit einem halben Jahr zusätzlicher Erfahrung werden Ihnen manche Entscheidungen nicht leichter fallen. Sie beruhigen sich damit, dass jeder weiß, dass Sie eingesprungen sind, und man sicher versuchen wird, Ihnen nachts zu helfen. Nicht nur wird Ihnen der eine oder andere Kollege seine bzw. ihre Telefonnummer weitergeben, mit dem Hinweis, dass Sie bei dem kleinsten Problem anrufen können (auch wenn man es nicht machen wird), sondern auch die Oberen werden etwas geduldiger als sonst sein. Na ja, Sie können wenigstens darauf hoffen. **(608)**

1050 Sie schauen sich Frau Spalter noch einmal genau an und überlegen, ob sie auf die Intensivstation verlegt werden sollte. Sie entscheiden sich, …
- … zum Telefonhörer zu greifen und ein Intensivbett zu organisieren. **(523)**
- … die Patientin zunächst auf Normalstation ihre Pneumonie ausheilen zu lassen. **(717)**

«Sandra, könnten Sie bitte an Medikamenten holen … **1051**

- … Acetylsalicylsäure 100 mg p. o.» **(177)**
- … Acetylsalicylsäure 100 mg i. v.» **(263)**
- … Clopidogrel 75 mg p. o.» **(975)**
- … Clopidogrel 600 mg p. o.» **(1147)**
- Noch weitere Medikamente. **(247)**
- Keine weiteren Medikamente. **(534)**

Sie schauen kurz auf beide Arme des Patienten und müssen feststellen, dass **1052** er keine Braunüle besitzt. Inzwischen ist von der Nachbarstation Schwester Sandra dazugekommen. Sie bitten Sie, schnell Braunülen und Blutröhrchen zu besorgen. «Welche Blutröhrchen nehmen Sie denn?», fragt Schwester Sandra. Sie überlegen sich, welches Blut Sie abnehmen wollen:

- Blutbild
- D-Dimere
- Troponin, CK
- Kreatinin, Harnstoff
- Gerinnung
- TSH
- CRP
- GOT, GPT
- Blutgruppe
- Bilirubin

Treffen Sie eine Auswahl, dann weiter bei **297**.

Sie entscheiden sich zu folgendem Vorgehen: **1053**

- 1 Traubenzucker geben. **(656)**
- 4 Traubenzucker geben. **(112)**
- Glucagon spritzen. **(624)**
- Glucose spritzen. **(135)**
- Nichts machen. **(55)**

Gerade hat ein bisschen Ruhe geherrscht. Der Kaffee in der Tasse ist noch **1054** zu heiß zum Trinken, da meldet sich der Piepser mit seinem unüberhörbarem «PiepsPiepsPieps!». Danach nochmal. «Das wird jetzt aber doch ein bisschen viel. Gleich zwei auf einmal», denken Sie sich. Wenigstens scheint es nichts Schlimmes zu sein. Denn das erste Telefonat hat sich schnell erledigt. Ein Patient hat gerade erneut aufgefiebert. Da die antibiotische Therapie aber erst am Morgen umgestellt wurde, entscheiden Sie sich zu

einer alleinigen Fiebersenkung. Puh, ging ja schnell, nun zur zweiten Nummer, Station 2. Es ist Pfleger Markus am Telefon, und Ihnen gefällt schon nicht, wie er sich meldet. Es ist eine gewisse Hektik in seiner Stimme: «Doktor, schnell kommen, Herr Bauer ist gestürzt. Zimmer 14.»
Was machen Sie als Nächstes?

- Alles liegen und stehen lassen und sofort Richtung Station 2 loslaufen. Weiter bei **672**.
- Sie bleiben noch kurz am Telefon. Weiter bei **404**.

1055 Dies ist in der aktuellen Situation nicht die notwendige Frage. Denn Ihnen sollte bewusst sein, dass der Notruf abgesetzt wurde: schließlich wurden Sie ja hierüber alarmiert. Unabhängig von der aktuellen Situation ist die Frage aber mehr als berechtigt: Bevor bei einem Patienten, der im Krankenhaus eine unklare Bewusstlosigkeit zeigt, irgendetwas gemacht wird, muss ein Notruf abgesetzt werden. Auch auf die Gefahr hin, dass die Thoraxkompressionen damit verspätet begonnen werden. Die Idee, die dahintersteckt, ist, dass man alleine schlecht reanimieren kann. Zurück zu den Optionen von **828**.

1056 Gerade lassen Sie sich einen Schokoriegel aus dem Automaten schmecken. Dabei schauen Sie auf Ihre Uhr und denken sich: «Langsam sollte die PTT-Kontrolle von dem Patienten Müller fertig sein.» Ihnen wurde übergeben, dass der chronisch niereninsuffiziente und dialysepflichtige Patient bei Lungenembolie antikoaguliert werden muss. Er wird bereits marcumarisiert. Die Ziel-PTT, so haben Sie notiert, sollte standardmäßig zwischen 50 und 70 Sekunden liegen. Sie rufen Pfleger Markus auf Station 2 an. «Das passt sich ganz gut», denken Sie sich, «dann kann ich mich nach Herrn Bauer erkundigen.» «Markus, ich bin es schon wieder. Zuerst wollte ich fragen, wie es denn Herrn Bauer geht. Wurde er schon abgeholt für die Op?» «Es ist alles stabil bei ihm. Schmerzen hat er keine. Bezüglich Op wurde vorhin angerufen, dass er in einer Stunde in der Op-Schleuse sein soll. Willst du mitfahren?» «Nein, er ist doch stabil. Du, was ich noch fragen wollte, ist die PTT von Herrn Müller schon fertig?» «Gut, dass du anrufst. Ich wollte mich sowieso bei Dir melden. Das Labor hat ebenfalls gerade angerufen: Die PTT ist bei größer 120 Sekunden.» «Auf wie viel läuft der Perfusor denn aktuell?» «Auf 1200 Einheiten pro Stunde.» Was machen Sie als Nächstes?

- Nichts. Den Heparin-Perfusor weiterlaufen lassen. **(690)**
- Den Heparin-Perfusor pausieren und nach 1 Stunde mit 1000 U/h weiterlaufen lassen. **(809)**

- Den Heparin-Perfusor um 200 U/h erhöhen und mit 1400 U/h weiter-laufen lassen. **(1127)**
- etwas anderes **(344)**

1057

Einen B-Griff gibt es nicht. Also können Sie damit auch keine effiziente Maskenbeatmung durchführen. Zurück zu den Optionen von **512**.

1058

Sie befragen den Patienten nach dem Schmerzgrad. Auf einer Skala von 1–10, auf der 1 kein Schmerz und 10 der maximal mögliche Schmerz ist, gibt er einen Wert von 9 an. Sie geben dem Patienten zunächst ein intra-venöses Opioid, um den aktuellen Schmerz zu durchbrechen. Dann ord-nen Sie eine regelmäßige Gabe von einem nicht-steroidalen Antirheuma-tikum an. Dazu kann der Patient noch beim Auftreten von Schmerzen ein orales Opioid verlangen. Außerdem bitten Sie Schwester Katharina noch, den Verband zu öffnen. Die Wundverhältnisse sind aber regelrecht. **(635)**

1059

Aktuell ist nicht die Zeit, die Akte des Patienten zu studieren. Unabhängig davon: Sie kennen doch den Patienten und die Akte. Ziehen Sie sich 5 Kom-petenzpunkte ab und zurück zu den Optionen von **246**.

1060

Beim CRB-65-Score handelt es sich um einen klinischen Score, der in diversen Studien als gutes Mittel zur Bestimmung der Schwere einer am-bulant erworbenen Pneumonie evaluiert wurde. **(272)**

1061

Natürlich kann ein Patient bei einer hypertensiven Entgleisung ein thora-kales Druckgefühl verspüren. Dennoch sollten Sie in der aktuellen Situa-tion zielorientiert vorgehen und dementsprechend Ihre Fragen auswählen. Außerdem wollen Sie ja keinen «Nebenkriegsschauplatz» eröffnen. Zurück zu den Optionen von **832**.

1062

Sie sind genervt, da Sie letztlich in Ihren Gedankengängen gestört wurden. Sie wollen erstmal das hier fertig machen, dann melden Sie sich schon. Es piepst noch mal, sie ignorieren es weiter. Erst beim vierten Mal entscheiden Sie sich zurückzurufen. Ziehen Sie sich 4 Kompetenzpunkte ab, zum einen für die Unhöflichkeit des Nicht-Beantwortens, zum anderen dafür, dass Ihnen spätestens beim zweiten Anpiepsen hätte auffallen müssen, dass es nichts Triviales sein kann. Weiter bei **629**.

1063 Natürlich kann die Patientin eine COPD haben. Aber diese Information können Sie sicherlich nicht aus der Kurve ableiten, da die Patientin keine inhalative Therapie einer COPD verordnet bekommen hat. Zurück zu den Optionen von **772**. Ziehen Sie sich einen Kompetenzpunkt ab.

1064 Aufgrund der guten Gewebegängigkeit von Fluorchinolonen können sie, bei entsprechender klinischer Situation, auch oral gegeben werden. Bei Frau Spalter rechtfertigt die klinische Situation auch die orale Gabe. Weiter bei **835**.

1065 Sie schauen sich den Ausdruck (Abb. 13, S. 165) nochmal genau an. Sie sind sich sicher, dass dies keine bösartige Herzrhythmusstörung ist. Schwester Katharina schaut Sie mit großen Augen an und fragt Sie, weswegen es nichts Bösartiges ist. Sie antworten, dass …
- … bösartige Rhythmusstörungen nicht spontan terminieren. **(573)**
- … es sich um Vorhofflimmern handelt und dieses schließlich gutartig sei. **(935)**
- … Sie eindeutig einen regelmäßigen Rhythmus sehen und es sich deswegen nicht um eine bösartige Rhythmusstörung handeln kann. **(603)**
- Sie sagen etwas anderes. **(194)**

1066 Damit haben Sie nicht recht. Ziehen Sie sich für eine aktuell nicht dringend erforderliche Untersuchung 2 Kompetenzpunkte ab. **(318)**

1067 «O.k., bring ich mit!» Mit diesen Worten verlässt Schwester Sandra den Raum, um das Blutentnahmetablett zu holen. **(373)**

1068 Sie messen nochmals den Blutdruck. Der Monitor zeigt einen Wert von 200/115 mmHg an. Sie informieren den Patienten, dass Sie ihm ein Medikament unter die Zunge applizieren werden. Sie bitten ihn, den Mund zu öffnen und geben, aufgrund der deutlich hypertensiven Blutdruckwerte, zwei Hub von dem Nitrospray im Abstand von ca. 30 Sekunden. Nachdem sich nach vier Minuten noch keine deutliche Wirkung im Sinne einer Besserung der Atemnot gezeigt hat und ferner der Blutdruck weiter mit 200/110 mmHg gemessen wird, geben Sie nochmals zwei Hub nach. Hierauf merken Sie eine leichte Entspannung der respiratorischen Situation. Zurück zu den Optionen von **963**.

1069 Genau, das ist die einzig richtige Antwort. Weiter bei **1039**.

Sie wirken beruhigend auf die Patientin ein, die immer noch unter leichtem **1070** Schüttelfrost leidet. Sie teilen ihr mit, dass aufgrund der Pneumonie morgen sicherlich kein Herzkatheter gemacht wird. Zuerst sollte nämlich der Infekt ausgeheilt sein. Sie verabschieden sich von der Patientin. Dabei überlegen Sie aber, ob Sie nicht eventuell etwas vergessen haben. Was wäre jetzt noch zu tun?

- Labor anschauen. **(1046)**
- Temperatur senken. **(995)**
- Kontrollen für den nächsten Tag eingeben. **(1006)**
- Atemtherapie anmelden. **(113)**
- Frühmobilisation anordnen. **(296)**
- Bettruhe anordnen. **(242)**

Treffen Sie eine Auswahl, dann weiter bei **311**.

Falls Sie sich für eine Forrest Ib-Blutung entschieden haben, schreiben Sie **1071** sich 1 Kompetenzpunkt gut. **(514)**

Wenn Sie sich zunächst dazu entschieden haben, Schwester Sandra und **1072** den Patienten zu befragen, dann ein EKG zu schreiben, die Akte und die Kurve zu begutachten und den Patienten gezielt zu untersuchen, schreiben Sie sich 4 Kompetenzpunkte gut. Für jede nicht oder zu viel durchgeführte Maßnahme ziehen Sie sich je 2 Kompetenzpunkte ab. Inzwischen ist das EKG fertig, nachdem Schwester Sandra mehrere Anläufe gebraucht hat, um am EKG-Gerät die richtige Tastenkombination zum Starten des Ausdrucks zu finden. **(238)**

Sie besprechen mit Pfleger Markus die weitere Analgesie. Da der Patient **1073** aktuell beschwerdefrei ist, sollte das primäre Ziel sein, das linke Bein so wenig wie möglich zu bewegen. Ferner ordnen Sie sowohl Metamizol als auch Dipidolor als Kurzinfusion an. Je nach Schmerzstärke sollte das eine oder das andere gegeben werden bzw. Rücksprache mit Ihnen gehalten werden. Zurück zu den Optionen von **449**.

«Ist es mehr ein krampfartiger Schmerz? Wird der Schmerz erst schlim- **1074** mer, dann schwächer, dann wieder schlimmer, also wellenförmig?» «Ja, genau so ist der Schmerz.»
Der beschriebene Schmerztyp ist typisch für …

- … eine Gallenblasen-, Ulcus- oder Divertikelperforation.
- … eine Cholecystitis.
- … ein Aortenaneurysma.

- … einen Mesenterialinfarkt.
- … eine Gallen- oder Nierenkolik.
- … eine Appendizitis oder Divertikulitis.
- … einen mechanischen Ileus.
- … eine Pankreatitis.

Treffen Sie eine Auswahl, dann weiter bei **934**.

1075 Jetzt atmen Sie aber bitte noch einmal tief ein und dann aus. Sie wollten die Situation doch ordnen. Mit diesem Ausspruch schaffen Sie es nicht; er zeigt nur offen Ihre Unsicherheit. Es ist verständlich, dass Sie so denken, behalten Sie es aber für sich. Ziehen Sie sich 3 Kompetenzpunkte ab und zurück zu den Optionen von **828**.

1076 Es würde Ihnen sicher niemand verdenken, wenn Sie «Nein» sagen würden, außer dem chirurgischen Kollegen, der Schwester auf Station und natürlich dem Patienten. Sie werden höflich um Hilfe gebeten. Deswegen sollten Sie sich des Problems annehmen.
- Wenn Sie weiter bei Ihrer Antwort mit «Nein» bleiben wollen, weiter bei **359**.
- Wenn Sie sich nochmals umentscheiden, dann weiter bei **429**.

1077 Das sollten Sie machen. Die Leitlinien für den ST-Hebungsinfarkt fordern eine Sauerstoffgabe bei Dyspnoe oder Zeichen der Herzinsuffizienz. Da der Patient aber nur eine Raumluftsättigung von 91 % zeigt, wäre eine Sauerstoffgabe von 2 bis 4 Liter pro Minute zu empfehlen. Zurück zu den Optionen von **262**.

1078 Nein, dieses Medikament sollten Sie aktuell nicht aufziehen lassen. Zurück zu den Optionen von **1112**.

1079 Ihnen ist bewusst, was in jedem Erste-Hilfe-Kurs eingeimpft wird: Die effektive Thoraxkompression ist neben der Frühdefibrillation die für den Patienten wichtigste therapeutische Maßnahme. Die Thoraxkompressionen sollten deswegen so kurz wie möglich unterbrochen werden. Unterbrechungen sind beispielsweise für die Rhythmuskontrolle, den Defibrillationsvorgang und die Intubation nötig und möglich. Während des Ladevorgangs des Defibrillators sollten aber die Thoraxkompressionen fortgeführt werden. Deswegen haben Sie recht, wenn Sie Schwester Sandra dazu auffordern, die Thoraxkompressionen fortzusetzen. **(703)**

Folgende relevante Informationen können Sie aus der Kurve ableiten: **1080**

1. Der Patient ist unter einer dreifachen antihypertensiven Therapie mit Bisoprolol, Ramipril und Hydrochlorothiazid.
2. Bis auf eine Bedarfsmedikation mit Metamizol, die von dem Patienten des Öfteren seit gestern verlangt wurde, besteht keine Schmerzmedikation.
3. Wie von der Schwester bereits bemerkt, wurden seit dem gestrigen Operationstag hypertensive Blutdruckwerte dokumentiert, zuvor jedoch normotensive Blutdruckwerte.

Schreiben Sie sich für jeden der oben genannten Punkte, die Sie richtig erkannt haben, jeweils 2 Kompetenzpunkte gut. Weiter bei **832**.

Dies ist keine gute Idee. Zum einen sollten Sie die Differentialdiagnose im **1081** Kopf haben, zum anderen schafft der Computer vor dem Patienten nicht unbedingt Vertrauen. Ziehen Sie sich deswegen 2 Kompetenzpunke ab und zurück zu den Optionen von **992**.

Sie sollten nochmals einen kurzen Blick auf das Labor bei **385** werfen. Da **1082** Sie wichtige Informationen wohl in der Eile übersehen haben, ziehen Sie sich 5 Kompetenzpunkte ab.

Sie wollen gerade beginnen, den Patienten zu befragen, aber schon auf die **1083** Frage: «Seit wann geht's denn schon mit dem Atmen so schlecht?», bekommen Sie nur ein wortloses Gestammel als Antwort zu hören. Zu stark ist aktuell der Stress des Patienten. Schwester Katharina springt ein und berichtet, dass bereits seit zwei Tagen das Gewicht stetig zunimmt. Die Furosemiddosis wurde erhöht, aber hierunter hat er nichts mehr abgenommen. Bis heute Nachmittag war alles in Ordnung. Vorhin habe er geklingelt und über Atemnot geklagt. Die Sättigung am Monitor, an den sie den Patienten gleich angeschlossen hat, sei bei 88 % gewesen und sie habe ihm Sauerstoff gegeben, zusätzlich noch 40 mg Furosemid i. v. Das habe aber nichts geholfen, er habe fast nichts darunter ausgeschieden. Außerdem sei die Atemnot eher schlimmer geworden. Zurück zu den Optionen von **1145**.

Diese erneute Wartezeit hätten Sie dem Patienten nicht zumuten sollen. **1084** Insbesondere ist Schwester Katharina inzwischen so eingeschüchtert, dass sie sich nicht mehr bei Ihnen meldet. Erst als der Patient im Verlauf eine septische Kreislaufsituation entwickelt, werden Sie erneut hinzugezogen.

Sie finden letztendlich einen 56-jährigen Patienten vor, der inzwischen Fieber von 39°C entwickelt hat. Der Blutdruck liegt bei schwachem Puls bei 85/40 mmHg und die Herzfrequenz bei 140 Schlägen pro Minute. Der Patient wirkt leicht bewusstseinsgetrübt. Ferner fällt Ihnen ein ikterisches Hautkolorit auf. Hilflos angesichts der kritischen Situation des Patienten organisieren Sie die sofortige Verlegung des Patienten auf die Intensivstation. Sie begleiten den Patienten und versuchen während der Übergabe das Detail, dass Sie sich den Patienten trotz dessen schon länger bestehender Beschwerden gerade erst angesehen haben, zu verschweigen. Der Kollege befragt den Patienten, erhält aber keine adäquate Antwort. Jetzt mischt sich Schwester Katharina mit ein. Sie berichtet mit vorwurfsvoller Stimme, dass Sie bereits seit sehr langer Zeit über den Patienten Bescheid wüssten, ihn aber nicht angeschaut und nur Schmerzmittel und Einläufe angeordnet hätten. Der Kollege fragt Sie, was Sie denn an Diagnostik gemacht hätten. Leider müssen Sie zugeben, dass Sie bislang nichts in dieser Richtung unternommen haben. Zuletzt sei es dem Patienten zu schlecht für eine weiterführende Diagnostik gegangen. «Nicht einmal den Bauch hat er sich angeschaut ...», wiederholt Schwester Katharina den Kernpunkt leise, aber dennoch hörbar. Für Sie wird dieser Fall noch unangenehme Folgen haben. Sie verlieren Ihre gesamten Kompetenzpunkte, und die Nacht ist für Sie aktuell zu Ende. Zum anderen verstirbt der Patient an einer Cholangiosepsis wenige Tage später. Bis heute beschäftigen sich die Gerichte mit Ihrem Nicht-Handeln bei diesem Fall.

1085   Schwester Sandra drückt weiter, während Sie beginnen, Ihren Kittel auszuziehen. Sie wirft Ihnen einen irritierten Blick zu, der Sie nachdenken lässt, ob das gerade wirklich so wichtig ist. Sie sind gerade nur zu zweit in dieser Reanimationssituation und bisher arbeitet nur einer, und das sind nicht Sie. Lassen Sie erstmal Ihren Kittel an und machen Sie etwas Sinnvolles. Zurück zu den Optionen von **542**. Ziehen Sie sich noch 1 Kompetenzpunkt ab.

1086   Sie sehen vor sich den Laborverlauf der Patientin. Auffallend ist, dass die Patientin adäquat marcumarisiert ist, ablesbar aus dem Quick-Wert bzw. der INR. Außerdem beträgt der Ausgangs-Hämoglobin-Wert 14,8 mg/dl, der inzwischen auf aktuell 11,4 mg/dl in der BGA abgefallen ist. Ferner ist der Kreatininwert bei diabetischer Nephropathie erhöht. Sonst ist das Labor weitergehend unauffällig, insbesondere auch normwertige Thrombozytenzahlen. Zurück zu den Optionen von **1178**.

Für Ihr kurzes Zögern ziehen Sie sich 1 Kompetenzpunkt ab. Weiter bei **1087**
782.

Nein, dieses Medikament sollten Sie aktuell nicht aufziehen lassen. Zurück **1088**
zu den Optionen von **1112**.

Da von Schwester Katharina bereits 40 mg Furosemid intravenös gegeben **1089**
wurde und dies fast keine Wirkung gezeigt hat, sollten Sie in der aktuellen
kritischen Situation mit maximaler Schleifendiuretikadosierung arbeiten.
Deswegen starten Sie mit den Perfusor mit 20 mg/h, nachdem Sie noch
einen Bolus von 40 mg gegeben haben. Durch die dadurch gesteigerte Diurese erhoffen Sie sich eine Vorlastsenkung und damit eine Verbesserung
der Herzökonomie. Zurück zu **976**.

Sie lassen sich über die Pforte mit dem ERCP-Hintergrund verbinden. Am **1090**
anderen Ende wird abgenommen und Sie sprechen mit dem gastroenterologischen Oberarzt. Etwas nervös schildern Sie den Fall des Patienten. Die
Nachfragen versuchen Sie so gut wie möglich zu beantworten. Letztendlich
gibt die hämodynamische Verschlechterung des Patienten im Sinne einer
beginnenden Sepsis den Ausschlag für die notfallmäßige ERCP. Sie bedanken sich bei dem Oberarzt, der sich auf den Weg in die Klinik machen wird,
und verabschieden sich.

Während Sie den Hörer auflegen, überlegen Sie sich nochmals die
Sepsiskriterien. Dazu zählen:
- Körpertemperatur > 38 °C oder < 36 °C
- Vorliegen einer Infektion, klinisch oder nach mikrobiologischem Nachweis
- Tachykardie: Herzfrequenz > 90/min
- unklare dialysepflichtige Niereninsuffizienz
- Tachypnoe: Atemfrequenz > 20/min oder Hyperventilation ($PaCO_2$ < 4,3 kPa bzw. 33 mmHg)
- Hypotonie: systolischer Blutdruck < 100 mmHg
- Laborchemische Entzündungskonstellation: CRP > 100 mg/l
- Leukozytose (> 12000 weiße Blutkörperchen/mm^3) oder Leukopenie (< 4000/mm^3) oder > 10 % unreife neutrophile Granulozyten im Differentialblutbild
- Anämie

Treffen Sie eine Auswahl, dann weiter bei **961**.

1091 Sie sind ziemlich ärgerlich. Mal wieder ein Beispiel für «Melden statt Denken!» Andererseits sind Sie zu hungrig, um etwas zu entgegnen. Deshalb knurren Sie nur noch sarkastisch «Danke für die Info» und legen auf. Jetzt müssen Sie erstmal Ihren Ärger hinunterschlucken. **(651)**

1092 Sie nehmen sich Folgendes von dem Tablett: den Stauschlauch, die Blutkulturflaschen, die 20ml-Spritze, die Blutentnahmenadel, die Nadel zum Beimpfen der Blutkulturen und das Paar Handschuhe. Ferner bringt Ihnen Schwester Sandra noch die Sprühflasche zur Hautdesinfektion. Das Set Blutröhrchen und das BGA-Röhrchen verwenden Sie geschickterweise gleichzeitig mit der Abnahme der Blutkultur, um den Patienten nur einmal zu stechen. Für jedes falsch bzw. nicht genommene Objekt ziehen Sie sich bitte je 2 Kompetenzpunkte ab. Weiter bei **591**.

1093 Sehr gut. Weiter bei **126**.

1094 Zu den regelmäßigen Formen der Schmal-QRS-Komplex-Tachykardien gehören die Sinustachykardie, das Vorhofflattern, die fokale atriale Tachykardie, die AV-Knoten-Reentry-Tachykardie und AV-Reentry-Tachykardie. Den Hauptteil der unregelmäßigen Schmal-QRS-Komplex-Tachykardien nimmt die Tachyarrhythmia absoluta bei Vorhofflimmern ein, aber auch fokale atriale Tachykardien und Vorhofflattern mit wechselnder Überleitung imponieren unregelmäßig. Für jede richtige Zuordnung können Sie sich je einen Kompetenzpunkt gutschreiben, für jede falsche jeweils 2 Punkte abziehen. **(1105)**

1095 Sicher ist es die richtige Entscheidung, sich den Patienten anzuschauen. Nur leider haben Sie übersehen, schon einmal vorbereitende Anordnungen zu geben und weitere Informationen einzuholen. Es handelt sich anscheinend nicht um einen Notfall, sodass Sie sofort auf Station laufen müssen. Deswegen sollten Sie sich bereits am Telefon ein Bild von dem Patienten machen. Schwester Katharina nützt von sich aus die Zeit, die Vitalparameter zu erheben und Akte und Kurve des Patienten schon für Sie vorzubereiten. Daran hätten Sie aber selbst denken können. Deswegen verlieren Sie 3 Kompetenzpunkte. **(203)**

1096 Sie rufen nachts den Kollegen der Nephrologie an. Sie melden sich, woraufhin er verschlafen fragt, weswegen Sie ihn aufwecken. Sie erwidern eifrig: «Ich habe einen Patienten zur Dialyse». «Weswegen Dialyse?» «Er ist komplett überwässert, außerdem ist das Kreatinin auf 1,9 mg/dl angestiegen.» «Seit wann scheidet denn der Patient nichts mehr aus?» Sie kommen ins Stocken: «Äh, ich gebe ihm gerade Furosemid, und er scheidet gerade sehr gut aus.» Nun hören sie, wie der Kollege tief einatmet: «Er scheidet gut aus …» Stille, dann: «Welche Dialyseindikation hat er dann?» Sie überlegen fieberhaft die vier Dialysekriterien:

- Hyperkaliämie, metabolische Azidose, Überwässerung, klinische Zeichen der Urämie **(312)**
- Hypokaliämie, metabolische Alkalose, Überwässerung, klinische Zeichen der Urämie **(606)**
- Harnstoff über 100 mg/dl, metabolische Alkalose, Überwässerung, klinische Zeichen der Urämie. **(1118)**
- Kreatinin-Anstieg größer als 0,3 mg/dl, Harnstoff über 100 mg/dl, Überwässerung, klinische Zeichen der Urämie **(433)**

1097

Sie entscheiden sich vor der Erythromycin-Gabe, …
- … den Blutdruck zu messen.
- … den Puls zu zählen.
- … die Sauerstoffsättigung zu beobachten.
- … der Patientin Sauerstoff zu geben.
- … die Patientin nach Allergien zu fragen.
- … die Volumengabe zu reduzieren.
- … mehr Volumen zu geben.

Treffen Sie eine Auswahl, dann weiter bei **253**.

1098

Diese Information wurde Ihnen zwar schon von Pfleger Markus weitergegeben, aber Sie haben recht. Dies können Sie anhand der Diabetes-Therapie der Patientin ablesen. Zurück zu den Optionen von **772**.

1099

Neben der elektrischen Kardioversion wäre eine medikamentöse Kardioversion entweder mit den Klasse-I-Antiarrhythmika Flecainid und Propafenon oder mit dem Klasse-III-Antiarrhythmikum Amiodaron zu erwägen, im Gegensatz zu den anderen angegebenen medikamentösen Medikamentengruppen. Bei Klasse-I-Antiarrhythmika sollte man aber unbedingt die Kontraindikationen «koronare Herzerkrankung» und «Herzinsuffizienz» beachten. Mit Vernakalant, einem Multikanalblocker mit relativ selektiver atrialer Wirkung, steht ein neuer Wirkstoff zur Verfügung, der aber erst seinen Stellenwert in der klinischen Praxis finden muss. Die Ablationsbehandlung ist sicher keine Option für den Nachtdienst.

Aber sie gewinnt in der Behandlung von Patienten mit Vorhofflimmern, insbesondere bei hochsymptomatischen Patienten, immer mehr an Bedeutung. Schreiben Sie sich 4 Kompetenzpunkte gut, falls Sie sich für die Gesamtheit der aufgeführten Punkte entschieden haben. Für jede falsche oder nicht getroffene Wahl ziehen Sie sich 2 Kompetenzpunkte ab. **(680)**

1100 Unter Rhythmuskontrolle versteht man die Kardioversion vom Vorhofflimmern zum Sinusrhythmus und die Erhaltung des Sinusrhythmus. **(394)**

1101 «Ist in Ordnung, hol ich!» Weshalb wollen Sie aber das EKG haben? Schauen Sie sich doch lieber ersteinmal den Bauch an, bevor Sie an einen atypischen Myokardinfarkt denken. Da waren Sie etwas vorschnell. Zurück zu den Optionen von **236**.

1102 Das EKG hat Ihnen also geholfen, zwischen einer Breit- und Schmal-QRS-Komplex-Tachykardie zu unterscheiden. Während Sie sich das EKG bei **1108** nochmals betrachten, stellen Sie sich selbst folgende Frage: Wie unterteilt man denn die Schmal-QRS-Komplextachykardien primär? **(839)**

1103 Sie entscheiden sich nun zu folgendem Vorgehen. Dabei erinnern Sie sich, dass der Heparin-Perfusor bei 1200 Einheiten pro Stunde läuft:
- Den Heparin-Perfusor unverändert weiterlaufen lassen. **(758)**
- Den Heparin-Perfusor pausieren und nach 1 Stunde mit 1000 Einheiten pro Stunde weiterlaufen lassen. **(907)**
- Einen Bolus von 1000 Einheiten geben und dann den Heparin-Perfusor um 200 Einheiten pro Stunde erhöhen und damit mit 1400 Einheiten pro Stunde weiterlaufen lassen. **(58)**
- etwas anderes **(1139)**

1104 Falls Sie die Kunst der Echokardiographie selbst beherrschen, sehen Sie eine global mittelgradig eingeschränkte systolische Funktion ohne höhergradige Vitien. Ferner stellt sich der rechte Ventrikel normwertig dar. Im Farbdoppler sehen Sie eine mittelgradige Trikuspidalklappeninsuffizienz mit einem über der Trikuspidalklappe ableitbarem pulmonalarteriellen Druck von 50 mmHg und einer nicht atemmodulierten Vena cava inferior von 23 mm Durchmesser. Dennoch hätten Sie die Echokardiographie erst nach Stabilisierung des Patienten durchführen sollen. Zurück zu den Optionen von **1145**.

«Was sehen Sie denn?», fragt Frau Meierhuber-Heinrichsmeier, «mir geht's **1105** ja so schlecht!» «Was merken Sie denn?» «Das Herz schlägt so schnell, es klopft so hart in meiner Brust. Und außerdem fühl ich mich schrecklich!» «Hatten Sie so etwas schon zuvor?» «Nicht oft, aber gelegentlich. Es hat noch nie so lange gedauert wie jetzt.»

Sie versuchen die Patientin zu beruhigen und klären Sie über die gutartige Genese des Vorhofflimmerns auf. Darauf entgegnet Sie: «Ich bin Privatpatientin von Herrn Dr. …», der Name Ihres Chefs geht in einem kleinen Hustenanfall unter. Nachdem sich Frau Meierhuber-Heinrichsmeier erholt hat, geht es ohne Punkt und Komma weiter: «Als Privatpatientin frage ich mich doch, ob ich Ihrer Diagnose vertrauen kann. Sie scheinen nicht besonders erfahren zu sein, so jung wie Sie sind! Können Sie nicht jemanden zu Rate ziehen?» Wie reagieren Sie?

- Sie entgegen der Patientin, dass Sie sich derartige Bemerkungen verbitten und gehen dazu über, das Vorhofflimmern zu behandeln. **(1174)**
- Sie entschuldigen sich bei der Patientin leicht ironisch für Ihr Alter und wechseln das Thema zu dem Vorhofflimmern. **(944)**
- Sie klären die Patientin darüber auf, dass Ihr Chef aktuell wohl schon in seinem Bett liegt und über eine Störung sicherlich nicht erfreut sein wird. **(576)**
- Sie sind so verärgert über diese Unhöflichkeit, dass Sie das Zimmer verlassen und das Vorhofflimmern ignorieren. Schließlich kompromittiert es die Patientin nicht allzu sehr. **(571)**

Sie beugen sich zu dem schmerzgeplagten Patienten. Sein Gesicht ist **1106** schmerzverzerrt. Sie fragen ihn nach seinen Schmerzen, worauf Sie nur zur Antwort bekommen: «Es tut so weh!» Sie merken, dass eine ausführliche Anamnese aktuell nicht möglich ist. Orientierend befragen Sie den Patienten und erfahren, dass er, wie von Pfleger Markus bereits erwähnt, aus Ungeschicklichkeit gestürzt ist und nicht wegen einer Synkope. Ferner ist er nicht auf den Kopf gestürzt und war nicht ohnmächtig. Außerdem hat er nur Schmerzen in seinem linken Bein. Welche Punkte sollten Sie noch interessieren?

- Allergien
- letzte Mahlzeit
- Familienanamnese
- Medikamente
- medizinische Vorgeschichte
- Sozialanamnese

- Reiseanamnese
- Medikamententreue

Treffen Sie eine Auswahl, dann weiter bei **16**.

1107 Wenn Sie jetzt schon mal vor der Tür stehen, sollten Sie sich die Patientin ansehen. Außerdem interessiert Sie doch das 12-Kanal-EKG. Weiter bei **1163**.

1108 Schauen Sie sich folgendes EKG an (**Abb. 18**): Was sehen Sie in dem EKG? Versuchen Sie sich zusätzlich an einer vollständigen Befundung des EKGs!
- Sinustachykardie **(539)**
- Breit-QRS-Komplex-Tachykardie **(410)**
- ST-Hebungsinfarkt **(125)**

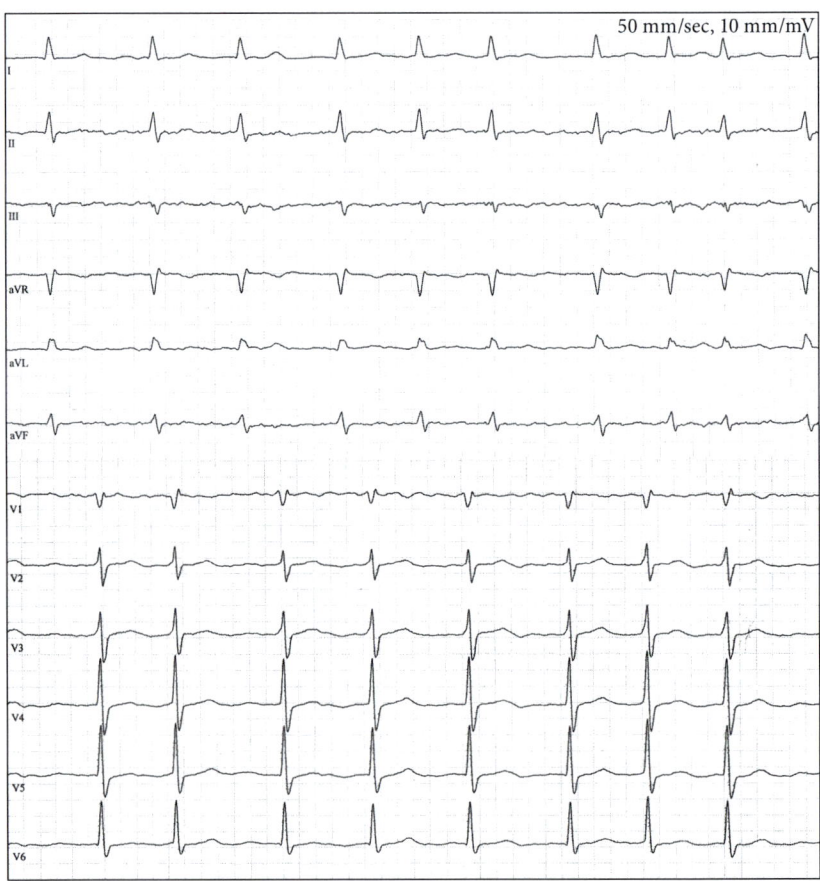

Abbildung 18

- Tachyarrhythmia absoluta (243)
- etwas anderes (274)

Sie sollten im Computer die Laborwerte nachschauen. Aktuell steht jedoch alles noch auf «Folgt». «Wenigstens sind die Werte schon in Bearbeitung», denken Sie. Ferner sollte ein Legionellen-Antigentest aus dem Urin angefordert werden. Schreiben Sie sich für beides je 2 Kompetenzpunkte gut.

1109

Bezüglich Sputum können Sie sich sehr sicher sein, dass Sie aus der Probe etwas anzüchten werden. Die Frage ist nur immer, was es sein wird. Denn schließlich ist der Oropharynx mit sehr vielen verschiedenen Bakterien kolonialisiert, die sich auf den diversen Nährböden auch sehr wohl fühlen. Für ein erfolgreiches Anzüchten spricht purulentes Sputum und noch keine initiierte Antibiotikabehandlung. Diese beiden Punkte wären im Fall von Frau Spalter erfüllt. Jedoch sollte die Sputumprobe innerhalb von zwei bis vier Stunden versandt und verarbeitet werden bzw. dann im Kühlschrank bei 4 bis 6°C zwischengelagert werden. Wenn Sie diese Punkte bedacht haben, dann schreiben Sie sich 2 weitere Kompetenzpunkte gut.

Dagegen werden die anderen aufgeführten diagnostischen Möglichkeiten nicht routinemäßig empfohlen. Ziehen Sie sich jeweils 2 Punkte für die unnötigen Kosten ab, falls Sie sich dafür entschieden haben.

Begeben Sie sich zurück zu den Optionen von 473.

Nein, dieses Medikament sollten Sie aktuell nicht aufziehen lassen. Zurück zu den Optionen von 1112.

1110

Sie entscheiden sich zu folgendem Vorgehen:

1111

- Einen Traubenzucker geben. (424)
- Vier Traubenzucker geben. (40)
- Glucagon spritzen. (67)
- Glucose spritzen. (144)
- Nichts machen. (769)

«Welches Medikament denn?» Mit dieser Frage hat Schwester Sandra nun nicht unrecht. Welches Medikament wollen Sie denn aufgezogen haben?

1112

- Acetylsalicylsäure (765)
- Heparin (1173)
- Metamizol (846)
- Paracetamol (1088)

- Piritramid **(1110)**
- Morphin **(628)**
- Metoprolol **(1078)**
- Metoclopramid **(291)**
- Prednisolon **(442)**
- etwas anderes **(652)**
- überhaupt kein Medikament **(1069)**

Treffen Sie eine Auswahl, wobei Sie sich auch die jeweilige Dosierung überlegen. Weiter bei **1039**.

1113 «Ja, kann ich machen, welche Röhrchen brauchen wir denn? Was soll ich eingeben? Wie macht man das mit dem Eingeben überhaupt?», antwortet Schwester Sandra eifrig.
- Ihnen sind das zu viele Fragen und Sie entscheiden sich doch gegen die Vorbereitung der Blutentnahme aus Zeitgründen. **(673)**
- Sie beginnen bei **865** Schwester Sandra in die Geheimnisse des Laboreingebens einzuweihen.

1114 Sie schauen auf den Monitor. Der Blutdruck wurde gerade erst gemessen: 134/80 mmHg. Ferner beobachten Sie das EKG. Insbesondere interessiert Sie dabei die Herzfrequenz und hier vor allem das Frequenzspektrum. Die grüne Anzeige, die die Frequenz angibt, zeigt ständig andere Werte an. Sie sehen: 99 – 112 – 105 – 124 – 131 – 106 – 119 – 122 – 108 – 129 – 110. Wie beurteilen Sie dies?
- bei Vorhofflimmern noch normofrequent **(230)**
- Tachyarrhythmia absoluta **(563)**

1115 Während die Op-Schwester ihm das Telefon an das Ohr hält, sagt er: «Dann deutet ja wirklich alles auf eine Cholangitis hin.» Sie stimmen dem Chirurgen zu: «Ich denke, für mich gibt's aktuell nichts zu operieren. Die weitere Therapie liegt dann in den Händen von euch Internisten. Melde dich aber, wenn sich noch was ändert!» Sie bedanken sich vielmals für seine Hilfe. **(141)**

1116 Diese Information ist nicht die gesuchte. Zurück zu den Optionen von **969**.

1117 In der aktuellen Situation können Sie zwar ein EKG schreiben, müssen es aber nicht. Was sehen Sie in dem EKG (**Abb. 19**)? Versuchen Sie zusätzlich eine Befundung des EKGs!

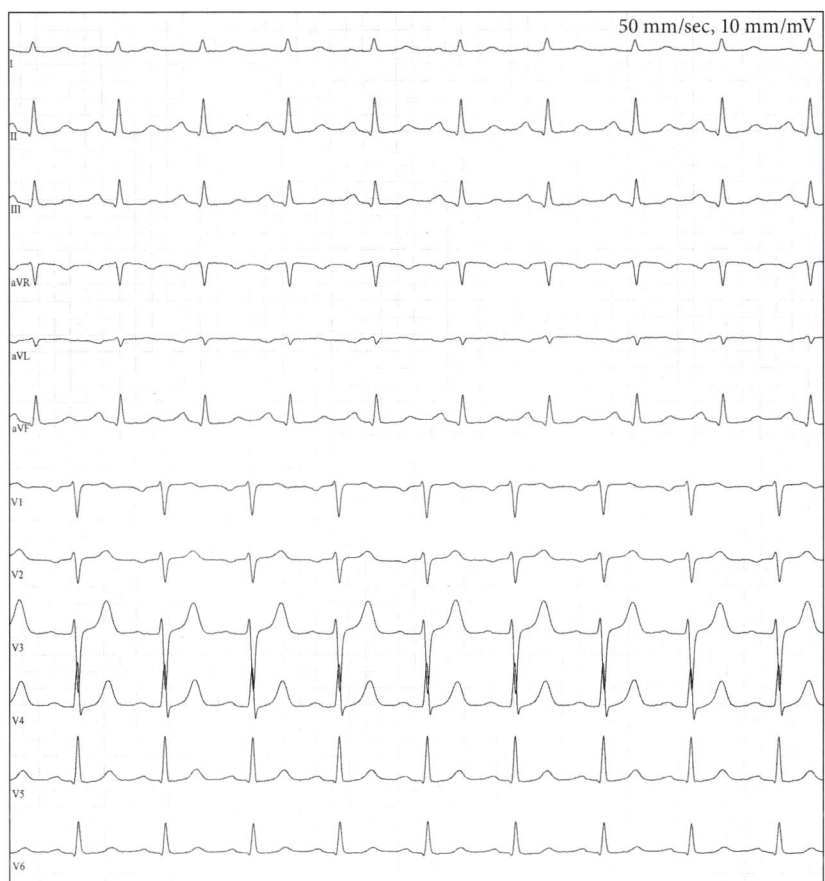

Abbildung 19

- Sinustachykardie (1171)
- Breit-QRS-Komplex-Tachykardie (265)
- ST-Hebungsinfarkt (979)
- Vorhofflattern (176)
- etwas anderes (798)

Gehen Sie zu 606.

1118

Das ist sicher keine schlechte Idee, dennoch sollte dies nun nicht Ihre erste Tätigkeit sein. Überlegen Sie erneut bei den Optionen von 492. Ziehen Sie sich aber noch 2 Kompetenzpunkte ab.

1119

1120   «O.k.!» Als Schwester Sandra kurz darauf wieder da ist, hat Sie Ihnen von jedem Röhrchen, das sie finden konnte, eines mitgebracht, bis auf ein BGA-Röhrchen. Sie merken, dass Sie hier eine klare Ansage hätten geben sollen. Sie ziehen sich 1 Kompetenzpunkt ab und zurück zu den Optionen von **956**.

1121   Diese Information ist richtig. Zurück zu den Optionen von **87**.

1122   An sich zeigt sich ein relativ unspektakuläres Labor angesichts der doch dramatischen Situation des Patienten. Es findet sich keine relevante labor-chemische Entzündungskonstellation, die eine Umstellung der antibioti-schen Therapie rechtfertigen würde. Ferner bestehen auch keine klinischen Hinweise auf eine floride Entzündung. Zurück zu den Optionen von **592**.

1123   Sie gehen in den Stationsstützpunkt. An der Tafel finden Sie heraus, dass Herr Esser in Zimmer 16 liegt. Sie machen sich auf den Weg zu dem Zimmer. **(107)**

1124   Suprarenin als Vasopressor ist zum aktuellen Zeitpunkt nicht ein Mittel der Wahl. Der Patient ist im Rahmen der kardialen Dekompensation hy-pertensiv entgleist. Durch Suprarenin würden Sie nur die Nachlast noch weiter steigern. Dadurch würde das Herz zusätzlich belastet statt entlastet werden. Zurück zu **976**.

1125   Wie gerade erwähnt wurde, sollte, wenn ein schockbarer Rhythmus be-steht, eine Defibrillation durchgeführt werden. Diese sollte nicht durch einen unnötigen Wechsel in der Personeneinteilung verzögert werden. Außerdem schauen Sie Schwester Sandra kurz an und merken, dass die Thoraxkompressionen noch effektiv sind und sie aktuell nicht abgelöst werden muss. Ziehen Sie sich für dieses unnötige Manöver 2 Kompetenz-punkte ab und zurück zu den Optionen von **941**.

1126   Sie haben noch keine Analgesie durchgeführt und wollen den Patienten bewegen? Bereits bei der kleinsten Berührung des Beines hat der Patient stärkste Schmerzen. Überdenken Sie bitte dieses Vorgehen nochmals und gehen Sie zunächst zu **256**, um den Patienten analgetisch zu behandeln und Volumen zu geben. Ziehen Sie sich noch 5 Kompetenzpunkte ab.

1127   Das sollten Sie sich noch einmal genau überlegen. Dieser Ansicht scheint auch Pfleger Markus zu sein, der zögerlich nachfragt, ob Sie wirklich bei einer PTT von über 120 s den Heparin-Perfusor noch weiter erhöhen wollen. Der Patient sei doch bereits überheparinisiert. Nun verstehen Sie selbst Ihre vorherige Anordnung nicht mehr, mit der Sie Ihren Patienten potenziell gefährdet hätten. Ziehen Sie sich deswegen 10 Kompetenzpunkte ab. Bevor Sie nun aber den Heparin-Perfusor verändern, sollten Sie noch etwas anderes machen. (344)

1128 Sie geben Schwester Katharina ein Zeichen, mit Ihnen vor die Tür zu gehen. «Das hat keinen Sinn mehr. Der Patient wünscht keine Intensivverlegung. Dann lege ich ihn auch nicht auf die Intensivstation. Aber wir können nun nichts mehr für ihn machen. Stellen wir also die Therapie ein.» Sie drehen sich um und wollen gehen, da spüren Sie eine Hand auf Ihrer Schulter. «Willst du ihm nicht wenigstens die Atemnot nehmen?» Sie ziehen sich 10 Kompetenzpunkte ab und gehen zurück zu 96.

1129 Sie bitten Schwester Katharina, die Akte des Patienten zu bringen, um Vorinformationen einzuholen. Wenig später halten Sie die Unterlagen in Händen. Sie hören weiterhin die brodelnde Atmung des Patienten und entscheiden sich, nur schnell die relevanten Diagnosen zu überfliegen und einen orientierenden Blick zu wagen. An relevanten Informationen über den 57-jährigen Patienten finden Sie, dass das Kolonkarzinom multipel in die Leber metastasiert hat. Ferner existiert eine solitäre zerebrale Metastase. Der Patient ist von onkologischer Seite austherapiert und wurde aktuell wegen einer deutlichen Verschlechterung des Allgemeinzustandes am Wochenende stationär aufgenommen. Aufgrund eines Harnwegsinfektes wird er antibiotisch behandelt. Bezüglich der Krankenvorgeschichte ist eine dilatative Kardiomyopathie bekannt mit global mittelgradig reduzierter Ejektionsfraktion in der letzten Echokardiographie, die vor gut neun Monaten durchgeführt worden ist. Es bestehen keine relevanten Vitien. Eine koronare Herzerkrankung wurde vor einem Jahr koronarangiographisch ausgeschlossen. Vor fünf Jahren war ein AICD implantiert worden. Zurück zu den Optionen von 1145.

1130 Welche Fragestellungen würden Sie an die transthorakale Echokardiographie richten?
- Ejektionsfraktion
- regionale Wandbewegungsstörungen
- relevante Vitien
- Vorhofgröße

- Bestimmung der Größe des Vorhofohres
- Thrombus im linken Vorhofohr

Treffen Sie eine Auswahl, dann weiter bei **50**.

1131 Falls Sie sich für Kammerflimmern, Kammerflattern und die pulslose ventrikuläre Tachykardie entschieden haben, dann können Sie sich 3 Kompetenzpunkte gutschreiben. Für jede falsche Entscheidung ziehen Sie sich je 2 Kompetenzpunkt ab. Bei einer Asystolie und einer elektromechanischen Entkoppelung ist eine Defibrillation nicht indiziert. Bei diesen Rhythmen muss man sich im Rahmen der Reanimation auf die Thoraxkompression und die Gabe von Medikamenten beschränken und hoffen, dass sich im Verlauf ein schockbarer Rhythmus oder ein Spontankreislauf einstellt. **(445)**

1132 Nach dem Algorithmus des «Advanced Life Support» sollten Sie sich für die Phase der kardiopulmonalen Reanimation weniger Zeit nehmen. Überlegen Sie nochmals genau und zurück zu den Optionen von **771**.

1133 «Nein, ich muss die Patientin dafür stechen». Gehen Sie zu **557**.

1134 Wenn Sie einen Patienten mit Tachykardie betreuen, sollte Sie insbesondere die Unterscheidung zwischen Breit- und Schmal-QRS-Komplex-Tachykardie interessieren. Wenn Sie eine Schmal-QRS-Komplex-Tachykardie haben, können Sie erst einmal aufatmen, denn Sie haben Zeit. Bei einer Breit-QRS-Komplex-Tachykardie sollten Sie kräftig durchatmen und auf alles gefasst sein. Bis auf drei Ausnahmen ist eine Breit-QRS-Komplex-Tachykardie immer ventrikulären Ursprungs und damit ein kardiologischer Notfall. Sie sollten dann schon mal den Reanimationswagen an das Bett stellen lassen, da jederzeit eine hämodynamische Verschlechterung eintreten kann. Sie überlegen fieberhaft, in welchen drei Fällen eine Breit-QRS-Komplex-Tachykardie supraventrikulären Ursprungs sein kann:
- vorbestehender Schenkelblock **(598)**
- Torsade-de-pointes-Tachykardie **(584)**
- Long-QT-Syndrom **(847)**
- funktioneller Schenkelblock **(803)**
- orthodrome Tachykardie beim WPW-Syndrom **(339)**
- antidrome Tachykardie beim WPW-Syndrom **(156)**
- Brugada-Syndrom **(876)**

Treffen Sie eine Auswahl, dann weiter bei **371**.

«Da müssen wir gleich den Chirurgen drauf schauen lassen!», informieren **1135**
Sie den Patienten.

- Wenn Sie zuvor eine adäquate Patientenversorgung geleistet haben, gibt Ihnen Pfleger Markus unaufgefordert das tragbare Telefon, das er bei sich trägt. Weiter bei **106**.
- Falls nicht, ziehen Sie sich 3 Kompetenzpunkte ab, während Sie sich erstmal um Ihren Patienten kümmern und zurück zu **447** blättern.

Sie haben das Problem schnell gelöst. Wobei: Schnell ist nicht immer die **1136**
beste Lösung. Das erfahren Sie spätestens im Verlauf der nächsten Tage, als Sie von einem Kollegen ziemlich unangenehm auf diesen Patienten ange-sprochen werden. Sie können sich zunächst nur vage erinnern. Dennoch erfahren Sie, dass der Patient eine schon seit längerem bekannte hoch-gradige Aortenklappenstenose hat und der Kollege es nicht verstehen kann, weswegen Sie dem Patienten unbedingt zwei Hub vom Nitro-Spray verordnen mussten. Erst jetzt wird Ihnen bewusst, dass Sie unbedarft eine therapeutische Empfehlung ausgesprochen haben ohne sich näher mit dem Patienten, den diese Therapie betrifft, zu beschäftigen. Ziehen Sie sich 15 Kompetenzpunkte ab und überlegen Sie beim nächsten Mal genau mög-liche Kontraindikationen der von Ihnen verordneten Medikation. Dafür müssen Sie sich aber mit dem Patienten beschäftigt haben und die Kontra-indikationen des Wirkstoffs kennen. **(241)**

Sie haben recht. Es besteht eine antibiotische Therapie. Auf Ihre Nachfrage **1137**
gibt Schwester Katharina an, dass der Patient an einem Harnwegsinfekt leidet und deswegen die antibiotische Therapie begonnen wurde. Diese In-formation ist «richtig». Zurück zu den Optionen von **813**.

«Waren Sie zuletzt im Urlaub weiter weg?» «Wie meinen Sie das?» «Waren **1138**
Sie im Ausland im Urlaub, in Afrika, in den Tropen oder was Vergleich-barem?» «Wir sind jedes Jahr an der Ostsee, seit nun gut 20 Jahren! Wir hatten als besonders treue Urlauber dort schon einen Besuch vom Bürger-meister …» Zurück zu **585**.

Sie entscheiden sich, die Einstellung des Heparin-Perfusors anhand von **1139**
folgendem Kriterium zu verändern:
- Körpergewicht
- Körpergröße
- Kreatinin-Wert

- Geschlecht
- Haarfarbe
- Alter

Treffen Sie eine Entscheidung, dann weiter bei **862**.

1140 Gehen Sie zurück zu **98** und schauen Sie sich das EKG nochmals genau an. Vergessen Sie nicht, sich noch 2 Kompetenzpunkte abzuziehen.

1141 Diese Kombination ist nicht zu empfehlen. Ziehen Sie sich 3 Kompetenzpunkte ab, und wählen Sie unter **381** ein anderes Antibiotikaregime.

1142 Sie lassen sich abermals mit dem Kollegen über die Pforte verbinden. Bevor er etwas sagen kann, sprudelt es bereits aus Ihnen heraus: «Er hebt, er hebt eindeutig über der Hinterwand.» Mehrmals fragt der Kollege nach, ob Sie sich wegen der Hebungen sicher seien. Nachdem Sie es immer wieder aufs Neue bestätigen, entschließt er sich letztendlich unverzüglich in die Klinik zu kommen, um eine Koronarangiographie durchzuführen. Sie sollten inzwischen den Patienten nach Standard versorgen. Weiter bei **262**.

1143 Ziehen Sie sich 2 Kompetenzpunkte ab und weiter bei **647**.

1144 Pfleger Markus schaut verwundert und fragt zögernd: «Ähm, willst du nicht noch hierbleiben? Schau dir doch die Patientin erstmal an.» Ihnen wird bewusst, dass Sie vielleicht gerade nicht die optimale Entscheidung getroffen haben. Zurück zu den Optionen von **650**. Ziehen Sie sich noch 2 Kompetenzpunkte ab.

1145 Als Sie auf der Station ankommen, sehen Sie die Tür von Zimmer 4 offen stehen und erkennen Schwester Katharinas Stimme, wie sie gerade mit dem Patienten spricht. Bereits beim Betreten hören Sie ein deutliches Brodeln des Patienten. Vor sich sehen Sie einen auffällig vorgealterten Mann, der gerade mit sichtlicher Anstrengung nach Luft ringt. Kalter Schweiß steht auf seiner Stirn. Über eine Nasenbrille bekommt er 6 l O_2 pro Minute. Am Monitor zeigt sich eine Sättigung von 80 %. Die Herzfrequenz beträgt 110 Schläge pro Minute. Was machen Sie? Wählen Sie die notwendigen Schritte in einer sinnvollen Reihenfolge aus.
- Den Patienten anamnestizieren. **(1083)**
- Den Patienten auskultieren und auf die Füße des Patienten schauen. **(516)**

- Ein arterielles Blutgas abnehmen. **(854)**
- Ein Röntgenbild des Thorax in zwei Ebenen anfordern. **(31)**
- Eine Computertomographie des Thorax anmelden. **(122)**
- Einen Herzultraschall anmelden. **(886)**
- Die Vitalparameter des Patienten begutachten. **(479)**
- Die Akte des Patienten durchlesen. **(1129)**
- Einen Blick in die Kurve des Patienten werfen. **(627)**
- Labor abnehmen. **(102)**
- Die Sauerstoffgabe erhöhen. **(747)**

Treffen Sie eine Auswahl, dann geht's weiter bei **931**.

Gehen Sie zu **1196**. **1146**

1147

Der Patient schaut Sie zwar komisch an, als Schwester Sandra ihm die acht Tabletten Clopidogrel á 75 mg gibt. Doch Sie wollen ihn beruhigen, indem Sie ihm erklären, dass er jetzt so viele Tabletten braucht, um schnell einen Wirkspiegel im Blut zu erreichen. Die Ausführungen werden nur mit einem «Häh??» und fragenden Blicken beantwortet. Sie bereuen, die Schwerhörigkeit vergessen zu haben, und sagen, er solle die Tabletten nehmen, sie seien gut für ihn. Schließlich schaffen Sie durch die Ladedosis von 600 mg eine schnellere Aufsättigung mit einem Wirkeintritt nach nur 2 Stunden. Bei der sonst üblichen Ladedosis von 300 mg ist mit einem Wirkeintritt erst nach 6 Stunden zu rechnen. Deswegen sollte allen Patienten, bei denen dringlich eine Koronarangiographie durchgeführt wird, 600 mg Clopidogrel vorab gegeben werden. **(544)**

1148

«Soll ich beides als Infusion aufziehen?», fragt Schwester Sandra.
- «Nein, ich ordne nur das Amoxicillin und Clavulansäure als Infusion an. Clarithromycin schreib ich per os auf.» **(625)**
- «Nein, wir geben beides oral.» **(739)**
- «Ja, ich ordne beides als Infusion an.» **(320)**

1149

Vorneweg: Jede Reanimationssituation lässt die Beteiligten menschlich näher zusammenkommen. Deswegen ist auch verständlich, dass Sie «Ihr» Team mitnehmen wollen. Aber Schwester Sandra und Pfleger Markus müssen zum einen für die Patienten auf den Stationen zurückbleiben, zum anderen hat die Reanimation doch eine gewisse Unordnung auf Station hinterlassen. Deswegen sollten die beiden zurückgelassen werden. Auch die persönlichen Gegenstände des Patienten können im Verlauf zusammengesucht werden. Aktuell braucht er sie nicht, genauso wenig wie sein Gebiss. Die Suche nach einem ZVK-Anlage-Set und nach Blutröhrchen zur Blutentnahme sollte Ihre Abfahrt nicht verzögern. Ziehen Sie sich jeweils 1 Kompetenzpunkt ab, wenn Sie sich für eine von diesen Optionen entschieden haben. Nichtsdestotrotz sollten Sie den Defibrillator, den Monitor, die Notfalltasche und Notfallmedikamente mitnehmen, außerdem die Akte und Kurve des Patienten. (492)

1150 Zu dritt reanimieren sie weiter und passen sich langsam dem Algorithmus an. Die Situation wird ruhiger, weniger chaotisch. «… 26, 27, 28, 29, 30» sagt Pfleger Markus. Sie geben erneut zwei Beatmungen ab, während Sie sich freuen, dass der Guedel-Tubus Ihnen das Beatmen weiter erleichtert. «Wir haben gleich 2 Minuten», sagt Schwester Sandra. Sie bereiten sich auf die nächste Rhythmuskontrolle vor. «… 26, 27, 28, 29, 30,» sagt Pfleger Markus, während er jeweils nochmal kräftig drückt. Ihm scheint die Reanimation körperlich nichts auszumachen. Sie schauen nun auf den Monitor. (812)

1151 Der CRB-65-Score lenkt nicht die Dauer der antibiotischen Therapie, da er nur einmalig bei Diagnosestellung bestimmt wird. Überlegen Sie noch mal, für welchen klinischen Sachverhalt der CRB-65-Score evaluiert wurde. (991)

1152 Schwester Sandra wendet sich zum Reanimationswagen und greift Beatmungsmaske und den Beatmungsbeutel, die auf dem Wagen liegen. Sie reicht Ihnen beides, um sich dann auf die Suche nach dem Guedel-Tubus zu begeben. (512)

1153 Die Patientin erhält zwar eine Antikoagulation, diese aber nicht in therapeutischer, sondern in prophylaktischer Dosierung. Zurück zu den Optionen von **883**.

1154 Die PTT ist nicht im Zielbereich und mit 44 s unterdosiert. Deswegen geben Sie einen Bolus und erhöhen dann die Laufgeschwindigkeit. Ihnen sollte aber bewusst sein, dass Sie eine bessere Heparin-Einstellung erreichen, wenn Sie diese nach einem festen Protokoll durchführen. Weiter bei **1139**.

1155 Schwester Sandra schaut Sie fragend an. Sie versuchen Ihr kurz und knapp die Funktion eines 12-Kanal-EKGs zu erklären, wobei Ihnen dabei zugutekommt, dass Sie in Ihrem schlauen Buch gerade erst unter «EKG beim akuten Koronarsyndrom» zu lesen begonnen hatten. Der Vorteil des 12-Kanal-EKGs ist, dass jeder der 12 Ableitungen einen bestimmten Bereich des Herzens abgreift. «Das stimmt, das habe ich gerade erst fürs Examen gelernt», sagt Schwester Sandra stolz und fährt fort: «Da gibt's doch bestimmte Ableitungsgruppen, die anatomische Bereiche des Herzens ableiten, wie Hinter-, Vorder- und Seitenwand.» Sie nicken zustimmend, werden aber durch ein Stöhnen von Herrn Blaucher wieder auf das wirklich Wichtige gelenkt. **(992)**

1156

Eigentlich sollten Sie überhaupt nicht auf den Gedanken kommen, ein Barbiturat anzuordnen, da deren Verwendung als Schlafmittel heutzutage als obsolet angesehen werden kann. Vorteilhaft ist natürlich, dass diese Substanzen «schlaferzwingend» sind, da sie dosisabhängig auch narkotisch wirken. Dies ist jedoch auch einer ihrer Nachteile. Nicht umsonst wurden Barbiturate oft aus suizidaler Absicht angewandt. Ferner entwickelt sich unter ihnen rasch eine Toleranz und Abhängigkeit. Schön, dass Sie an die Barbiturate denken, was von einer fundierten pharmakologischen Ausbildung zeugt. Ziehen Sie sich aber dennoch 4 Kompetenzpunkte ab aus oben genannten Gründen. Zurück zu den Optionen von **34**.

1157

Sie überlegen noch kurz, dass es bei der nosokomialen Pneumonie ab einem gewissen Zeitpunkt zu einer Veränderung des Keimspektrums kommt und damit eine Anpassung der antibiotischen Therapie, im Vergleich zur ambulant erworbenen Pneumonie, notwendig ist. Ab dem wievielten Tag kommt es zu einer Änderung des Keimspektrums und welche Erreger sind nun verantwortlich für die Pneumonie?
- ab dem 3. Tag; verursacht v. a. durch gramnegative Erreger **(100)**
- ab dem 3. Tag; verursacht v. a. durch grampositive Erreger **(440)**
- ab dem 5. Tag; verursacht v. a. durch gramnegative Erreger **(647)**
- ab dem 5. Tag; verursacht v. a. durch grampositive Erreger **(833)**
- ab dem 7. Tag; verursacht v. a. durch gramnegative Erreger **(1143)**
- ab dem 7. Tag; verursacht v. a. durch grampositive Erreger **(745)**

1158

Sie kommen im Herzkatheterlabor an. Der erste Blick des Kardiologen fällt auf das 12-Kanal-EKG, und er nickt zustimmend bezüglich Ihrer Diagnose des ST-Hebungsinfarktes. Während des Umlagerns hören Sie ein Bimmeln des Monitors, wobei eine Frequenz von 43 Schlägen pro Minute angezeigt wird. Sie werfen einen Blick auf den Bildschirm und sehen folgendes EKG (**Abb. 20**). Wie interpretieren Sie es?

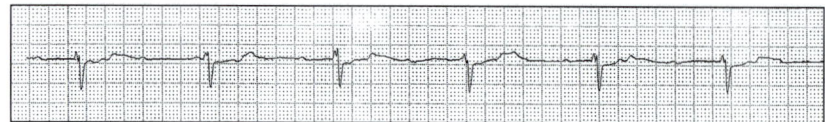

Abbildung 20

- AV-Block 2. Grades Typ Wenckebach **(92)**
- AV-Block 2. Grades Typ Mobitz **(781)**
- AV-Block 3. Grades **(788)**
- Artefakt. Weiter bei **(638)**

1159 Kaum liegt die Patientin, da sagen Sie schon: «Schnell, bringt Sie in die Herzbettlagerung!» «Was sollen wir machen? Die Patientin ist doch im hypovolämischen Schock», wirft Pfleger Markus ein. Daran haben Sie natürlich gedacht, nur wird Ihnen jetzt erst klar, dass die Herzbettlagerung in diesem Fall äußerst kontraproduktiv gewesen wäre. Die Herzbettlage wird bei Patienten mit akuter Herzinsuffizienz verwendet. Sie besteht aus einer Oberkörperhochlagerung und einer Tieflagerung der Beine. Ziel ist insbesondere eine Vorlastsenkung des Herzens. Das war also aktuell die falsche Option, weswegen Sie neu bei den Optionen von **1178** überlegen sollten.

1160 «Nein, das stimmt nicht», entgegnet Pfleger Markus entrüstet und erstaunt, weil Sie anscheinend dieses Basic nicht beherrschen. Sie werden ganz rot, als Ihnen Ihr Fehler bewusst wird. Sie überlegen erneut bei **512**, nach welchem Schema sich Thoraxkompressionen und Beatmungen im Rahmen der kardiopulmonalen Reanimation abwechseln sollten. Ziehen Sie sich aber zuvor noch 3 Kompetenzpunkte ab.

1161 Falls Sie Schwester Sandra um ihre Einschätzung gebeten haben und bereits die Beschaffung der Unterlagen des Patienten, die Monitorüberwachung und das Herbeibringen des EKG-Gerätes initiiert haben, schreiben Sie sich pro richtiger Anordnung 2 Kompetenzpunkte gut. **(484)**

1162 Die PTT ist nicht im Zielbereich und mit 44 s unterdosiert. Deswegen sollten Sie die Heparindosierung verändern. Eine Pausierung der Heparingabe mit nachfolgender Verringerung der Heparin-Dosis ist in der aktuellen Situation aber kontraproduktiv. Zurück zu den Optionen von **774**, wobei Sie sich noch 4 Kompetenzpunkte abziehen.

1163 Sie überlegen sich, dass es keinen Sinn hat, das Aufeinandertreffen noch aufzuschieben. Außerdem sollten Sie keine Vorurteile haben. Sicher handelt es sich bei Frau Meierhuber-Heinrichsmeier um eine nicht mehr ganz junge, nette Dame, vielleicht sogar der «Oma-Typ». Sie hören Pfleger Markus, der inzwischen das Zimmer betreten hat, sagen: «So, Frau Meierhuber-Heinrichsmeier, der Herr Doktor ist gleich gekommen!» «Oh, das ist aber schön», flötet eine süßliche Stimme. «So krank kann sie nicht sein», denken Sie. Beim Betreten des Zimmers sehen Sie, wie sich die Patientin gerade von Markus, der sich mit dem EKG-Gerät neben ihr positioniert hat, wegdreht und in Ihre Richtung schaut. Diesen Wechsel im Gesichtsausdruck werden Sie wohl länger nicht vergessen: von freudiger Erwartung über überraschtes Erstaunen zu einer offenen, zur Schau getragenen Enttäuschung. Sie übergehen dies und wenden sich an die Patientin: «Guten Abend, ich bin der für Sie zuständige Dienstarzt und habe gehört, dass Sie ein Herzrasen bemerken.» «Ja, das stimmt. Sie sind aber jung für einen Arzt.» So viel zu der Hoffnung, den «Oma-Typ» vorzufinden. Das ist sicher nicht der Fall. «Vielen Dank», denken Sie sich. Sie übergehen die Bemerkung und richten sich an die Patientin: «Wir schreiben jetzt erst einmal ein EKG.» **(1108)**

1164 Bevor Sie die kardialen Marker abnehmen, sollten Sie vielleicht doch noch mal die Anamnese intensivieren. Sie verlieren 2 Kompetenzpunkte, denn Sie sollten nie ohne Grund einfach Labor abnehmen. Nicht jeder Brustschmerz ist kardial bedingt. Und: Was machen Sie, wenn die Enzyme plötzlich positiv sind, die Symptomatik aber nicht einer Angina pectoris entspricht? Sie können schnell in ein diagnostisches Dilemma geraten. Beginnen Sie Ihr Vorgehen also primär mit der Anamnese des Patienten unter **378**.

1165 «Wir machen gleich ein Röntgenbild», sagen Sie.
- Falls Sie den Patienten inzwischen versorgt haben und er dementsprechend in seinem Bett liegt und Sie zuvor mit dem Chirurgen gesprochen haben, weiter bei **448**.
- Falls das Röntgenbild eines Ihrer ersten Impulse war und der Patient noch schmerzgeplagt vor Ihnen liegt, weiter bei **954**.

1166 Sie haben recht. Schreiben Sie sich 1 Kompetenzpunkt gut. Zurück zu den Optionen von **451**.

1167 «Was machst du denn?», fragt Sie der Kollege von der Intensivstation erstaunt. «Er hat doch einen Rhythmus und Druck», antworten Sie. «Aber er atmet nur bedingt spontan!» Erst jetzt fällt Ihnen auf, dass der Patient fast keine eigenen Atemanstrengungen unternimmt. Sie nehmen den Beatmungsbeutel wieder zur Hand und beatmen den Patienten unterstützend. Ziehen Sie sich 2 Kompetenzpunkte ab. **(490)**

1168 «Wenn Sie schon mal da sind. Eigentlich habe ich Einzelzimmerstatus und jetzt wurde mir gestern diese Frau ins Zimmer gelegt», dabei nickt Frau Meierhuber-Heinrichsmeier auf eine ältere Dame, die im Nachbarbett leise vor sich hin schnarcht, ohne sich durch Ihre und Markus Anwesenheit stören zu lassen. Gleichzeitig setzt Frau Meierhuber-Heinrichsmeier kurz eine Leidensmine auf, um zu zeigen wie schlecht es ihr geht. «Außerdem ist das Essen hier in keinster Weise das, was ich gewohnt bin. Für heute morgen habe ich eine Vollkornsemmel bestellt und am Ende lag eine Mohnsemmel auf meinem Tablett.» Sie denken sich: «Wenn das nur ihre einzigen Probleme wären.» Gleichzeitig lächeln Sie aber und entschuldigen sich mit einer Spur von Ironie für diese fast unzumutbaren Zustände und bitten die Patientin bezüglich dieser «Probleme» doch Ihren Chef bei der morgigen Visite anzusprechen. Sie wollten sich nun um das Akutproblem kümmern. Überraschenderweise lässt Sie sich damit zufrieden stellen. **(28)**

1169 Sie sollten sich maximal 10 Sekunden Zeit nehmen, um nach einem tastbaren Puls zu suchen. Wenn Sie in dieser Zeit keinen Puls finden, sollten Sie im Zweifel mit den Reanimationsmaßnahmen beginnen bzw. fortfahren. Bedenken Sie, dass die effektive Thoraxkompression mit das wichtigste Therapieprinzip darstellt, das so kurz wie möglich unterbrochen werden sollte. Aktuell: Sie tasten keinen Puls. Zurück zu den Optionen von **511**.

1170 Sie haben unrecht. Zurück zu den Optionen von **451**.

1171 Sinustachykardie mit einer Herzfrequenz von 113 Schlägen pro Minute. Steiltyp. Zögerliche R-Progression von V1 bis V3. R/S-Umschlag V3/V4. Keine relevanten Erregungsrückbildungsstörungen, insbesondere keine ST-Strecken-Hebungen. Zurück zu den Optionen von **816**.

1172 Die entscheidende Frage wäre nach den Schmerzen des Patienten gewesen. Wenn Sie diese Frage nicht gestellt haben, zurück zu **951** und ziehen Sie sich dann noch 3 Kompetenzpunkte ab. Sonst geht es weiter bei **103**.

Nein, dieses Medikament sollten Sie aktuell nicht aufziehen lassen. Zurück **1173** zu den Optionen von **1112**.

Egal, wie Sie mit dieser Situation umgehen, der goldene Mittelweg aus den **1174** angegebenen Möglichkeiten wird wohl der Richtige sein. Werden Sie dabei nur nie unhöflich und haben Sie immer im Hinterkopf: Auch bei ungerechtfertigten Beleidigungen sollten Sie den Patienten stets versuchen zu behandeln. Dennoch muss man sich nicht alles gefallen lassen. Dies kann – und sollte – man auch in einem höflichen Tonfall dem Patienten gegenüber kundtun. **(614)**

Mit Aspirin werden Sie die Schmerzen des Patienten sicher nicht in Griff **1175** bekommen. Ferner sorgen Sie mit dieser Medikation noch für eine ziemliche Thrombozytenaggregationshemmung, und der Chirurg wird Sie während einer möglichen Operation nicht nur einmal verfluchen. Auch Pfleger Markus scheint von Ihrer Wahl nicht überzeugt zu sein, da er keinerlei Anstalten macht, das Aspirin zu holen. Dagegen schaut er Sie nur fragend an. Ziehen Sie sich 2 Kompetenzpunkte ab und überlegen Sie erneut bei **461**.

Der Patient wird aufgrund der kardialen Dekompensation mittels intrave- **1176** nöser Furosemid-Gaben rekompensiert. Bisher hat er 1,7 kg Körpergewicht an Flüssigkeit verloren. Eine Hypokaliämie wurde anscheinend substituiert. Ferner wurde heute eine Eisensubstitutionstherapie begonnen. Aufgrund der Thrombose ist der Patient therapeutisch mit einem niedermolekularen Heparin antikoaguliert. Bisher hatte der Patient kein Fieber. Die Medikation entspricht einer Herzinsuffizienztherapie bei nicht-ischämischer Kardiomyopathie. Wenn Sie diese Punkte erkannt haben, dann schreiben Sie sich 4 Kompetenzpunkte gut. Für jede von Ihnen nicht erkannte richtige Information und für jede weitere, fälschlicherweise als richtig angenommene Vermutung ziehen Sie sich bitte jeweils 2 Kompetenzpunkte ab. Zurück zu den Optionen von **107**.

«Nein.» «Also hatten Sie nie Allergien gegen Medikamente, z. B. Antibio- **1177** tika?» «Doch, gegen ein Antibiotikum.» «Welches?» «Das weiß ich nicht.» «Was ist denn damals passiert?» «Ich habe einen Ausschlag am ganzen Körper bekommen. Und dann ist mir noch der ganze Hals zugeschwollen.» «Hatten Sie Atemnot?» «Ja. Dann hat man mir was gespritzt, und es ging besser.» Zurück zu den Fragen von **994**.

1178 Schnell wird der Patientin ins Bett geholfen. Deren Drängen, sie doch auf die Toilette zu lassen, wird nicht stattgegeben, da Sie aktuell den Verdacht auf eine akute, hämodynamisch wirksame obere gastrointestinale Blutung haben. Die hämodynamischen Parameter bleiben weiter auf niedrigem Niveau stabil. Was machen Sie nun? Überlegen Sie sich eine sinnvolle Reihenfolge.

- Blutkulturen abnehmen. **(1199)**
- Eine zweite Braunüle legen und Blut abnehmen. **(956)**
- Volumen substituieren. **(885)**
- Herzbettlage **(1159)**
- Schocklage **(368)**
- Einen Blick in die Kurve und Akte werfen. **(776)**
- Eine Abdomensonographie durchführen. **(207)**
- Ein EKG schreiben. **(441)**
- Ein Röntgen in Linksseitenlage anmelden. **(161)**
- Eine Computertomographie des Abdomens anmelden. **(35)**
- etwas anderes **(51)**

Treffen Sie eine Auswahl, dann weiter bei **912**.

1179 Sie setzen sich hin und fangen an, die Akte von vorne beginnend durchzusehen. Neben Ihnen stehen Pfleger Markus und Schwester Sandra untätig da. Pfleger Markus tippt nervös mit seinem Finger gegen die Wand. Sie lassen sich aber nicht aus der Ruhe bringen. «Der Blutdruck ist weiter bei 90/50 mmHg», unterbricht Sie Pfleger Markus. Erst jetzt bemerken Sie, dass Sie mit Ihrem intensiven Aktenstudium wertvolle Zeit verloren haben. Ziehen Sie sich 3 Kompetenzpunkte ab und dann weiter zu **782**, um das Aktenstudium zielorientiert fortzuführen.

1180 Sie entscheiden sich für folgende Arbeitsdiagnose:
- kardiale Dekompensation **(476)**
- Atelektase rechts **(536)**
- Unterlappenpneumonie rechts **(553)**
- Anämie **(513)**
- Lungenembolie rechts **(367)**
- eine andere Diagnose **(333)**

1181 Schwester Sandra will gerade den Raum verlassen, dreht sich aber noch mal um und fragt: «Willst du die Blutkulturen aus der Braunüle abziehen? Oder willst du stechen?»

- «Ich ziehe das Blut aus der Braunüle ab.» **(408)**
- «Ich steche die Patientin.» **(1133)**

1182

Schwester Sandra meint, dass sie noch nicht so viel Erfahrung mit dem Einschätzen von Patienten habe. «Gut, dass ich so viel mehr Erfahrung habe», denken Sie sich. Sie bitten Schwester Sandra daraufhin, kurz zu beschreiben, wie stabil der Patient ist. Dabei fragen Sie: «Ist er so schlecht, dass ich auf die Station rennen muss, oder kann ich langsam kommen?» Schwester Sandra antwortet, dass der Patient zwar Stress habe, jedoch fühle sich der Puls normal an. Sie schätzt den Patienten aktuell als stabil ein. Zurück zu den Optionen von **698**.

1183

Falls Sie Hinweise auf ein akutes Lungenödem haben, das durch einen kardiogenen Schock bedingt ist, wäre dies eine sinnvolle Behandlungsalternative. Aber in der klinischen Untersuchung finden sich aktuell keine Hinweise auf pulmonale Rasselgeräusche. Deswegen sollten Sie in dieser Situation kein vorlastsenkendes Medikament geben. Zurück zu den Optionen von **347**.

1184

Hierbei haben Sie nicht die optimale Entscheidung getroffen. Sie sollten bei Herrn Blaucher bleiben. Ziehen Sie sich 5 Kompetenzpunkte ab. Weiter bei **712**.

1185

Sie haben den Eindruck, dass der Patient aktuell eindeutig Stress hat und entscheiden sich zunächst, …
- … den Patienten zu befragen. **(84)**
- … Schwester Sandra zu befragen. **(3)**
- … ein EKG zu schreiben. **(149)**
- … den Bettnachbarn zu befragen. **(401)**
- … eine komplette internistische Untersuchung durchzuführen. **(56)**
- … den Patienten symptomorientiert zu untersuchen. **(219)**
- … das Echokardiographiegerät zu holen. **(417)**

Treffen Sie eine Auswahl, dann geht es weiter bei **1072**.

1186

Sie sollten die Langzeitantikoagulation bei einem Patienten mit Vorhofflimmern anhand des CHA_2DS_2-VASc-Scores planen. Inwiefern die neueren Antikoagulanzien, führend Dabigatran und Rivaroxaban, in die Therapie des Vorhofflimmerns Einzug finden bzw. sich im klinischen Alltag bewähren werden, bleibt abzuwarten. Zurück zu den Optionen von **28**.

1187 Sie entscheiden sich zur Blutentnahme. «Markus, holst du mir schnell das Blutabnahmetablett?» «Was, Sie wollen Blut abnehmen?», klinkt sich Frau Meierhuber-Heinrichsmeier in das Gespräch mit ein. Irgendwie hatten Sie ihre Stimme schon vermisst. «Wollen Sie die Blutentnahme nicht erst mit jemandem absprechen? Und: könnte das Blut nicht jemand abnehmen, der schon etwas mehr Erfahrung hat?» Wieder mit viel Geduld reden Sie auf die Patientin ein und überzeugen sie letztendlich, dass die Blutentnahme sinnvoll ist und Sie sich in der Lage fühlen, erfolgreich Blut abzunehmen. **(938)**

1188 Bevor Sie zur großen Übergabe um 8.00 Uhr gehen, schauen Sie noch auf der Station vorbei, um die Braunüle zu legen. Dabei sehen Sie sich zuvor die Kurve an und merken, dass es sich bei «dringend» um eine Ceftriaxon-Gabe bei einem Patienten handelt, der bereits seit sieben Tagen dieses Antibiotikum bekommt. So viel zu dringend … Sie ärgern sich über die Schwester, die Sie deswegen vorhin doch wirklich angepiepst hat. Dennoch ziehen Sie sich, wie schon vermutet, 5 Kompetenzpunkte für Unprofessionalität ab. Weiter bei **54**.

1189 Sie fragen bewusst nach der Nierenfunktion, um das Ausmaß einer eventuell vorhandenen diabetischen Nephropathie zu erfassen. Bedenken Sie aber, dass eine Mikro- oder Makroalbuminurie ein deutlich besserer Surrogatparameter für die renale Schädigung ist als das Kreatinin.

Vergessen Sie aber nicht: die Patientin zeigt aktuell einen erhöhten Blutzuckerwert, den es zu senken gilt. Sie sollten sich darauf beschränken und nicht auf die Schnelle eine diabetologische Gesamtberatung durchführen. Zurück zu **825**.

1190 Sie fragen Pfleger Markus, wie denn der Patient zuletzt bezüglich der PTT eingestellt war. Pfleger Markus schaut im Computersystem nach und antwortet: «Die PTT ist jetzt schon seit fünf Tagen immer stabil zwischen 60 und 70 s.» Sie fragen Pfleger Markus noch, ob zuletzt die Heparindosis verändert wurde, was jedoch von ihm verneint wird. Zurück zu den Optionen von **344**.

1191 «Vielen Dank für eure Hilfe!», sagen Sie zu den beiden. Diese schauen Sie an und lächeln. «Hat doch alles gut geklappt, oder?», fragt Schwester Sandra. «Ich finde schon. Das Wichtigste ist ja, dass er lebt. Gut reagiert, Sandra», loben Sie sie ehrlich. Das Lächeln weitet sich zu einem breiten

Grinsen auf Ihrem Gesicht: «Auch wenn ich es erstmal nicht geschafft habe zu schocken.» «Na ja, zuletzt ging es dann wie bei einem Profi. Und mich hat Markus stellenweise nicht verstanden. Ich muss deutlicher reden.» «Naja, so war's ja auch nicht», mischt sich nun Pfleger Markus ein und fährt fort: «Nur einmal wusste ich echt nicht, was du meinst. Aber wisst ihr, was mich ärgert?» Sie schütteln beide den Kopf. Verschmitzt sagt er: «Na ja, ich hab nun schon zum zweiten Mal mit dem Rea-Wagen die Steckdose aus der Wand gerissen.» Nun lachen sie alle drei laut los. Auch wenn es um ein Menschenleben ging, verspüren Sie gerade eine besondere Art von Hochgefühl und Zufriedenheit. Irgendwie haben Sie das Gefühl, dass Sie gerade nicht nur in der Klinik, sondern auch in der Medizin angekommen sind. «Wie geht's ihm denn?», will Schwester Sandra wissen, nachdem Sie sich beruhigt haben. «Ist gerade auf dem Weg ins Herzkatheterlabor. Und er ist stabil!», antworten Sie. «Das war's aber für heute!», kommentiert Pfleger Markus die Situation, mit nochmaligem Blick auf den verwüsteten Reanimationswagen. Ferner fügt er noch hinzu: «Ich hoffe nur, dass Herr Bauer nicht gleich aus dem Op zurückkommt. Ich habe bisher noch nichts gehört.» Sie bleiben noch eine kurze Weile zusammen stehen. Zuletzt sind Sie nun auch mit Schwester Sandra per du. Schließlich verabschieden Sie sich. Die Nacht ist nun schon weit fortgeschritten, aber vielleicht schaffen Sie es dennoch, wenige Stunden Schlaf zu ergattern. **(955)**

1192 Sie sind sich nicht ganz sicher, was Sie gesehen haben und behalten es deswegen noch für sich. Was machen Sie nun als Nächstes?
- Die Patientin klinisch anschauen. **(822)**
- Sie sagen, dass es sich um ein Artefakt handelt, und gehen. **(1065)**

1193 Betablocker sind bei Patienten mit Asthma bronchiale kontraindiziert, da sie eine Bronchokonstriktion und damit eine Verschlechterung der respiratorischen Situation bewirken können. Die Aussage ist richtig! Wenn Sie dies gewusst haben, dürfen Sie sich 2 Kompetenzpunkte gutschreiben. Zurück zu den Aussagen bei **786**.

1194 Nein, das Gegenteil ist sogar der Fall. Der Patient hat ein Sollgewicht von 90,5 kg und war bereits vorgestern gut 2 kg darüber gelegen. Am heutigen Tag hat der Patient sogar 4,7 kg über seinem Sollgewicht auf die Waage gebracht. Bei einer dokumentierten stetigen Gewichtszunahme kann man nicht von einem stabilen Gewichtsverlauf sprechen. Diese Information ist «falsch». Zurück zu den Optionen von **813**.

1195   Die Aussage ist richtig! Wenn Sie dies gewusst haben, dürfen Sie sich 2 Kompetenzpunkte gutschreiben. Zurück zu den Aussagen bei **680**.

1196   Gehen Sie zurück zu **238** und schauen Sie sich das EKG nochmals genau an. Vergessen Sie nicht, sich noch 2 Kompetenzpunkte abzuziehen.

1197   Sie schauen gerade noch mal auf das Röntgenbild, da hören Sie das «Pieps-PiepsPieps» Ihres Begleiters. Sie schauen auf das Display und sehen eine chirurgische Nummer. Was das wohl sein wird? Sie bitten Schwester Sandra um ihr Telefon und wählen neugierig die angezeigte Nummer. «Ja, hallo?», melden Sie sich. Es ist der chirurgische Kollege: «Hallo. Bei mir ist es im Moment ruhig, wie schaut´s denn bei dir mit Essen aus? Wollen wir was bestellen?» Ach so, die abendliche gemeinsame Essensbestellung, davon haben Sie schon gehört. Erst jetzt wird Ihnen bewusst, dass Sie im gestrigen Trubel nicht einmal zum Essen gekommen sind. Sie antworten: «Bei mir ist es zwar nicht ruhig, aber ich bin dabei!» «Was willst du denn haben? Ich muss noch die Pflege fragen, aber ich würde gerne beim Italiener bestellen. Hättest du Lust auf Pizza? Pasta?» «Das ist super, ich hab einen riesigen Hunger. Pizza ist perfekt.» Sie geben Ihre Lieblingspizza an, dann weiter bei **473**.

1198   Diese Information können Sie richtigerweise aus der Kurve ablesen. Zurück zu den Optionen von **179**.

1199   Sie überlegen laut, dass Sie nun unbedingt Blutkulturen abnehmen sollten. Pfleger Markus schaut Sie verwundert an und fragt vorsichtig: «Aber die Patientin hat kein Fieber. Sollten wir nicht eventuell etwas anderes zuerst machen?» Ihnen wird bewusst, dass die Abnahme von Blutkulturen nicht die beste Lösung ist. Sie überlegen neu bei den Optionen von **1178**.

1200   Sie gehen auf Verdacht zu Zimmer 4. Ziehen Sie sich 1 Kompetenzpunkt für das Vergessen der Zimmernummer ab. **(437)**

1201   Der Patient gibt ein erneutes «Häh?» von sich. Weiter bei **579**. Ziehen Sie sich noch 2 Kompetenzpunkte ab.

1202   Wenn der Patient aktuell keine Beschwerden hat, dann liegt das wohl an Ihrer guten Schmerztherapie. Dennoch hat er eine akute Cholangitis bei einem Gallengangsstein. Dabei ist es unbedingt erforderlich, dass der Galleabfluss wiederhergestellt wird. Die Therapie der Wahl ist somit eine zeitnahe Entfernung des Gallengangssteins im Rahmen einer ERCP. Aufgrund der hämodynamischen Verschlechterung des Patienten sollte die ERCP noch in dieser Nacht durchgeführt werden. Ferner ist bei dem Patienten noch die eine oder andere Option von **141** indiziert. Ziehen Sie sich 3 Kompetenzpunkte ab.

Weiter bei **686**. **1203**

Weiter bei **382**. **1204**

1205
Der Patient hat aktuell deutliche Schmerzen. Sie bitten ihn, den Grad seiner Schmerzen auf der Schmerzskala anzugeben. Es dauert ein bisschen, bis er versteht, was Sie mit «Schmerzskala von 1 bis 10» meinen. Dann stöhnt Herr Esser ein «7» hervor. Sie entscheiden sich für:
- Metamizol 1,25 g intravenös
- Butylscopalamin 20 mg intravenös
- Opioid intravenös
- Paracetamol 500 mg p. o.
- Acetylsalicylsäure 500 mg intravenös
Weiter bei **997**.

1206
Normalerweise senkt eine Einheit Normalinsulin den BZ-Spiegel um 30 mg/dl. Zwei Ausnahmen gibt es zu beachten: Bei höheren BZ-Spiegeln, also > 300 mg/dl, werden höhere Insulinmengen benötigt, da der Blutzucker pro Einheit Normalinsulin bei höheren Blutzuckerwerten weniger ausgeprägt gesenkt wird, meist nur um 20 bis 25 mg/dl. Ferner sollte beachtet werden, dass bei gut eingestellten Diabetikern mit einer einmaligen Entgleisung der Blutzucker pro Einheit Insulin stärker gesenkt werden kann, um bis zu 60 mg/dl. Dieses Phänomen wird als Autoregulation bezeichnet.

Bei der Anordnung eines Nachspritzschemas sollten Sie immer im Hinterkopf haben, dass Sie zwar den Blutzucker senken sollten, dabei aber keine Hypoglylämie provozieren wollen. Natürlich gibt es unzählige verschiedene Möglichkeiten für ein derartiges Nachspritzschema. Sie entscheiden sich für folgende Anordnung: Bei einem BZ von 200–250 mg/dl sollten 2 Einheiten Insulin, dann bei einem BZ von 250–300 mg/dl 4 Einheiten Insulin, bei einem BZ von 300–350 mg/dl 6 Einheiten Insulin und bei einem Blutzucker von 350–400 mg/dl 8 Einheiten Insulin gespritzt werden. Ab einem BZ-Wert von 400 mg/dl sollte dann der Dienstarzt, also heute Nacht Sie selbst, zu Rate gezogen werden. Nach diesem Schema entscheiden Sie sich für 6 Einheiten Insulin. «Wird gemacht» sagt Schwester Katharina. Dann zögert sie kurz und sagt dann: «Du, ich hab hier einen Pen, da steht «Insulin glargin» drauf. Den kann ich doch verwenden?»

- «Ja, natürlich.» **(298)**
- «Nein.» **(761)**

1207 Falls Sie von allen angegebenen Schritten, außer dem prophylaktischen Legen des Blasenkatheters und der nochmaligen, nun ausführlichen klinischen Untersuchung, keinen Schritt ausgelassen haben, gibt es pro abgearbeiteter Tätigkeit je 2 Fleißpunkte. Weiter bei **497**.

1208 Dies sollten Sie auf keinen Fall machen, insbesondere um den Shunt nicht zu gefährden. So schwierig es manchmal ist, Blut bei Dialysepatienten abzunehmen, denken Sie daran: Der Shunt-Arm ist für Sie tabu! Ziehen Sie sich für diese Idee 4 Kompetenzpunkte ab und zurück zu den Optionen von **290**.

1209 Die Echokardiographie ist bei der hämodynamisch stabilen Patientin aktuell nicht unbedingt notwendig, weswegen Sie sie erst für den nächsten Tag anmelden sollten. Ziehen Sie sich für eine aktuell nicht dringend erforderliche Untersuchung 2 Kompetenzpunkte ab und zurück zu **921**.

1210 Gehen Sie zurück zu **364** und schauen Sie sich das EKG nochmals genau an. Vergessen Sie nicht, sich noch 2 Kompetenzpunkte abzuziehen.

1211 Das EKG ist eindeutig: Sie sehen einen ST-Hebungsinfarkt. Zum aktuellen Zeitpunkt sollten Sie nicht die Zeit mit einem weiteren EKG vergeuden. Natürlich sollte Sie aber im Hinterkopf behalten, dass Sie noch die rechtspräkordialen Ableitungen schreiben können, um eine eventuelle vorhandene rechtsventrikuläre Beteiligung durch den Hinterwandinfarkt nachzuweisen. In diesem Falle wäre von einer rechtsventrikulären Dysfunktion auszugehen mit therapeutischen Konsequenzen: Bei einer hämodynamischen Verschlechterung würden Sie durch Volumengabe versuchen, die rechtsventrikulären Füllungsdrücke zu erhöhen, und würden keine Vasodilatatoren oder Diuretika verwenden. Zurück zu den Optionen von **593**.

1212 «Darf ich noch fragen, weswegen?», fragt Schwester Sandra zögerlich. «Na ja, bei Herrn Blaucher haben wir zwei von den Kontraindikationen von

Prasugrel bereits erfüllt. Denn Prasugrel sollte nicht gegeben werden bei Patienten mit …»

- «… einem Körpergewicht größer 100 kg.»
- «… einem Körpergewicht kleiner 60 kg.»
- «… einem Alter unter 65 Jahren.»
- «… einem Alter über 75 Jahren.»
- «… einem Schlaganfall oder einer Hirnblutung in der Anamnese.»
- «… einem Myokardinfarkt in der Anamnese.»
- «… intrahospitalem ST-Hebungsinfarkt.»

Weshalb sollte bei Herrn Blaucher Prasugrel nicht verwendet werden? Treffen Sie eine Auswahl, dann weiter bei 815.

1213 Mit dieser antibiotischen Therapie haben Sie Ihren Patienten nicht optimal abgedeckt. Insbesondere die fehlende Wirkung gegenüber Chlamydien, Legionellen und Mykoplasmen ist bei der alleinigen Therapie mit einem Betalaktamantibiotikum nicht zu vernachlässigen. Ziehen Sie sich 2 Kompetenzpunkte ab und gehen Sie zurück zu den Optionen von 381.

1214 Damit haben Sie Recht. Weiter zu den Optionen von 772.

Danksagung

Für das sorgsame Durchlesen des Manuskriptes und die vielen hilfreichen Ratschläge danke ich recht herzlich Dr. med. Tanja Brünnler, Dr. med. Christine Dierkes, Christiane Flieher, Dr. med. Joachim Haas, Dr. med. Norbert Heinicke, Dr. med. Florian Hitzenbichler, Dr. med. Bettina Jung, Dr. med. Nicolai Kittan, Dr. med. Yvonne Koch, Dr. med. Matthias Lubnow, Dr. med. Nathaniel Melling und Dr. med. Julian Strobel. Für das Heraussuchen und die Bereitstellung der Röntgenbilder möchte ich mich vielmals bei Dr. med. Christian Dornia vom Institut für Röntgendiagnostik des Universitätsklinikums Regensburg bedanken. Mein aufrichtiger Dank gilt insbesondere meinem Vater, Dr. rer. nat. Wolfgang Jungbauer, der sich mit all seiner Erfahrung und einer unglaublichen Ausdauer auf die Jagd nach jedem falsch gesetzten Komma gemacht hat. Besonders danke ich Dr. Klaus Reinhardt vom Verlag Hans Huber, der das Projekt von Anfang an förderte und begleitete, für das Vertrauen und die vielfache Unterstützung bei der Erstellung dieses Buches.

Über den Autor

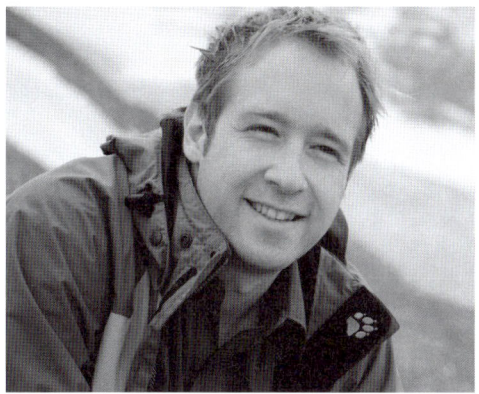

Dr. med. Carsten Jungbauer, geboren 1978 in Gunzenhausen, studierte Medizin an der Universität Erlangen-Nürnberg. Seit seiner Approbation 2005 ist er an der Medizinischen Klinik 2 des Universitätsklinikums Regensburg tätig. Sein klinisches Interesse gilt hier insbesondere der Elektrophysiologie. Seit 2011 ist er Facharzt für Innere Medizin. Carsten Jungbauer lebt in Regensburg.